临床保健与康复护理

主编　王美香

吉林科学技术出版社

图书在版编目（CIP）数据

临床保健与康复护理 / 王美香主编. -- 长春 : 吉
林科学技术出版社, 2022.8
　ISBN 978-7-5578-9557-0

　Ⅰ.①临… Ⅱ.①王… Ⅲ.①康复医学－护理学
Ⅳ.①R493②R47

中国版本图书馆CIP数据核字(2022)第135874号

临床保健与康复护理

主　　编	王美香	
出 版 人	宛　霞	
责任编辑	孟　盟	
封面设计	潍坊高新区行人广告设计中心	
制　　版	山东道克图文快印有限公司	
幅面尺寸	185mm×260mm	
字　　数	600 千字	
印　　张	18.5	
印　　数	1-1500 册	
版　　次	2022年8月第1版	
印　　次	2023年3月第1次印刷	

出　　版	吉林科学技术出版社
发　　行	吉林科学技术出版社
地　　址	长春市福祉大路5788号
邮　　编	130118
发行部电话/传真	0431-81629529 81629530 81629531
	81629532 81629533 81629534
储运部电话	0431-86059116
编辑部电话	0431-81629518
印　　刷	三河市嵩川印刷有限公司

书　　号	ISBN 978-7-5578-9557-0
定　　价	128.00元

编 委 会

主 编 王美香

副主编 穆晓艳

目　录

第一章　婚前医学检查

婚前保健是我国妇幼保健工作的重要组成部分，我国婚前保健工作自五十年代起步，八十年代以来有了很大进展，迄今全国婚前保健服务机构坚持婚前医学检查、婚前卫生指导和婚前卫生咨询全方位的服务模式，有着不断完善的服务规范。这些服务对促进婚姻美满、家庭幸福、生殖健康，预防和减少严重先天性病残儿的出生，起到了积极作用。

婚前保健是对即将婚配的男女双方在结婚登记前进行的健康检查和保健指导。婚前保健的目的在于保障男女青年健康的婚配，防止各种疾病，特别是遗传性疾病的延续和传染性疾病的传播，避免有血缘关系和遗传病之间的人结婚和生育。通过婚前卫生指导，为即将结婚的青年男女掌握必要的婚育知识打下良好的基础。婚前保健工作是优生优育的基础工作，是防止先天性疾病儿出生和遗传病延续的第1次优生监督，是提高我国出生人口质量不可缺少的预防保健措施。

第一节　婚前医学检查内容

婚前医学检查也是《母婴保健法》规定的医疗机构应当为公民提供的三项婚前保健技术服务内容之一。婚前医学检查是对准备结婚的男女双方可能患影响结婚和生育的疾病进行的医学检查。通过详细询问病史、全身体格检查、生殖器官检查，必要的辅助检查及实验室化验检查，以确定有无影响结婚和生育的疾病。

一、询问病史

认真询问病史，能够协助发现靠体格检查难以查出的异常情况。主要包括如下内容：

（一）一般情况

姓名、出生日期、出生地、文化程度、职业、工作单位、地址、邮编、电话等。

（二）现病史

现在存在的疾病及其发生、发展、变化和治疗的全过程。

（三）既往史

既往有无影响婚育健康的精神病、遗传病、指定传染病、性传播疾病、糖尿病、结核病及重要脏器疾病、泌尿生殖系统疾病等。

（四）月经史及婚育史

女方月经史，初潮年龄、月经周期、经期、经量、有否痛经和闭经。女方白带情况，白带量、性状、色、有否腥臭味及伴有外阴瘙痒、灼痛等。既往婚育史，如为再婚特别注意有无流产、死胎、早产、死产史，若生育过先天性缺陷儿，则应注意了解孕期患病、用药、不良环境接触史及可能发生的原因。

（五）个人史

双方有无可能影响生育功能的工作环境和居住环境、接触有害因素的时间和剂量、烟酒嗜好、男方手淫及遗精史等。

（六）家族史

双方有无家族中的遗传病史及家族近亲婚配史。

（七）家族近亲婚配史

双方血缘关系，双方是否为直系血亲和三代以内的旁系血亲。近亲是指有血缘关系的直系血亲和三代以内的旁系血亲。

二、体格检查

（一）全身检查

除进行一般项目检查外，还应注意第二性征发育、精神、语言、行为、智力有无异常。全身皮肤有无麻风结节、皮疹及其他传染性皮肤病；血压是否正常，心、肺、肝、肾、乳房有无严重疾病；有无遗传性疾病如色盲、近视、聋哑等。

（二）生殖器官检查

应注意有无畸形，发育是否良好。女性应检查外阴、阴道外口及处女膜、前庭、子宫、盆腔，以及有无性病特征等。男性要注意有无尿道裂、包皮过长、包茎、睾丸发育不良、隐睾症、睾丸鞘膜积液、精索静脉曲张、前列腺炎及精囊炎、性病等。

三、医技检查

（一）常规必检项目

血、尿常规，乙肝表面抗原（HBsAg），快速转氨酶（ALT），梅毒初筛的快速血浆反应素环状卡片试验（RPR试验）。胸部透视也属必检项目，但女性受检者如有妊娠可能，应避免检查。

女性受检者还需作阴道积液（白带）常规检查。如可疑有淋病或在性病高发地区，男性取尿道、女性取宫颈内（或尿道）分泌物作涂片检查及淋菌培养。涂片检查常会出现假阴性，特别是女性患者。淋病确诊应依靠培养结果，对男性有并发症或症状不典型的患者意义则更大。

在涉外婚前医学检查中，应加试抗人类免疫缺陷病毒（HIV）抗体试验，作为艾滋病的筛查。

（二）其他辅助检查

根据询问病史、物理检查和实验室等常规检查结果，可进一步选用其他各种辅助检查。

如乙肝表面抗原阳性、转氨酶升高，应作肝功能试验及HBsAg–抗–HBs，HBcAg–抗–HBc，HBeAg（"两对半"）检查，以了解其传染性及病情、预后等。

对女性受检者如可疑早孕，可作尿妊娠试验和（或）超声波检查。对男性受检者检出有可能影响生育的疾病，应作精液常规检验，但需注意应在排精后3~5天内检查，其结果较为准确。

如发现女性受检者患有子宫发育异常，子宫或附件肿块、多囊卵巢综合征等，或男性可疑睾丸缺如或隐睾位于腹腔者，均可作超声波检查协助诊断。

其他辅助检查，如染色体核型分析、激素测定、活组织病理检查、心电图、脑电图、智商测定、心理检查等可根据需要，转至有关各专科进行检查诊断。

第二节　婚前检查后的处理

1. 对未发现异常情况者，出具"婚前医学检查证明可以结婚"字样，允许其至民政部门办理登记结婚手续，取得结婚证，即确定夫妻关系。

2. 发现异常者，根据情况分类指导。

（1）经婚前医学检查，对患指定传染病在传染期内或者有关精神病在发病期内的，医师应当提出医学意见；准备结婚的男女双方应当暂缓结婚。

（2）经婚前医学检查，对诊断患医学上认为不宜生育的严重遗传性疾病的，医师应当向男女双方说明情况，提出医学意见；经男女双方同意，采取长效避孕措施或者施行结扎手术后不生育的，可以结婚。但《中华人民共和国婚姻法》规定禁止结婚的除外。

（3）下列情况不能结婚：

1）直系血亲或三代以内的旁系血亲之间禁止通婚。直系血亲指祖父母—父母—自己，自己—子女—孙子女等。三代以内的旁系血亲指与自己有同一祖父母或外祖父母的非直系血亲，如自己的叔、伯、姑、舅、姨、兄弟姐妹、堂兄弟姐妹、表兄弟姐妹等。亲属级别是按基本传递规律区别的。一级亲属指父母与亲生子女之间、同胞兄弟姐妹之间及异卵双生子之间，其基因有1／2可能相同；二级亲属指一个人和他的祖父母、外祖父母、叔、伯、姑、舅、姨之间，其基因有1／4可能相同；三级亲属指一个人与其表（堂）兄弟姐妹之间及曾祖父母与曾孙子女之间，其基因有1／8可能相同。由于近亲婚配双方的基因来源于同一祖代，个体间容易携带相同的隐性致病基因，使隐性致病基因呈纯合子的概率加大，因此，近亲婚配容易出生有常染色体隐性遗传病的后代。据统计，在正常人身上，每人都带有5～6种常染色体隐性遗传病基因，近亲婚配明显提高了常染色体隐性遗传病的发病率。近亲婚配的后代，遗传病发生率比非近亲婚配后代高150倍，胎儿畸形率及胎婴儿死亡率也高3倍以上，低能儿出生率也明显升高。

2）一方或双方均患有重度、极重度智力低下，不具有婚姻意识能力；重型精神病，在病情发作期有攻击危害行为的。

第二章　婚前卫生保健

第一节　婚前卫生教育

婚前卫生指导是《母婴保健法》规定医疗机构应当为公民提供的3项婚前保健技术服务内容之一。婚前卫生指导是对准备结婚的男女双方进行的以生殖健康为核心，与结婚和生育有关的保健知识的宣传教育。

《婚前保健工作规范（修订）》规定了婚前卫生指导的内容包括性保健和性教育、新婚避孕知识及计划生育指导、受孕前的准备、环境和疾病对后代影响等孕前保健知识、遗传病的基本知识、影响婚育的有关疾病的基本知识，其他生殖健康知识。

一、婚姻道德教育

婚姻道德教育包括高尚、纯洁、完美的性道德，正确对待恋爱、结婚；夫妻间忠诚相爱，杜绝婚外性行为，认真履行家庭职责，促进性文明；夫妻间发生性生活不和谐寻求科学指导，力争婚后创建美满幸福的小家庭等。

二、性保健指导

性健康是指在性道德、性观念、性社会适应能力、性生理和性心理等方面综合的健康状态。为促使人们能享受满意而安全的性生活，在婚前卫生指导中进行科学的、健康的、适度适量的性保健教育，将有利于他们在婚前就能对性生活有正确的认识，夫妻性关系从新婚开始就能沿着健康的方向发展。

性保健教育可分为性道德教育和性保健知识教育。性保健知识应包括性生理、性心理和性卫生的基础知识。

（一）性生理

性生理知识教育除首先应讲解男、女生殖器官的解剖与功能外，还应介绍有关两性性生理活动的科学知识。

1. 男性生殖器官结构与功能　正常男性生殖器官可分为内外两部分。外生殖器官包括阴茎、阴囊；内生殖器官包括睾丸、附睾、输精管、精囊、射精管及前列腺、尿道球腺等。

（1）外生殖器官

1）阴茎：男性的外生殖器官。其中包括前尿道，故兼有排尿和射精功能。阴茎皮肤菲薄，伸展性极佳，以适应勃起时因充血增长增粗的生理功能。阴茎后部为阴茎根，阴茎中部为阴茎体，呈圆柱形，属于可动部分，其前部膨大为阴茎头，也称龟头。龟头对机械性刺激（尤其是异性的摸、摩）非常敏感，因其内部含丰富的感觉神经末梢，性交时产生特殊快感。龟头后部是冠状沟，是阴茎颈部，也是性敏感区。

阴茎体平时处于松弛状态。阴茎的大小有一定正常范围，即阴茎于松弛时长约为5～10cm，横径约为2.5cm，勃起时增长至13～18cm。通常较大的阴茎勃起比率小，偏小的阴茎勃起比率大，使阴茎勃起后大小相差不多。

阴茎内部由三根平行的长柱状海绵体组成。男性性兴奋时阴茎勃起，是由于海绵体内腔充血，阴茎变粗变长变硬。阴茎勃起是一种反射活动，受性刺激后作用于阴茎或阴囊引起。性交时，包皮（靠近阴茎头部的皮肤向内反折成双层，覆盖阴茎头）向后方滑动，暴露出阴茎头和阴茎颈。在阴茎头下方，包皮与尿道外口相连的皱襞为阴茎系带，也是性敏感区。尿道贯通于阴茎中间。后尿道处有尿道嵴，也称精阜，是射精管开口的地方，如肥大、异位则可产生逆向射精。尿道直通膀胱，平时用它来排尿，性交时用来射出精液，将精子输送入阴道深处。

阴茎根部上方皮肤含有大量脂肪，叫阴阜。上面有阴毛。性生活时，阴毛可减少摩擦，减轻不适，增加快感。

阴茎勃起若性持续存在时，就会引起射精，射精是阴茎根部周围的肌群以及输送精液的管道合力收缩时，将精液做连续冲击状喷射而出的过程。它也完全受自主神经的控制，一般在性高潮时出现射精现象。

对于包皮过长的人，由于包皮腔内易积存污垢，轻则引起炎症，重者可诱发阴茎癌。因此，需每天清洗包皮腔或行包皮环切术。

2）阴囊：阴囊是指阴茎根部下垂的由皮肤、纤维和肌肉组织构成的囊袋，左右各一。其内容纳睾丸、附睾和输精管起始段。阴囊及大腿内侧皮肤也是性敏感区。阴囊皮肤薄而柔软，色素沉着明显，有稀疏阴毛。阴囊的收缩与松弛功能良好，对温度极敏感。遇冷时阴囊收缩。睾丸提升，有利于保温；遇热时阴囊松弛下垂，睾丸下降，有利于散热。这种变化对调节睾丸的温度十分重要，有利于精子的生存，有利于保护睾丸、附睾、精索不受损伤。对于想生育的男性不要常泡热水澡。

（2）内生殖器：内生殖器位于体内，从体表看不到，包括睾丸、附睾、输精管、射精管、精囊腺、前列腺、尿道球腺等。

1）睾丸：为男性性腺，是产生精子和分泌雄性激素的器官。睾丸呈卵圆形，位于阴囊内。成人的睾丸长平均4～5cm，宽2.5cm，前后直径3cm，如两个微扁的椭圆体，左侧较右侧略低。

睾丸的外面包着一层比较厚的白膜，从白膜发出的许多结缔组织的隔，把睾丸分隔成300多个小叶，其间有曲细精管，是产生精子的场所。各曲细精管逐渐汇合成睾丸网，从网内发出输出管而进入附睾。精子由曲细精管产生，进入附睾内进一步成熟，并贮存在附睾内。

睾丸不仅能够产生精子，而且能够分泌雄性激素。睾丸中间质细胞是男性雄性激素来源的主要部位。雄性激素通过血流可输送到全身，以促进身体发育和精子生长，并可维持男性的性征和性功能。

2）输精管道：精子从睾丸输出小管进入附睾作暂时贮存。附睾主要由附睾管组成。管内分泌液体供精子营养，还可促进精子继续成熟。附睾尾接输精管。输精管长约50cm，管壁有肌肉，肌肉收缩能使精子排出。输精管上行通过骨盆进入下腹部，与精囊腺相接。该腺分泌黄色黏稠液体，内含果糖，有营养精子，助其活动及润滑排精通道的作用，也是精液的主要组成部分。如果没有它，不少精子往往成为畸形精子。精囊腺的排泄管接射精管，后者为输精管道最短的一段，长约2cm。它穿入前列腺底部，开口于尿道前列腺部。射精管平时处于关闭状态，只有在很强的性兴奋时才放开，让精液进入尿道排出体外。

3）前列腺：前列腺为肌性腺组织、状若板栗，尖端接尿生殖膈上筋膜，后面紧邻直肠，前列腺静脉丛围绕下外侧面。前面距耻骨联合2cm，其间有阴部静脉丛。

前列腺实质的表面包裹有前列腺固有膜及前列腺囊，前列腺固有膜由平滑肌和纤维组织构成。前列腺为复管泡成腺，由40~50条腺体构成，各腺的导管开口于尿道嵴两侧。前列腺分泌黏稠的蛋白液，分泌液呈碱性，含酸性磷酸酶、枸橼酸盐、蛋白质和淀粉等，每日排出1~2ml，随尿排出，为精液的组成部分。前列腺还产生活性物质——前列腺素。整个前列腺环绕尿道，位于膀胱下边、直肠的前面。老年人患前列腺肥大时，常因尿道受挤压而引起排尿困难。在性高潮时，前列腺收缩，使前列腺分泌物排空，液体经腺导管进入尿道。进入尿道的精液，包括从睾丸和附睾来的精子、精囊腺的液体以及前列腺收缩释放的液体。进入尿道的液体使男性有迫近性高潮的感觉。事实上，一旦前列腺收缩，射精将不可避免。每次射精总量约2~5ml，含3亿~5亿个精子。

4）尿道球腺：紧挨着前列腺，为两个豌豆大小的球形器官，和前列腺一起包着尿道，以细长的排泄管开口于尿道。在性兴奋过程中，它分泌黏液，起一定的润滑作用，而且精子遇着它，活动能力能增强。在性兴奋冲动，阴茎勃起之初，尿道口出现几滴少量的黏液，是正常现象，主要是尿道球分泌物，不是遗精、滑精现象。

2. 性的概念　性是人类一种自然需要的体现，也是整个人类得以生存和繁衍的基础。从生物学角度，性是一种自然现象和生理现象。从社会学角度，人类的性不仅是生命实体的存在状态，同时被赋予精神和文化内涵，所以性也是生命健康和幸福的基本要素。

性科学是研究人类性行为的综合学科，其范围涵盖医学、心理学和社会科学，其中以性医学为其核心。妇产科临床经常碰到妇女有关性方面的问题。这些问题的解决有赖于性医学乃至性科学的基本理论和基本知识。

性是生命的源泉，因为只有男女两性的结合，才有可能孕育出新的生命。在旧社会，大部分人把性的问题都看成是淫秽、羞耻的事情。因此，大家都避而不谈，即使有人想获得这些方面的知识，也不敢向人请教。儿童与青年遇到或提出的问题，又常常得不到正确的答复，或得到的却是敷衍搪塞。这样，性的问题就变得神秘莫测了，以致一般青年男女，直到结婚以后，仍然缺乏应有的性的知识。这种情况，不但可能引起夫妻间的矛盾和误会，影响性生活的美满与和谐，而且还有损于健康，甚至造成婚姻关系破裂，给个人和家庭造成不幸和烦恼。近年来，随着社会主义现代化建设事业的不断发展，在两性关系、婚姻问题中，封建思想与传统观念的束缚不断被破除，人们的思想意识已经在各方面都起了显著的变化。在对待性的问题上，许多男女已经能够直率地、诚恳地提出，要求得到正确知识，保证他们的健康。因此，帮助青年男女正确地认识性的问题和对待恋爱、婚姻和家庭的问题，是我们义不容辞的责任。

（1）性爱：性爱是情爱和情欲，是男女异性间的一种本能反应，它包含着人的理智、精神、爱情、性欲、性交的综合，故有人归纳性爱是人类的性欲、性交与理智相结合的产物。性爱在人类应该受到道德规范的制约，以性爱为基础建立起来的家庭，也必须遵守社会主义法律和道德标准，首先是夫妻双方要有诚挚亲密的感情和互相体贴、互相理解的性生活；都必须按照婚姻法规定的内容，自觉的为家庭尽义务，特别重要的是赡养老人和抚养子女。当然，共同的信仰、志趣，也是夫妻间不可缺少的东西。那种把异性吸引看成高于一切，把欲望和需要的满足当成爱情的基础和目标都是错误的。

（2）性功能：性功能即人类生殖器官的生理功能，包括性行为功能和性感觉功能。

1）性行为功能：性行为功能包括性交前准备动作（包括接吻、抚摸、拥抱等调情动作）、性交及性交后的情感交流动作。此外，还应包括非性交需求的各种性爱交流动作。

2）性感觉功能：性感觉功能是指对性刺激出现的反应，如男性抚摸女性乳房及乳头、男性拥抱女性等调情动作。女性在接受男性各种调情动作时，或是作出积极的反应或是消极反应。女性的上述表现，则属于性感觉功能。

（3）性心理：性心理通常是指人类性行为活动中的各种心理活动。性行为活动是在人的思想意识支配下发生的，又是在人的某些心理因素和一定精神动力驱使下变化的。在人的性行为活动中，性心理占有举足轻重的地位。

（4）性意识：意识通常是指人类对客观世界自觉的、有目的的反映，是在心理发展的基础上，通过社会劳动、人际间交往和语言的作用而产生，所以意识活动是人类所特有。而性意识则是指人类在性行为活动中自觉的、有目的的心理活动。

（5）性兴奋：性兴奋是指男女之间受到精神的或肉体的性刺激（对性敏感和生殖器官的刺激动作，如触摸乳房、接吻、拥抱、抚摸、手淫等）后，生殖器官及其相关部位出现的一系列生理反应性兴奋具体表现在男性为阴茎勃起和性行为的要求及射精，女性主要表现为外阴及阴道湿润、"高潮平台"、阴蒂勃起和出现性高潮。

（6）性欲：性欲是人的本能，通常是指男性和女性进入青春期之后的一种常见的生理和心理现象，具体地讲，性欲是指在具有适当的性刺激条件下出现性兴奋，有要进行性行为活动的欲望。进入青春期的男女，均有性欲。性欲的发生取决于3个因素：外源性刺激的强度、接受性刺激的敏感度和性生理反应的强度。

性欲包括接触欲和排泄欲两大类，接触欲包括接吻、抚摸、身体紧贴，直至外生殖器的直接接触。女性接触欲明显强于男性。性成熟期的男性，睾丸产生大量精液，输精管内的精液积累至有胀满感时，有试图将胀满感去除的迫切愿望，性成熟期的女性排泄欲主要表现为前庭大腺分泌黏液明显增多，阴道渗液增加，阴蒂及乳头均勃起。性欲可受生理因素制约及心理因素影响。

（7）性行为：性行为是指性成熟期男女在性兴奋的基础上进行性交的过程，或虽无性交但有与性交相关联的活动如手淫。

3. 性生理活动的调控　性生理活动是由性心理所驱动，在神经、内分泌和生殖系统健康协调的情况下进行的。要在性生活中充分发挥性功能，必须具备以下几个方面的条件。

（1）健全的神经、内分泌调节系统：无论男女，正常的性生理活动，必须在大脑皮质的主宰下，通过一系列神经、内分泌活动对性器官进行协调控制才能完成。

（2）适量的性激素：男性的性功能发挥必须借助于雄激素。雌激素在控制女性性生理活动中能起到诱发和驱动性欲的作用，尤其在缺乏性经验的婚后早期阶段，其作用更为明显。正常水平的性激素能维持正常的性功能。

（3）正常的性器官：男女任何一方如存在性器官的某些缺陷或病变，都可能引起性生理活动的障碍。

（4）必要的性刺激：性刺激是诱发性生理反应的先决条件。来自性对象的视觉、听觉或触觉刺激，甚至想象、回忆、文字、图画等都能成为有效的性刺激。各种性刺激都要通过大脑皮质转化为性欲，继而激起性控制中枢的兴奋，通过神经传递到性器官而完成一系列的性生理活动。

4. 性功能发挥的过程　为了使人类真正认识自己，并能遵循道德规范与生理规律，自如地驾驭性生活，提高性生活质量，有必要熟悉人类性反应周期及其特点。

（1）兴奋期：兴奋期是指性欲发动，身体开始呈现性紧张阶段，又称唤起期。性兴奋是由肉体和精神心理的刺激所引起的。其所需时间快慢不一，快时只需二三分钟，最慢时可长达一小时以上。出现这种差异与当事人的心理状态、情绪、心境、疲劳程度、性刺激的时间、环境、有效性等多种因素有关。一般男性兴奋急而快，而女性兴奋慢而缓。

性兴奋开始时，生理反应包括心率加快，肌肉紧张和生殖器充血。

兴奋期男性突出的表现是全身肌肉紧张有力、肛门收缩、瞳孔缩小、心跳加快、血压上升。阴茎海绵体内血管充血，使阴茎胀大、挺举勃起，尿道口有少许分泌物溢出，阴囊上提并绷紧，精索收缩，睾丸上移。如不立即性交，时间稍长，阴茎充血可消退、勃起疲软，但再度刺激，仍可再次勃起，以至于多次反复。

兴奋期女性的突出表现是全身肌肉收缩，心跳加快、呼吸换气过度、血压上升。面部表情温柔、面色潮红，眼神妩媚动人，表现出性的诱惑力。局部乳房增大，乳头竖起，大小阴唇充血胀肿，当两侧大阴唇的前庭大腺分泌物增加时阴道口湿润，阴唇逐渐分开。阴蒂头充血明显增大，且极为敏感。子宫由于兴奋提升，宫颈也上升，阴道腔呈球形膨胀，使阴道变深和空间加大，以使有足够的空间来容纳阴茎。

（2）持续期（即高涨期）：从阴茎开始插入阴道起，双方都应相继进入持续期。通过阴茎不断在阴道内摩擦抽动，性兴奋会持续高涨。男性表现为阴茎进一步充血胀大而持续勃起，尿道口可能流出少量黏液，系尿道球腺分泌物。女性则在兴奋期的各种变化进一步发展，尤其阴道下段显得肿胀，更加强了对阴茎的围裹，前庭大腺也分泌黏液，使阴部更为湿润。随着性器官摩擦抽动的频率和幅度不断增强，精神上的激动也迅速倍增而促发性快感的体现。

随着阴茎抽动摩擦的频率及幅度不断增快增强，精神激动倍增，从而使男女双方尽早进入高潮期。

此期性兴奋维持在比较高的水平上，男女更要耐心的配合，男性抽动不要粗暴，尤其是在即将达到高潮时，若女性暗示未到较高的快感水平，而男性又将射精时，应采取"动动停停"的办法来延长平台期，以达到男女同时进入平台期。

（3）高潮期：高潮期是指性反应周期过程中为时最短仅3～15秒的阶段。男女生殖器历经平台期的持续快速相互摩擦，使性兴奋达到高峰，男女双方相继能够获得性满足。高潮期的舒适是许多学者企图详尽描述但又无法完全形容的感受。高潮期是男女性交心理过程的一个重要阶段，是性交满意与否的重要条件，也是性生活和谐的最高表现。

高潮期男性的明显标志是阴茎更加挺拔，副性器官（前列腺、精囊腺、尿道球腺）相互配合出现节律性收缩，使精液汇集在尿道的前列腺部，由于尿道肌发生波浪式收缩，产生压力射精，精液喷射而出。男性此时自己能明显地感觉到精液自阴茎射出，出现性高潮——快感的射精动作。中老年人随着年龄增长，常自觉射精无力，不像年轻人那样急迫有力。

高潮期女性的明显标志是肌肉收缩开始于阴道下部，紧接着发生子宫节律性收缩，从子宫底一直发展到子宫颈，其高潮阶段肌肉痉挛发生的次数较多，经历时间也较长。有人形容，此时像轻微触电样，或者似有一股暖流从会阴通向全身。绝大多数在高潮中有紧抱对方的表现。

男女双方随着身心极度兴奋，全身处于紧张状态，精神高度集中，心率增快达每分钟140~180次，呼吸加快每分钟达40次以上，血压升高明显。

高潮强度取决于性刺激的方式与有效强度，也取决于体力、心理承受程度及双方人际关系的亲密程度。

（4）消退期：消退期是指性反应周期历经兴奋期、平台期和高潮期之后，身体出现的各种生理改变迅速恢复至原来状态的阶段，为性行为的全部结束过程。射精后阴茎很快疲软，肌肉放松，呼吸心跳恢复，性器官充血逐渐消退。但女性的性欲消退较慢，若女性未达到性满足，男性应继续进行抚慰性活动，如接吻、抚摸等，使女性达到心理满足。消退期后，男性还有"不应期"，此时男性对任何精神刺激或周围刺激都不会有勃起反应，约1~2小时后才能恢复勃起，但有的人数日才能恢复。不应期的长短因人而异，与多种因素有关。女性无不应期，若再次刺激，仍可出现性高潮。

5. 男女性反应的特点　男女性生理活动必备的条件类同，性功能发挥过程也具有基本相似的程序，但性反应的表现存在着差异。

（1）男强女弱、男快女慢是男女性反应的基本差异：大多数男子的性欲比较旺盛，性冲动易于激发且发展亦快，平复迅速。女子的性要求一般较男子为弱，性兴奋不易被唤起，进展亦慢，消退徐缓。按一般规律，女子性兴奋之前，需要一定的诱导阶段。

（2）两性对各种性刺激的敏感度并不一致：性刺激是诱发性功能发挥的必备条件之一。性的想象和视觉刺激是对男子的有效兴奋剂。女方的体态、亲昵的表情往往很容易唤起男方的性冲动，女子除对性想像的反应和男子相仿外，对触觉、听觉的性刺激比较敏感，性兴奋往往容易被甜蜜的话语，热情的拥抱，接吻和爱抚所驱动。

（3）动情部位男女亦有异同：人体的某些部位在受到性刺激后，易于诱发性兴奋者称为动情部位或性敏感区。男女双方相互对性敏感区的柔情爱抚能加速性功能的发挥。男性最敏感的部位集中在外生殖器及其附近，尤其是阴茎头部特别敏感。女性动情部位分布较广，阴蒂、阴唇、阴道及其外口周围、会阴、大腿内侧以及臀部、乳房、唇、舌、脸颊，甚至耳朵、颈项、腋部、腹部等，都可成为性敏感地带，但以阴蒂最为敏感。动情部位的所在和分布，除存在性别差异外，也具有因人而异的特点，而且在同一个人身上，不同部位的敏感度也有高低之分。

6. 性活动和和谐　掌握了男女性反应的规律和特点，就可以在性生活实践中，运用性技巧来提高性生活的和谐程度。

（1）争取双方在同步状态下进入持续期和高潮期：从理论上讲，性生活和谐的理想境界是夫妻双方性反应各期都能契合无间，性高潮应同时到达。但在实际生活中，这种完全一致的和谐是很难达到的。双方如能在同步状态下进入持续期和高潮期，即使性高潮的出现略有先后，只要各自均有性的满足，就应该认作为性生活和谐。由于女子性反应进程大多落后于男子，所以男方应适当控制自己性反应的进度，女方则要摆脱有意的控制和干扰。

（2）注意弥补消退期的两性差异：一般男子在射精活动后，都会迅速进入消退阶段，常带着满足的神态疲惫入睡，女子却兴奋解除徐缓，仍有似终未终的依恋之情，尚需继续的抚爱和温存。男方注意射精后温馨的尾声，不仅能增加性生活的和谐程度，还能弥补性高潮中的不足。

（3）选择和变换合适的性交姿势：一般最常用的姿势为男上女下位。在性生活实践中，选择或变换其他各种姿势也有可能促进性生活的和谐。

（4）逐步探索对方性反应的规律：性高潮并非人人都能达到，也不是每次都可获得的。一般男子较易体验，女子则常无此感受，尤其在新婚阶段。必须经过学习和实践，逐步探索对方性反应的规律，再加上默契的配合，才有可能达到知己知彼，心意沟通的境界。

（二）性心理

性心理是心理学的一部分，是研究性心理发育、变态性心理与性行为的心理学分析，是性活动的重要基础，性心理的发育从婴儿期开始到青春后期逐渐发育成熟。在现实社会中，人们普遍接受性功能正常与否、性生活的质量好坏由生理因素决定。如果有了性功能的障碍，一般首先寻求的是男科医生或妇产科医生，试图从生理上找到原因所在。但是，性心理学认为，人类的性行为绝不仅仅是生物的本能反应，而是包括感知、记忆、思维、态度、情感、意志和个性特征在内的心理因素，以及人际关系、群体作用、责任、道德、理智、品质和信仰等社会意识因素与生物学因素相互作用的结果。

性心理的发展除了具有生理基础之外，还应包括文化、伦理、生活等方面的社会基础，绝非一朝一夕能形成，是受个人生物学条件、心理气质、文化教养、生活经验等影响而具有独立性、历史性和习惯性，要改变一个人已经定型的性心理是非常困难的。所以必须重视对青年男女进行适度的性医学知识教育和性道德、性伦理等社会科学的宣传以促进性心理的健康发展。对夫妻生活中的性卫生保健，既要注意性生理的保护，也不能忽视性心理的调适。

（三）性卫生

新婚期由于性活动的频繁，男女双方都更应该注意良好的卫生习惯，经常保持外阴部的清洁卫生，每次性生活的前后都应该将外阴清洗干净，以预防疾病的发生。

1. 泌尿系统感染　蜜月期间，由于性生活频繁，加之女性泌尿道的解剖特点，如果不注意性生活的卫生，容易发生泌尿系统感染。这时应该停止性生活，立即到医院诊治。泌尿系统的感染可以预防，注意休息，不要太劳累，平时保持外阴的清洁，性生活之前清洗外阴，性生活以后排尿1次，蜜月期间多饮开水等。

2. 女阴损伤　蜜月期间，尤其是新婚之夜，由于男子的性冲动过分强烈，动作过于粗暴，在性交时可造成女阴损伤。外阴损伤有会阴部损伤、阴道撕裂、阴道穹隆损伤等。如诊治不及时或治疗不当会造成严重后果，甚至会危及生命。为避免发生外阴损伤，男子的动作不应过于粗暴，女方也应主动配合，防止体位不适宜的性交。

3. 包皮嵌顿　患有包茎或包皮过长的男子在蜜月期间，尤其是新婚之夜，可能发生包皮嵌顿。其症状是性生活以后，男子的包皮嵌顿在冠状沟的部分，且不能活动，局部出现水肿，有剧烈的疼痛。发生这种情况后，应停止性交，直至阴茎肿胀消除，包皮不再嵌顿为止。一般只要保持外阴清洁，定时用凉开水清洗阴茎，防止擦伤，可以自行恢复。如嵌顿严重，肿胀日渐加剧，应及时去医院诊治，否则可能会出现出血、坏死，造成严重后果。为了预防这种情况发生，包茎患者最好在婚前作包皮环切手术，包皮过长的，经常把包皮向根部牵引达到冠状沟处，经常清洗，性生活前多给女方以爱抚，促使阴道润滑，可防止包皮嵌顿。

三、熟悉受孕原理，掌握受孕的必备条件

（一）受孕原理

男子的精子和女子的卵子相结合，在母体内发育成胎，叫作怀孕。身体健康的成年妇女，每月月经来潮前约14天出现排卵，性交时，男子每次排出精液2~5ml，每1ml里约有1亿多个精子，多数精子在酸性阴道液中死亡，仅有一少部分精子会慢慢地进入子宫颈，达到子宫腔，然后再进入输卵管里去，此时若精子与卵子相遇，一当精子头部与卵子表面接触，便开始了受精过程。已获能的精子穿过次级卵母细胞透明带，为受精的开始。受精的卵子叫作受精卵，也叫孕卵。受精卵在输卵管里一面发育，一面被输卵管的收缩蠕动作用送到子宫里去，这个时间大约需要四五天。输送到子宫腔里的受精卵继续发育，大约再经三四天就被埋在肥厚松软的子宫蜕膜里，这叫作"受精卵着床"，着床的部位多数在子宫体的前后壁，此后受精卵就在子宫里发育成长，经过280天左右就发育成一个成熟的胎儿。

（二）受孕的必备条件

为使受孕能够成功，必须具备以下条件：

1. 女性有卵子从卵巢排出，成熟卵子进入输卵管后，停留在壶腹部与峡部交接处等待受精。

2. 男性精液中有足量发育正常的精子，并能射入阴道内。

3. 女性宫颈黏液稀薄，适合精子顺利通过。

4. 输送精子和卵子的通道，包括阴道、子宫颈管、子宫腔、输卵管以及输精管，均必须通畅。

5. 成熟卵子必须能与已获能的精子在输卵管壶腹部与峡部交接处相遇。卵子受精能力在排卵24小时以内最佳。精子必须在女性排卵后不久进入输卵管内。

6. 子宫内膜发育良好，处于分泌期改变，有利于受精卵着床。

（三）妊娠的最佳时期

妊娠最好在男女双方都处在身体健康、精神饱满的情况下进行。新婚阶段男女双方精力疲惫、体力和精力消耗较大，休息不好，睡眠不足，接触烟酒的机会较多，这时受孕常会影响孕妇的健康和胎儿的正常发育。一般认为最好延续到结婚3个月后受孕，因为经过几个月的夫妻生活后，新婚阶段的体力疲惫已经恢复，性生活已初步适应并逐渐和谐，工作及家务也安排就绪，夫妻双方在各方面能够互相适应，夫妻双方体力、精力充沛，就可以考虑计划受孕。在季节上选择夏末秋初的季节受孕，第二年春末夏初分娩较为理想。但旅游结婚时期最好不要妊娠，因为旅途劳累、休息不好、睡眠不足、紧张，男方的体力和潜力消耗很大，影响精子的质量，对妊娠不利。而且旅游中生活无规律，孕妇身体薄弱，容易患感冒和其他疾病，不利于胎儿的生长发育。新婚伊始感情热烈难以控制，频繁的性生活，易于引起流产。

（四）计划受孕前避免不利因素的干扰

计划受孕前，男女双方都应避免接触烟酒，排除不良的环境和刺激，脱离有害的化学、物理环境，避免病毒和一些微生物的感染，慎用的药物，保持营养均衡和身体健康。

第二节　婚前卫生指导

一、婚前卫生指导方法

婚前卫生指导对服务对象是一种动员和教育的过程，促使服务对象认识到增强自我保健意识及保护个人生殖权利的重要性，同时为孕育健康后代奠定良好基础，从而愿意接受生殖保健知识，并产生获得更多、更详细生殖保健知识的愿望，主动向医师提出问题，相互间融洽交谈。关于婚前卫生指导方法，婚前保健机构应采取多种形式的健康教育，制作的宣传材料应适应地区的发展水平、习俗和人群的教育程度，使材料被群众认可、接受。我国各级妇幼保健服务机构在婚前卫生指导方面已积累了许多丰富的经验，一般包括以下各种形式：

1. 集体听课　开设婚前学校、婚前卫生指导班等系列讲座。

2. 观看录像　根据新婚保健知识制作的录像片或幻灯片，在婚前医学检查时，等候报告期间放映，组织分批观看。

3. 环境宣教　在宣教的地点设置宣教版面或陈列柜，陈列有婚前保健有关用品，以增加他们的感性认识和宣教气氛。

4. 个别指导　对服务对象提出的问题，婚前保健服务人员应给予详细解答，热情指导。

5. 提供资料　为服务对象提供婚前卫生指导小册子，如《新婚指南》《新婚保健》等。

二、新婚避孕指导

（一）讲解避孕原理

只要切断或阻挠受孕过程中的任何一个环节，均能达到避孕效果。临床上常用以下避孕方法：

1. 抑制排卵，以短效口服避孕药、长效口服避孕药、长效避孕针最常用，效果确切。

2. 机械方法阻止精液进入阴道或子宫腔，主要有男用阴茎套，女用阴道隔膜。

3. 化学方法阻止精液进入子宫腔，主要有缓慢释放药物的阴道避孕环，还有避孕药膏、药片和药膜。

4. 改变子宫腔的内在环境，影响受精卵着床，如宫内节育器。

选用的方法要求安全、有效、方便、实用、经济，不影响性生活和今后的生育机能。

（二）新婚期间避孕方法的选择

新婚是青年男女建立幸福家庭的开始，除非年龄较大，多数不希望短时间受孕，需要选择最恰当的避孕方法，新婚妇女在短期内避孕，可以选择以下避孕方法：

作用机制：①抑制排卵：抑制下丘脑释放LHRH，影响垂体对FSH和LH的合成分泌，使卵巢的卵细胞发育障碍，不发生排卵或黄体功能不足。②改变宫颈黏液：使宫颈黏液分泌量减少，黏稠度增加，拉丝度减少，不利于精子穿过。③影响子宫内膜：子宫内膜在小剂量雌激素持续作用下，内膜腺生长发育迟缓，腺体较小，萎缩变窄，内膜增殖期变化受限，同时又受孕激素作用使子宫内膜腺体、间质提前发生类分泌期变化，呈现分泌不良，不利于孕卵着床。

用法和注意事项：自月经周期第5日开始，每晚1片，连服22日停药。避免漏服，如当晚忘记服药，次晨应补上，而次日晚上照服1片。停药2～3日发生撤退性出血，视为月经来潮，并于第5日开始服用一周期药物。如果停药7日尚无月经来潮，于当晚开始服用下一周期药物。连续2个月无月经来潮，应停止服药，检查原因并处理。

药物不良反应：①类早孕反应：避孕药中含有雌激素，可刺激胃黏膜，服药初期出现恶心、呕吐、头晕、乏力、纳差等，较轻的一般不需处理，数日后可自行消失。重者可服维生素 B_6 10mg或山莨菪碱10mg，每日3次。②月经改变：不规则出血：多见于漏服或服减量制剂。月经周期前半期出血，是由于雌激素量不足；可服炔雌醇1～2片

／d，直至服完22日为止。后半期出血可能为孕激素量不足，可增加避孕药1片／d，同服至第22日。如出血量多如月经应停药，待出血第5日再开始下一周期用药。如为漏服者，次晨补服。闭经：由于药物抑制丘脑-垂体轴所致，应停避孕药改用雌激素调整月经。体重增加及色素沉着：一般不需作处理，如症状显著者改用其他避孕措施。

复方短效口服避孕药效果可靠，为减少其副反应，对甾体激素配方进行改革，现已研制出一种复方三相口服避孕药（简称三相片）。国内生产的三相片由炔雌醇和左旋18-甲基炔诺酮组成。与单相片比较，雌激素剂量变化不大，孕激素服药周期总量减少30%～40%。三相片模仿正常月经周期中内源性雌、孕激素水平变化，将1个周期服药日数分成3个阶段，各阶段雌、孕激素剂量均不相同，顺序服用，每日1片，共21日。具体如下：①第一相：即月经周期早期给予两种激素量均低的药片，计1～6片，浅黄色；②第二相：即月经周期中期给予两种激素量均高的药片，计1～6片，浅黄色；③第三相：即月经周期后期用孕激素量高而雌激素量低的药片，计12～21片，棕色。第一周期从月经周期第1日开始服用，第二周期后改为第3日开始。若停药7日无撤药性出血，则自停药第8日开始服下周期三相片。三相片配方合理，避孕效果可靠，控制月经周期良好，突破出血和闭经发生率显著低于单相制剂，且恶心、呕吐、头晕等副反应少。

新婚时期不宜选用长效剂型。为了确实保证下一代的健康发育，应在计划妊娠的半年之前改用工具避孕。

1. 速效避孕药（探亲避孕药）

（1）作用机制：①改变子宫内膜形态与功能阻碍受精卵着床。②改变宫颈黏液的性状，使宫颈黏液变稠不利于精子穿过。③如在月经周期前半期服用可起抗排卵作用。

（2）种类及用药方法：

①甲地孕酮（探亲片1号）：每片含甲地孕酮2mg，于探亲当天中午服1片，当晚开始，每晚1片，探亲结束之次晨加服1片。

②炔诺酮（探亲避孕片）：每片含炔诺酮5mg，于探亲当晚开始服用，每晚1片，探亲1个月者，连服14片后接服短效避孕药至探亲结束。

③53号避孕药：每片含双炔失碳酯7.5mg。每次性交后立即服1片，第一次性交后次日晨应加服1片。

④18-甲基炔诺酮：每片含18-甲基炔诺酮3mg。于探亲同居前1～2天开始服，每天1片，连续14～15天。如需继续避孕，可接服短效避孕药。

2. 紧急避孕药　紧急避孕是指在无保护的性交后给予临时性的措施以减少非意愿妊娠的发生。紧急避孕药物是无保护性交后使用的女用避孕药。

（1）机制：阻止或延迟排卵，干扰受精或阻止着床。

（2）适应证：在性生活中：①未使用任何避孕方法；②避孕失败，包括避孕套破裂、滑脱，体外排精未能做到，安全期计算错误，漏服避孕药，宫内节育环脱落；③遭到性暴力。

（3）禁忌证：已确定怀孕的妇女。若妇女要求紧急避孕但不能绝对排除妊娠时，经解释后可以给药，但应说明可能无效。

（4）紧急避孕药有激素类或非激素两类，适合于那些仅需临时避孕的妇女。一般应在无保护性生活后3日（72小时）之内口服紧急避孕药，其有效率可达98%。

1）激素类：

①雌、孕激素复方制剂：标准的YUZPE方案，是采用左旋18甲基炔诺酮0.5mg+炔雌醇0.05 mg。我国现有的为复方左旋18甲炔诺酮避孕药，首剂4片，然后相距12小时再服4片。

②单纯孕激素制剂：18甲基炔诺酮，首剂半片，相隔12小时再服半片。

③单纯雌激素制剂：53号避孕药，性交后立即服1片，次晨加服1片。

2）非激素类：近年米非司酮作为紧急避孕药展示极好前景。许多研究表明，大大低于抗早孕剂量的米非司酮，仍有很好的抗生育作用。实验室研究证实，5mg米非司酮可以使卵泡发育停止；当卵泡直径大于18mm时，给予10mg米非司酮，可以阻止排卵。

（5）副反应：可能出现恶心、呕吐、不规则阴道流血，但非激素类——米非司酮的副反应少而轻，一般不需特殊处理。

紧急避孕药对大多数妇女是安全的，在过去20年中，尚未有服用紧急避孕药引起死亡或严重并发症的报道。广泛使用紧急避孕会降低人工流产率，避免不必要的痛苦和并发症，节省医疗开支。

3. 外用避孕药　由阴道给药，以杀精或使精子灭活达到避孕。目前常用的避孕药膜以壬苯醇醚为主药，聚乙烯醇为水溶性成膜材料制成。壬苯醇醚具有快速高效的杀精能力，最快者5秒钟内使精细胞膜产生不可逆改变；每张药膜含主药50mg，但其1／30剂量即足以杀灭一次射精中的全部精子。性交前5分钟将药膜揉成团置阴道深处，待其溶解后即可性交。正确使用的避孕效果达95%以上。一般对局部黏膜无刺激或损害，少数妇女自感阴道灼热。我国南京研制以壬苯醇醚为主药，以水溶性基质制成胶冻，称乐乐迷胶冻。该药注入阴道后，对精子细胞蛋白膜起作用，杀死精子，达到避孕目的。上海试制成复方18－甲炔诺酮阴道泡腾片，有效率达99.3%，副反应小。

4. 阴茎套　阴茎套是由乳胶或其他材料（如鱼鳔、羊肠等）制成的袋状男用避孕工具，前部呈小囊状，排精时精液贮留于小囊内，使精子不能进入宫腔而达到避孕的目的。阴茎套还具有防止性传播疾病的传染作用。阴茎套依筒径不同有29、31、33、35mm 4种型号可供选择。用前吹气检查有无漏气，用时将前端小囊捏扁排出小囊内空气，然后套在阴茎头上，将卷折部分向阴茎根部展开套好。如在套前部涂上避孕药膏可起润滑作用。射精后阴茎尚未软缩时，即捏住套口和阴茎一起退出，以免精液外溢或阴茎套滑落在阴道内。一旦滑脱在阴道内，则应立即捏住套口轻轻拉出，并向阴道内挤入避孕药膏或放入避孕药膜。

（三）避孕失败的补救措施

避孕失败而意外妊娠，有效的补救措施是设法终止妊娠。根据孕期不同阶段，早期妊娠多采用吸宫术或吸宫辅以钳刮术，统称为人工流产术；中期妊娠多采用药物诱发子宫收缩，促使胎儿排出，故称为中期妊娠引产术。使用药物达到终止妊娠的方法称为药物流产法。

1. 药物流产　药物流产的优点是方法简便，不需宫内操作，故无创伤性。目前最常用的药物是米非司酮（RU486）。临床采用RU486与PG配伍为目前最佳方案，因两者起协同作用，可提高终止妊娠的效果，并使用药量减少。RU486 25mg，每日口服2次，共3日，于第4天上午配伍米索前列醇（PG）0.4mg，一次服完。一般用于停经7周内孕妇，结果完全流产率达90%～95%。用药后应严密随访，若药物流产失败，宜及时手术终止妊娠。

2. 人工流产术　妊娠10周以内，可用吸管进入宫腔，将胚胎组织吸出终止妊娠。妊娠10～14周时，用钳刮术结合吸出术终止妊娠。

（1）适应证：因避孕失败，要求终止妊娠而无禁忌证者，或因各种疾病不宜继续妊娠者。

（2）禁忌证：

1）各种急性传染病或慢性传染病急性发作时。

2）慢性病引起全身情况差，不能胜任手术者。

3）生殖器有急性炎症时。

4）术前2次体温在37.5℃以上者。

5）妊娠剧吐伴酸中毒尚未纠正者。

6）三天之内有性交史者暂缓。

（3）术前准备：

1）术前准备同置宫内节育器术。做钳刮术前需做血常规、出凝血时间检查，并术前作阴道冲洗。

2）无菌手术器械及敷料与放宫内节育器同，另加4～6号或7号宫颈扩张器一套，6号或7号吸管1，小头卵圆钳1，刮匙1，敷料另加洞巾，脚套和袖套各1副。

3）吸宫术时另备负压吸引瓶1个，或人流负压吸引器一套。

4）钳刮术时，术前24小时要在宫颈管放18号导尿膏，还可用宫颈扩张棒或宫颈扩张栓。使宫颈自动缓慢扩张，受术者应住院1日。

（4）吸宫术：吸宫术是应用负压吸引的方法将宫内妊娠产物吸出，而达到终止妊娠的目的。

受术者排空膀胱后，取膀胱截石位。常规消毒外阴、阴道，铺消毒洞巾。行双合诊检查子宫位置，大小及附件情况。用阴道窥器暴露宫颈并消毒，用棉签蘸1%丁卡因或利多卡因溶液置于宫颈管内3~5分钟。手术者按常规准备。

探测宫腔，扩张宫颈：宫颈钳夹持宫颈前（或后）唇，用子宫探针探测子宫屈向和深度，以执笔式持宫颈扩张器顺子宫位置方向扩张宫颈，自5号起扩张至大于准备用的吸管半号或1号。扩张时注意用力适应，切忌强行伸入。

吸管吸引：此前先连接吸引管，进行负压吸引试验无误后，按孕周选择吸管号及负压大小，孕7周以下者用5~6号吸管，负压为53.2kPa；孕7~9周用6~7号吸管，负压为53.2~66.5kPa；孕9周以上用7~8号吸管，负压为66.5~73.lkPa，所用负压不宜超过79.8kPa。一般按顺时针方向吸引宫腔1~2周，当感觉子宫缩小，子宫壁粗糙，吸头紧贴宫壁，上下移动受阻时，可慢慢取出吸管，如仅见少量血性泡沫而无出血时，表示已吸净。若术前曾行B超定位，则将吸管开口处对准胎盘附着处吸引，可迅速吸出胎囊及胎盘组织，使出血量减少。吸引结束后，用小号刮匙轻刮宫腔一周，特别是宫底和两宫角处。将全部吸出物用纱布过滤，仔细检查有无绒毛及胎儿组织，肉眼观察发现异常者，即送病理检查。

（5）钳刮术：钳刮术指用机械方法或药物扩张宫颈，钳取胎儿及胎盘的手术，适用于终止11~14周妊娠，因胎儿较大，容易造成并发症如出血多、宫颈裂伤、子宫穿孔、流产不全等，应当尽量避免大月份钳刮术。

（6）手术流产后处理：

1）术后应留在医院观察，注意阴道流血等情况，若无异常可回家休息。

2）术后一个月内禁止盆浴及避免性生活，术后应给予抗生素及促进子宫收缩的药物。

3）指导避孕及落实避孕措施。

（7）手术流产的并发症：

1）子宫穿孔：哺乳期妊娠子宫特别柔软，剖宫产后妊娠子宫有瘢痕，子宫过度倾曲或有畸形等情况，施行人工流产时易致子宫穿孔。术者应查清子宫大小及位置，谨慎操作，探针需沿子宫屈向伸入，动作轻柔；扩张宫颈时需从小号顺序渐进，切忌暴力；应用吸管吸引、卵圆钳钳取妊娠物时，操作幅度不能过大。器械进入宫腔突然出现"无底"感觉，或其深度明显超过检查时子宫大小，均可诊断为子宫穿孔，应立即停止手术，给予缩宫素和抗生素，严密观察患者的生命体征，有无腹痛、阴道流血及腹腔内出血征象。子宫穿孔后，若患者情况稳定，胚胎组织尚未吸净者，可在B型超声或腹腔镜监护下清宫；尚未进行吸官操作者，则可等待1周后再清除宫腔内容物。发现内出血增多或疑有脏器损伤者，应立即剖腹探查修补穿孔处。

2）人流综合征：多在吸引术中或结束时发生，表现为头晕、恶心、呕吐、面色苍白、出冷汗甚至晕厥。心跳过缓少于60次／分，心律不齐，血压下降。预防：手术操作轻柔；扩张宫颈缓慢，负压不宜过高，特别是宫腔已收缩后；勿过度、多次吸引或吸刮；精神过度紧张者术前采取止痛措施；心脏病及原心率偏慢者术前给阿托品0.5mg。

处理：①发生在手术结束时而且不重者可平卧，待其自然恢复后再起床；反应较重，心率在50次／分以下者应静脉给阿托品0.5mg，并吸氧。②取人中、承浆穴，用30号1寸长针以15°角斜刺进针，患者感到酸、麻、胀时，接通电麻仪。承浆穴接正极，人中穴接负极。通电大小一般以患者酸、麻、胀感能忍受为度。诱导15～30分钟，吸宫时适当加大电流量，待组织吸出后停止通电，手术结束后取针，可防止人工流产综合反应。

3）手术中出血：原因可能是胎儿及其附属物未能迅速吸出或刮出，部分组织仍留在子宫腔内，影响子宫收缩，血窦开放而出血；子宫收缩不良；子宫损伤，如子宫穿孔、宫颈裂伤等；伴有凝血功能障碍，如严重的肝病、血液病等。处理方法是迅速清除宫腔内组织为止血的首要方法；注射子宫收缩剂，如缩宫素（催产素）；经腹或经阴道双合诊按摩子宫；可用浸有乙醚的纱布块涂擦阴道下1／3处，能反射性地引起子宫收缩；因损伤所致出血，参见子宫穿孔的处理；必要时应及时补液、输血等。

4）人流后感染：是指手术前无生殖器炎症，人工流产后1～2周内，因致病细菌的侵入而发生的生殖器官炎症。常见的是子宫内膜炎、子宫肌炎、附件炎、盆腔炎等，多为急性发病。严重者可出现败血症、感染性休克等。人流过程中手术器械多次进出宫腔增加感染机会，不全人工流产也是感染的常见原因，有宫腔内残留组织或积血者在给抗炎药物的同时，选择时机及时清理宫腔，以去除感染病灶。其他请参见宫内节育器放、取术感染及有关章节内容。

5）吸宫不全：由于技术不熟练、子宫过屈造成胚胎或其附属物残留。患者表现反复出血超过10天，B超检查可协助诊断。诊断吸宫不全者应尽快清宫，伴感染者应控制感染后再清宫。

6）漏吸：胚胎组织未被吸出或刮出，妊娠继续进行。往往由于子宫过屈、子宫畸形、妊娠早期胎囊过小等原因造成。术中吸出组织中未见胎囊时，应考虑漏吸可能，但还需排除异位妊娠。诊断漏吸，应建议重作人工流产术。

7）术后远期并发症：由于子宫颈管或子宫腔粘连，可引起闭经、经量减少、子宫内膜异位症等。常因过度吸刮、多次人工流产、感染所致。术后远期并发症关键是预防，确诊后应根据情况选择行粘连分解术。

（四）为降低新婚避孕失败率，需做好下列两项工作

1. 纠正口服避孕药的偏见。小剂量短效口服避孕药对肝肾功能正常的妇女，是绝对安全的，仅在开始服用期间，有时发生轻微的胃肠道反应。最理想的避孕方案，是于蜜月期间服用一段时期短效口服避孕药。想妊娠的前3～6个月，改用阴茎套避孕。

2. 对男女青年在结婚前详尽讲解科学的避孕知识，强调不能有侥幸心理，坚持每次性交均应采取避孕措施，才能使晚育工作真正落实，安全期避孕、体外排精、男性尿道压迫等避孕方法均不可取，新婚时间不提倡使用。

第三章　孕期监护及保健

　　孕妇身体各系统因胎儿生长发育出现一系列相适应的变化。这些变化一旦超越生理范畴或孕妇患病不能适应妊娠的变化，则孕妇和胎儿均可能出现病理情况，成为高危妊娠。通过对孕妇及胎儿的孕期监护和保健，能够及早发现并治疗并发症（如妊娠高血压综合征、心脏病合并妊娠等），及时纠正异常胎位和发现胎儿发育异常等，结合孕妇及胎儿的具体情况，确定分娩方式。

　　孕期监护包括对孕妇的定期产前检查和对胎儿监护以及对胎盘及胎儿成熟度的监测，是贯彻预防为主、及早发现高危妊娠、保障孕妇及胎儿健康、安全分娩的必要措施。此外，还应对孕妇于妊娠期间出现的一些症状予以及时处理，并进行卫生指导，使孕妇正确认识妊娠和分娩，消除不必要的顾虑，增强体质，预防妊娠合并症的发生。

　　围生期是指产前、产时和产后的一段时期。我国对围生期的规定是：从妊娠满28周（即胎儿体重≥1000g或身长≥35cm）至产后1周。降低围生儿死亡率是产科医师和儿科医师的共同责任。

第一节　产前检查

一、检查的时间

　　产前检查于确诊早孕时开始。早孕检查一次后，未见异常者应于孕20周起进行产前系列检查，每4周一次，32孕周后每2周一次，36孕周后每周检查一次，高危孕妇应酌情增加检查次数。

二、首次产前检查

　　（一）采集病史

　　1. 首次产前检查　应询问姓名、年龄、职业、婚龄、孕产次、籍贯及地址。注意年龄过小易发生难产，35岁以上的初产妇易发生妊娠期高血压疾病、产力异常和产道异常。接触有毒物质的孕妇，应检测血常规及肝功能。

2. 本次妊娠情况　了解妊娠早期有无早孕反应，感冒发热及用药情况；胎动开始时间；有无阴道流血、头晕、头痛、心悸、气短及下肢浮肿等症状。

3. 月经史及既往孕产史　了解初潮年龄、月经周期、末次月经日期；有无流产及难产史、死胎死产史、分娩方式、新生儿情况及有无产后出血等。

4. 既往史及家族史　有无心脏病、高血压、肺结核、糖尿病、血液病、肝肾疾病；有无剖宫产手术史等。同时了解家族史中有无精神病史、遗传病史及丈夫健康状况。

5. 推算预产期（expected date of confinement，EDC）　问清末次月经日期推算预产期，从末次月经（last menstrual period，LMP）第一日算起，月份减3或加9，日数加7（农历加14）。例如末次月经第一日是公历2004年11月21日，预产期应为2005年8月28日。若末次月经记不清或哺乳期无月经来潮而妊娠者，应根据早孕反应、HCG测定数值、胎动开始时间、宫底高度及B型超声测胎头双顶径、顶臀长度加以估计。

（二）全身检查

观察孕妇发育、营养、精神状态、步态及身高。身高小于140cm者常伴有骨盆狭窄；注意心、肝、肺、肾有无病变；脊柱及下肢有无畸形；乳房发育情况，乳头有无凹陷；记录血压及体重，正常孕妇血压不应超过140/90mmHg；或与基础血压相比不超过30/15 mmHg；正常单胎孕妇整个孕期体重增加12.5kg较为合适，孕晚期平均每周增加0.5kg，若短时间内体重增加过快多有水肿或隐性水肿。

（三）产科检查

产科检查包括腹部检查、骨盆测量、阴道检查及肛门检查。

1. 腹部检查　首先向孕妇做出解释，然后让孕妇排空膀胱后仰卧于检查床上，暴露腹部、双腿略屈曲分开，放松腹肌，检查者站于孕妇右侧。

（1）视诊：观察腹部大小，有无妊娠纹。如腹部过大，应考虑有无双胎、巨大儿、羊水过多的可能。如腹部过小，应考虑有无胎儿宫内发育迟缓。

（2）触诊：检查腹部肌肉紧张程度，了解胎儿大小、羊水情况、胎位等。

测子宫底高度、腹围：评估妊娠周数、胎儿大小及羊水量。测量子宫底高度方法：用软尺由耻骨联合上缘、经脐至子宫底测得的弧形长度即为子宫底高度。测量腹围的方法：用软尺经脐中央绕腹部一周测得的周径，即为腹围。

四步触诊法：检查子宫大小、胎产式、胎先露、胎位及胎先露是否衔接。做前三步检查手法时，检查者站于孕妇右侧并面对孕妇。做第四步检查手法时，检查者则面向孕妇足端。

第一步手法：检查者两手置子宫底部，测得宫底高度，估计胎儿大小与妊娠周数是否相符。判断宫底部的胎儿部分，若为胎头则硬而圆且有浮球感，若为胎臀则软而宽且形状略不规则。若在宫底部未触及大的部分，应想到可能为横产式。

第二步手法：检查者两手分别置于腹部左右侧，一手固定，另一手轻轻深按检查，两手交替，仔细分辨胎背及胎儿四肢的位置。平坦饱满者为胎背，并确定胎背向前、侧方或向后。可变形的高低不平部分是胎儿肢体，有时感到胎儿肢体活动，更易诊断。

第三步手法：检查者右手拇指与其余四指分开，置于耻骨联合上方握住胎先露部，判断先露部是胎头或胎臀，左右推动以确定是否衔接。若胎先露部仍浮动，表示尚未入盆。若已衔接，则胎先露部不能被推动。

第四步手法：检查者左右手分别置于胎先露部的两侧，向骨盆入口方向深按，进一步确定胎先露部入盆的程度。若胎先露部为胎头，在两手分别下按的过程中，一手可顺利进入骨盆入口，另手则被胎头隆起部阻挡不能顺利进入，该隆起部称胎头隆突。枕先露（胎头俯屈）时，胎头隆突为额骨，与胎儿肢体同侧；面先露（胎头仰伸）时，胎头隆突为枕骨，与胎背同侧，但多不清楚。

经上述四步触诊法，若胎先露部仍难以确定，可行肛诊及B超检查等协助诊断。

（3）听诊：妊娠20周后，在靠近胎背上方的腹壁用听诊器能听到有节律的钟表样"嘀嗒"的胎心音，其速率为120～160次/分，应注意有无与胎心率一致的吹风样脐带杂音。枕先露时，胎心音在脐的右（左）下方；臀先露时，胎心音在脐右（左）上方；肩先露时，胎心音在靠近脐部下方听得最清楚（图3-2）。

2. 骨盆测量　骨盆大小及形状与胎儿娩出顺利与否关系密切，因此，产前检查时必须常规测量骨盆。

（1）骨盆外测量：髂棘间径（inter spinal diameter，IS）：测量两髂前上棘外缘的距离。正常值为23～26cm。

髂嵴间径：测量两髂嵴外缘最宽的距离，正常值为25～28cm。

骶耻外径：测量第5腰椎棘突下至耻骨联合上缘中点的距离，正常值为18～20cm，此径线可间接推测骨盆入口前后径长度，是骨盆外测量中最重要径线。

坐骨结节间径（出口横径）：孕妇取仰卧位，两腿弯曲，双手抱双膝。测量两坐骨结节内侧缘的距离，正常值为8.5～9.5cm。也可用手拳测量，若能容纳一成人横置手拳，即属正常，若此径值小于8cm时，应加测出口后矢状径。

耻骨弓角度：两手拇指尖斜着对拢，放置于耻骨弓顶端，左右两拇指平放在耻骨降支上面，测量两拇指间的角度为耻骨弓角度，正常值为90°，小于80°为不正常。

（2）骨盆内测量：适用于骨盆外测量有狭窄者，在妊娠24周以后会阴较松弛且不致引起感染时进行。

对角径：耻骨联合下缘至骶岬前缘中点的距离，正常值为12.5～13cm，此值减去1.5～2.0cm为骨盆入口前后径长度；方法为在孕24～36周时，检查者将一手的食、中指伸入阴道，用中指尖触到骶岬上缘中点，食指上缘紧贴耻骨联合下缘，另一手食指固定标记此接触点，抽出阴道内的手指，测量中指尖到此接触点距离为对角径。

坐骨棘间径：测量两坐骨棘间的距离，正常值为10cm；方法为一手食、中指放入阴道内，触摸两侧坐骨棘，估计其间距离。

3. 阴道检查　了解软产道有无异常，测量对角径、坐骨棘间径，判断有无骨盆狭窄、胎先露下降情况。注意在妊娠最后一个月内及临产后，应避免不必要的阴道检查。

4. 肛诊　了解胎先露部，骶骨前面弯曲度，坐骨棘及坐骨切迹宽度以及骶尾关节活动度，可结合肛诊测得出口后矢状径。

5. 绘制妊娠图　将检查结果，如血压、体重、子宫长度、腹围、胎位、胎心率、浮肿、胎头双顶径等每次检查测得的值记录于妊娠图中，绘制成曲线图，动态观察孕妇和胎儿的情况，可及早发现异常。

（四）辅助检查

1. 常规检查　血常规、血型、输血前8项、肝肾功能、出血时间、凝血时间、糖筛查试验、糖耐量试验（OCTT）、尿常规、白带常规、甘胆酸检查、心电图、B超（产科）、胎心监护、尿雌三醇/肌酐（E/C）等。

2. 其他检查遗传学检查、羊水细胞学检查、唐氏筛查等。

（五）复诊产前检查

为了解前次产前检查后有何不适，便于及早发现高危妊娠。

1. 询问上次产前检查后，有无特殊情况发生，例如眼花、头痛、浮肿、阴道流血、胎动出现特殊变化等，经检查后给予相应治疗。

2. 测量体重、血压，检查有无浮肿及其他异常，复查有无蛋白尿。

3. 复查胎心率、胎位，并注意胎儿大小，尺测耻上宫高及腹围，判断与妊娠周数是否相吻合。必要时进行B超检查。

三、预后评价

产前检查的目的是及早发现高危妊娠，预防妊娠并发症的发生。

（一）体重增加

在孕期约12.5kg，其中妊娠期平均每周增加0.5kg，如短时间内增加过快，应注意巨大胎儿、羊水过多、妊娠水肿等，若体重增加不多，或一段时间不增加，应注意孕妇营养状况及胎儿生长情况。

（二）血压

正常妊娠期血压不应超过140/90mmHg，于孕20～26周应测平均动脉压（MAP），计算公式为舒张压＋（1/3脉压），正常＜85mmHg。若MAP≥85mmHg，妊娠晚期有发生妊娠期高血压疾病的可能。

（三）胎儿发育指数

$$胎儿发育指数=宫高（cm）-3×（孕月＋1）$$

指数在-3～+3间为正常。低于-3提示胎儿生长受限。

（四）B超观察胎儿双顶径

孕24周前每周增加约3mm，25～32周每周增加约2mm，33～38周每周增加约1mm，38周后胎头生长速度明显减慢，甚至可能停止生长。连续、动态观察，及早发现胎儿生长受限。

第二节　孕期营养

孕期营养是孕期保健中十分重要的环节。孕妇为适应妊娠期子宫、乳房增大和胎盘、胎儿生长发育的需要，孕期所需的营养必定要高于非孕期。若孕妇在孕期出现营养平衡失调，会直接影响胎儿生长发育，甚至导致产科并发症的发生，所以要强调孕期营养指导，加强孕妇对各种营养元素摄取的意识，合理补充，平衡膳食。

一、热能

高能量饮食不但维持孕妇正常生理功能、体力活动，还使孕妇体重增加，胎儿出生体重正常。孕中期胎儿生长发育较快，平均每日增加重量10g，基础代谢率增高10%～20%，孕期热量估计需要增加大约（113～356）×10^3kJ。中国营养学会推荐孕妇在孕4个月后平均每日应增加热能837kJ，达到9623 kJ；如孕期继续保持正常劳动量，则每日需增加1004kJ，重体力劳动者需增加1715 kJ。

二、蛋白质

孕妇需要大量储备蛋白质，在妊娠中期及晚期更为重要。妊娠期通过胎盘泌乳激素及垂体生长激素等作用，加强氮滞留及蛋白质的节储，使蛋白质得以供给胎儿发育及能量的需要。其次通过孕妇旺盛的食欲来保证蛋白质的摄取量，减慢肠蠕动以增加吸收量。通过消化道吸收的氨基酸，一部分经血循环输送至胎体，供胎儿生长发育所需；部分形成血浆蛋白，其余部分在肝脏储存起来。

在正常情况下，健康孕妇每天摄取蛋白量约为每千克体重1～2g，一般每天60～70g蛋白质，即每天摄取10～20gN（1gN=6.25g蛋白质），足够新陈代谢所需。在孕早期，由于胚胎缺乏合成氨基酸的酶类，不能合成自身所需的氨基酸，因此应选用容易消化、吸收利用的优质蛋白质，如牛奶、蛋类、鱼禽畜肉及豆制品等。中、晚期妊娠期间，应注意优质蛋白质的摄入，根据世界卫生组织的建议每日需分别增加优质蛋白质9g及35g。一般在妊娠后半期每天可从中储存2～3gN，至妊娠末期母体及胎儿共储备N约500g（即3125g蛋白质）。母体储备中的50%供给胎儿、胎盘的发育成长，50%供给子宫、乳腺及其他母体组织增生肥大之用，后者中相当大部分的N是为增加红细胞容量所需。

三、糖类

胎儿生长发育的能量主要依靠葡萄糖。近足月时胎儿每天要接受母体输送的葡萄糖约30g，因而在皮质激素及胎盘泌乳激素抑制胰岛素功能的作用下，孕妇对外周葡萄糖的利用率降低，肌肉内糖原贮存量减少，血糖量增加及餐后血糖维持时间延长，借此可有更多的糖量透过胎盘进入胎体以满足胎儿需要。孕妇本身能量来源由糖代谢转变为以脂肪代谢为主。为此造成孕妇空腹血糖降低，血中酮体浓度增加，故晚期孕妇易发生低血糖，加速饥饿感和有发生酮症酸中毒的倾向。

目前有关孕妇的营养方面在民间存在一个误区，过分强调动物性食物的摄入，认为孕妇的食物结构应为高脂肪、高蛋白质、高热量的"三高"膳食。据调查北京市市区45岁以上妇女体重超重者达50%。营养结构发生了变化，表现在脂肪的摄入量逐年上升，碳水化合物逐年下降。在人体内储备的能源物质中糖的储备量最少而糖却是代谢中耗氧少、输出功率最大的能源物质；因而胎儿生长发育所需能量主要依靠葡萄糖，而对脂肪的氧化和异生功能很差。按照合理的膳食要求，每天的食物中碳水化合物提供的能量应占总能量摄入的60%～65%，蛋白质的热量占15%左右，脂肪的热量占20%～25%。

四、脂肪

孕妇肠道吸收脂肪的能力加强。胆汁滞留，血脂随胆汁排出明显减少，因而血脂增高是正常妊娠的另一特点，并导致脂肪积储。

妊娠期脂肪积储是母体储藏能量的主要形式，在孕30周机体已有4kg脂肪储存，双侧乳房虽增大，但脂肪储存量并不显著，仅20g左右。脂肪多半储存在腹壁、背、大腿、腹膜后间隙及胎儿皮下等处。

妊娠前半期与妊娠后半期在脂肪和糖的新陈代谢方面有明显差异。早孕时血浆胰岛素的基础浓度正常，孕晚期则上升；晚期妊娠时，葡萄糖刺激胰岛素分泌的作用大大增强，而通过胰岛素清除葡萄糖的能力却显著削弱。因此，母体清除血糖能力随妊娠进展，进行性下降，至足月时已低于正常。脂肪贮备在妊娠前半期极度加速而至后期几乎全部停顿。所以，妊娠前半期母体储备能量的能力加强，为妊娠合成代谢阶段；及至妊娠晚期，胎儿生长发育快，能量需求量增加，这一时期母体对胰岛素不敏感，对葡萄糖的利用和消耗降低，大部经胎盘血液循环输入胎体。在妊娠前半期所储备的脂肪在这时就作为主要能量供应母体需要，故系妊娠分解代谢阶段。

五、维生素的补充

维生素及微量元素尽管需要量极小，但为维持生命所必需。它们不但在许多新陈代谢反应中起辅助功能，还是一些新生组织的重要构成成分。可是超量时却可导致体内生化的失衡及有害的不良反应，包括改变其他营养物质的新陈代谢，例如，维生素C的超量可干扰维生素B₁₂的运用。

生活实践证明，维生素除因摄入不足外，还可能受一些其他因素的限制，如不合理的饮食习惯、食品加工、过度烹调等，在日常膳食中的摄入难以达到平衡，而发生某些维生素及微量元素的缺乏，尤其在围受孕期（从受孕前1个月至孕后3个月）对婴儿的健康有长期影响，其幅度可包括明显的出生缺陷直至童年时期的行为举止、学习无能等问题。因此，有些孕妇在医生指导下，适当补充多种维生素是必要的。

（一）维生素A

肝脏、鱼肝油、全乳或乳缩乳、胡萝卜及绿叶蔬菜富含维生素A。含胡萝卜素最高的是胡萝卜、西红柿、白薯、菠菜和绿色植物。维生素A是组织生成和再生必不可少的物质，调控糖蛋白（黏多糖）的生物合成，主要在胶原及分泌黏液结构这一层面。故参与骨骼、牙齿的构成和精子的形成，在养护皮肤、黏膜、骨骼组织及胎盘中起重要作用，并能提高皮肤和皮脂腺的抗感染能力，具有消除炎症、抵抗引起癌变的放射性物质的功效。它又是周边视觉及色觉的必需的关键性组成成分，故有助于视力的改善。在胃肠道内视黄醇及β胡萝卜素两者转化为视黄醛，后者在视网膜中与视蛋白结合形成视觉色素。

妊娠期间维生素A的需要量略有增加，一般为800μg/d（约2700U）。但血浆浓度却有所下降，这是由于消耗量大于从肝脏储存中释出量之故。它可穿越胎盘，但胎盘对其穿越却有所限制，因而治疗量对孕妇、对妊娠进展、对胎儿均无危害。可是超量应用，即具有胚胎、胎儿的毒性作用及致畸作用，包括流产、白内障、泌尿生殖系统畸形、中耳及外耳畸形、腭裂、无脑儿等。

（二）维生素D

维生素D在体内不能合成，必须由食物来供应。可是日光直接照射皮肤即可产生维生素D，因此，成人晒一天太阳，可在体内形成维生素D1万U，为每日需要量的100倍。所以经常户外活动的人，不易发生维生素D缺乏。中国营养学会1988年修订的维生素D推荐供给量：0～16岁每天400U（10μg），17～60岁每天200U，61～80岁每天400U。妊娠期及哺乳期间维生素D的日需要量并不增加，保持200U/d即可。中国营养学会则推荐为：婴儿、儿童、青少年、孕产妇、乳母400U/d。

妊娠期中服用治疗剂量的维生素D对胎儿无危害。但每日摄入45μg（1800U）即可出现毒性作用，孕期应用100μg（4000U），即可引起先天性心血管系统畸形（尤其以心室上主动脉狭窄为多）、智力发育迟缓、特发性高钙血症及先天性弥漫性骨硬化（播散性致密性骨病）。还可能带来以下危害：①由于胎盘的过度钙化，减少母婴物质交换面积而致胎儿宫内窒息；②引起胎儿颅骨过度骨化造成难产；③偶有肾脏过度钙化，肺、肾动脉狭窄伴动脉性高血压等出现。婴幼儿过量摄入维生素D亦可出现婴幼儿高钙血症，脑、心血管及肾脏等脏器病变。

（三）维生素E

维生素E是所有生育醇及三烯醇衍生物，包括具有生物活性的生育酚的统称。它仅能由植物合成，植物油中含量最为丰富。食物中维生素E的最佳来源是植物油、种子及谷类植物。

维生素E具有很强的抗氧化作用，维持细胞膜的完整性和正常功能，维持正常的生殖能力和肌肉正常代谢，具有延缓衰老、预防大细胞性溶血性贫血作用等。孕妇维生素E缺乏会导致缺铁性贫血、流产、早产、低出生体重儿、新生儿先天畸形等。我国推荐维生素 E孕妇供给量为12mg/d。

（四）维生素B_1

维生素B_1是辅酶-辅羧酶的前体，其生理作用是促进d酮酸的脱羧和戊糖的利用，通过对丙酮酸氧化脱羧作用形成乙酰辅酶A及合成乙酰胆碱。由于促进糖的新陈代谢，可使人减轻疲劳，兴奋神经。谷类植物含量最高。猪肉、蔬菜及坚果中亦有中等含量。

孕妇维生素B_1缺乏会导致腓肠肌触痛、膝腰反射迟钝、胃肠蠕动减慢、消化不良症状。我国推荐孕妇维生素B_1的供给量是1.8mg/d。

（五）维生素B_2

维生素B_2是机体各种黄素酶的辅酶部分，在生物氧化过程中广泛地起着递氢作用，并参与机体内三大生热营养素的代谢过程，与热能代谢直接相关。维生素B_2的缺乏集中表现在眼、口、唇、舌和皮肤的炎症反应，伤口愈合不良，贫血等方面。其日需要量为1.5mg，妊娠期及哺乳期需要量有所增加。

（六）维生素B_6

在自然界中以下述三种形式存在，即吡哆醇、吡哆醛及吡哆胺。这些形式在肝脏、红细胞及其他组织内转换为磷酸吡哆醛及磷酸吡哆胺，后两者均为辅酶。在氨基酸新陈代谢中起重要作用，尤其是氨基转移反应、氨基酸脱羧反应。在糖原合成、类脂及核酸代谢过程中亦起辅酶作用。

家禽、肝脏、猪肉、鱼及蛋是最佳来源。坚果及谷类有中等含量。日需要量与蛋白质的消耗量呈正相关，约2mg/d。妊娠期及哺乳期需要量有所增加至2.5mg/d。据美国调查仅15%的美国妇女达到这一水平。服用异烟肼、肼苯哒嗪、雌激素及口服避孕药时，亦需增加需要量。

以往认为即使在妊娠期大剂量、长时间服用维生素B_6对孕妇、妊娠过程及胚胎无任何危害。可是近年却有报道，孕妇过量服用维生素B_6可使胎儿肝脏内产生诱导酶，导致出生后引起婴儿抽搐。此外，它还抑制乳汁的分泌，因为它是多巴脱羧酶的辅酶，催化L-多巴转换为多巴胺，后者刺激垂体合成催乳素抑制因子（prolactin release inhibiting factor，PIF）而致催乳素分泌减少。

（七）维生素B$_{12}$（cyanocobalamin，氰钴胺）

在体内其CN基被腺嘌呤核苷取代成为（5'-脱氧）腺苷钴胺（cobamamide），起辅酶作用。它是血细胞生成的必需因子之一。此外，还是细胞生长繁殖和维持神经系统髓鞘完整所必需的物质。由于参与核酸的合成，因而其需要量与细胞的增生程度成正比，尤其是生长迅速的组织需要量更大。

它的饮食来源仅为动物产品。存在于牛肉、牛奶、鱼及水生贝壳类动物。缺乏这类维生素最常见的危害是引起大红细胞性贫血及巨幼细胞性贫血。在美国因饮食缺乏者少见，多数为吸收不良。

维生素B$_{12}$可穿越胎盘屏障到达胎儿血液，在娩出时其血液浓度有时可高于母体血液浓度。在胎体内还可引起抗体及总蛋白量的增加，如白蛋白及丙种球蛋白。妊娠期及哺乳期的需要量有所增加，分别为2.2μg/d及2.6μg/d。尽管在妊娠期给予大剂量，既无胚胎胎儿毒性作用，亦无致畸作用。给予实验动物（大鼠）食物含量达1000μg/kg或皮下注射100μg/周，未出现毒性反应，亦不影响生殖功能。

（八）叶酸

叶酸是20世纪40年代中后期被发现分离出来的B族维生素之一。由于开始是从菠菜的叶子中提取而得以冠名。叶酸广泛存在于植物作物及蔬菜类食物中。肝脏、食用菌类及绿叶蔬菜中含量最为丰富。但在食品清洗、切碎、烹调过程中会大量丢失；并且由于它代谢十分活跃，在有氧条件下储存，尤其受热、光照及金属离子影响极易氧化而生成对生理无活性的化合物。动物来源的叶酸利用率高于植物来源的。实验证明，不同方式的摄入，叶酸吸收率的差别很大，在铁的存在与维生素C缺乏、pH低等情况下，叶酸的利用价值下降。食物中有轭合酶抑制物（如卷心菜、橘子、酵母、豆类）存在，叶酸的利用率显著下降，如橘子汁仅为54%。最高生物利用率如蛋类为72%，肝为70%，菠菜为63%。因此，随食品摄入的叶酸吸收率通常只有服用单纯叶酸片剂的一半左右。

妊娠期叶酸缺乏，甚至可延续到婴儿出生后的智力发育障碍。此外，贫血还可导致孕妇胎盘早剥、先兆子痫等高危妊娠。如在受孕前及早孕期间给予补充叶酸，上述先天性畸形的发生率至少可减少1/2。妊娠期及哺乳期叶酸的日需要量分别为600μg，500μg。

我国是神经管畸形（包括脊柱裂和无脑畸形）的高发区，每年发生8万～10万病例。高危人群主要分布在我国北方。实验已证实，妇女在妊娠前后每天单纯服用含0.4mg叶酸增补剂"斯利安"片，在神经管畸形高发区和低发区都能降低神经管畸形的危险性。这无疑对提高人口素质、降低围生儿死亡率和婴儿死亡率起到重要作用。

（九）烟酸（niacin）

它是尼古酸及烟酰胺的总称，是两种吡啶类辅酶的前体。它们存在于所有细胞中，在许多代谢过程、如糖酵解、脂肪酸代谢及组织呼吸等过程中起催化作用。

烟酸在自然界分布甚广，正常情况下一般都能满足需要，部分可由食物中的色氨酸转化而来。肝脏及鱼是它最好的食物来源，坚果、肉类、芦笋及花椰菜含有中等量。虽然牛奶及鸡蛋等食物中含量较少，可是有足够的色氨酸来补偿。在妊娠期及哺乳期需要量分别增加至18mg/d，17mg/d。临床根据其血管扩张作用，曾用于治疗妊娠高血压疾病及子痫患者，在治疗过程中未曾发现对孕妇及胎儿有任何不良反应，亦未发现胎儿畸形。有报道，应用烟酸治疗乳汁减少症，虽排入乳汁，但并未影响乳汁的组成成分。

（十）维生素C

因维生素C具有防治坏血病的功能，故又称抗坏血酸，是人体最重要的营养物质之一，又是人体需要量最多的一种水溶性维生素。它的生理功能极为复杂又很重要。是一个自然抗氧化剂，在生命活动极其重要的氧化还原反应过程中发挥重要作用。

维生素C的最富来源是水果及蔬菜，尤其是花椰菜、卷心菜、橘柑、番木瓜及草莓。乳制品及家畜产品中含量极微。由于我国的烹调习惯使大量维生素C丢失而它又不能在体内合成，因而每日给予补充是必要的。

妊娠期及哺乳期维生素C的需要量分别增加至70mg/d，95 mg/d。应用大剂量维生素C一般无毒性作用。但妊娠期孕妇长期摄取大剂量维生素C，可干扰胎儿体内生理过程，造成对维生素C的依赖，胎儿一旦娩出，产后"停药反应"，新生儿可出现反跳性坏血病；还可导致孕妇白细胞杀菌效能削弱及尿酸尿，结果形成肾结石等。

六、矿物质及微量元素的补充

人体是由几十种化学元素组成的。根据这些元素的含量和需要，可分为常量元素和微量元素两大类。每人每日需要量在100mg以上的称为常量元素，如钾、钠、钙、镁、磷等。需要量在100mg以下的称为微量元素，目前已确认为必需的微量元素有14种，即碘、铁、锌、硒、氟、钴、锰等，它们通过食物、水和空气经消化道或呼吸道进入人体。人体内某些微量元素是体内有些酶的活性基团、辅助因子和激活剂，其作用和蛋白质、激素、维生素及酶系统有密切关系，因此，它们对人的生长发育，代谢、免疫功能，细胞呼吸，造血、骨组织生成等一系列生理过程有重要影响。各种微量元素对胎儿的生长发育亦具有重要意义，因此孕妇需要量增加，其血清微量元素水平也产生了一系列的适应性变化。

（一）钙

血钙有三种成分，蛋白结合钙、复合钙及游离钙。后者是发挥生理作用的钙，也是血清中重要的阳离子之一，约占总血清钙的46%。钙在人类生命的过程中，如骨骼形成、肌肉收缩、心脏跳动及大脑思维活动等人体的一切新陈代谢活动中发挥着重要的生理作用。

奶及奶制品、虾皮、鱼及贝壳类、动物骨骼是钙的最好来源，其次是蔬菜及豆类。

（二）铁

铁是唯一的在细胞水平上对氧的输送和能量的产生方面起重要作用的元素。缺铁可使细胞色素和含铁酶活性减弱，而使供氧不足，使氧还原及能量代谢紊乱，免疫功能下降，并导致贫血症。孕妇缺铁对母体会造成低血红蛋白性贫血，严重者导致机体免疫功能降低，并可能引起甲状腺功能的降低及全身改变；对胎儿则可致慢性缺氧，使胎儿早产率和围生儿病死率明显提高。我国推荐孕妇摄铁量为28mg/d。

（三）碘

碘是甲状腺素的主要成分。甲状腺素在体内具有广泛的生物活性，对人体的生长、各器官成熟、神经系统的发育具有重要的调节、促进作用；许多生理功能、器官组织的功能状况，都有赖于甲状腺素的支持。

甲状腺在妊娠期的基本功能是诱导新生蛋白质包括特殊酶的合成。在生理条件下，甲状腺激素为高级神经系统及全身组织的生发长发育所必需。碘营养素缺乏可导致甲状腺素减少，可直接影响妇女的生殖功能，能引起流产、死胎、胎儿先天畸形、体重过低，甚至婴儿出生后成活能力差等后果。尤其胚胎早期严重的宫内碘缺乏，常使胚胎大脑皮质神经细胞的数目与大小低于正常，危害神经系统的发育，造成终生智力障碍。因此，孕妇在妊娠期间摄入足够的碘，除保证自身健康外，更重要的是使胎儿发育良好，尤其是脑发育良好。

正常成人从饮食摄入75μg/d时，即能满足人体合成甲状腺素的基本需要。但一般人认为，碘的供应量应达到正常生理需要量的两倍，即150μg/d。孕妇由于胚胎对碘的需要量增加，哺乳期妇女要通过乳汁把碘输给婴儿，因此，碘的需要量都大大增加，约需200μg/d。母亲的乳腺有聚合碘的能力，只要母亲不缺碘，婴幼儿吃母乳便不会缺碘。

（四）铜

铜是人体必需的重要微量元素，是铜蓝蛋白和超氧化物歧化酶等的组成部分，在代谢过程中起着生物催化剂的作用，并参与造血过程，影响铁的代谢和运输；铜能加速铁的利用和吸收。缺铜时赖氨酸氧化酶活性降低，胶原蛋白及弹性蛋白成熟迟缓，影响羊膜的韧性、弹性和厚度，羊膜变薄，易导致胎膜破裂。

（五）锰

锰是人体最重要的微量元素，锰直接参与体内DNA和RNA的合成，促进骨质形成；在骨髓造血过程中，锰与铁具有协同作用，而含锰的超氧化物歧化酶具有较强的抗氧化作用，能抗击自由基对人体细胞的损害，从而延缓衰老进程。锰缺乏时可影响骨骼的发育，导致胰腺发育不良、影响智力发育等。

（六）镍

成人体内含镍量约为6~10mg，主要存在于脑部和肝脏中。在体内主要是维持细胞的正常结构和参与体内的物质代谢，同时也是精氨酸酶等的激活剂；镍更是 RNA 和 DNA的必需组成成分，它能参与稳定DNA双螺旋结构，促进DNA的复制和RNA的转录以及蛋白质的生物合成，并能促进铁的吸收。镍缺乏时可导致贫血、骨钙含量降低、降低胰岛素活性等。

（七）硒

硒是人体必需的微量元素。它是谷胱甘肽过氧化物酶活性部位的组成成分之一，具有较强的抗氧化、消除自由基等作用。还参与辅酶A的合成，有利于维持心血管系统的正常结构和功能。近年，由于它能保护细胞膜免受过氧化物的损伤，从而具有抗化学性致癌作用，受到关注。

人体对硒的最低需要量为17μg/d；生理需要量为40μg/d；界限中毒量800μg/d；由此推荐膳食硒供给量为50~250μg/d。有关硒对妊娠、胎儿的影响还有待深入研究。

第三节　环境对孕妇及胎儿的影响

环境包括自然环境和居住环境。环境质量的好坏对孕妇及其胚胎、胎儿是至关重要的，如孕妇居住地区的水、土壤中含氟量高，可引起地方性氟中毒；饮水中缺碘可引起地方性甲状腺肿；孕妇骨盆接受X射线及微波照射，均能使自然流产率增高；孕妇较长时间接触100dB以上的大强度噪声，容易发生妊娠剧吐、妊娠高血压综合征，胎儿容易发生宫内发育迟缓及胎动活跃，易致胎儿脐带绕颈；孕妇长时间接触金属毒物如铅、汞、镉、锰、砷时，容易发生流产及妊高征；孕妇长时期接触有机溶剂如二硫化碳、苯、甲苯、二甲苯，容易造成早期流产率及胎儿畸形率增高；孕妇长时期接触农药如除草剂2、4、5-T，其副产品为致畸剂，易致胎儿发生神经管缺陷畸形等；孕期主动或被动吸烟，可使自然流产、早产、胎盘早剥等的发生率增加，而且易发生胎儿宫内发育迟缓，增加围生儿死亡率；孕期饮酒可致胎儿畸形及发育障碍等。因此，全社会均应注意保护环境，造福人类。

第四节　孕妇用药对胎儿的影响

孕期明显的生理变化能改变药物在体内的分布，同时也会改变药物对孕妇和胎儿的疗效。这些变化可归纳为以下特点：

（1）孕妇血浆容量到妊娠晚期增加30%～50%，同时脂肪也会出现相应的增加，这会使水溶性和脂溶性的药物在体内过度稀释。

（2）孕期的血液稀释可出现低蛋白血症，清蛋白从47 g/L降至36g/L，而且从孕早期开始。大多数药物与体内的蛋白质结合，而这种稀释性低蛋白血症使药物与蛋白的结合力下降，导致药物在体内游离分布量的增加。

（3）由于孕期肝脏功能及酶系统的变化，可使机体对某些药物的血浆廓清率增强。

（4）孕期肾脏负担加重，肾血流量增加35%，肾小球滤过率增加30%～50%，肌酐清除率也相应增加，药物排泄过程加快，致使血药浓度不同程度降低，但肾脏功能不全的患者，药物排泄减少，容易在体内蓄积。

（5）妊娠期间胃排空时间延长，而且胃肠道平滑肌张力减退，肠蠕动减弱，造成口服药物吸收延缓，血药峰浓度出现延迟，且峰值常偏低。

一、孕期用药的基本原则

1. 用药必须有明确的指征，避免不必要的用药。
2. 应在医生指导下用药，不要擅自使用药品。
3. 在妊娠早期若病情允许，尽量推迟到妊娠中、晚期再用药。
4. 对于病情危重的孕妇，虽然有些药物对胎儿有影响，应充分权衡利弊后使用，根据病情随时调整用量，及时停药，必要时进行血药浓度监测。

二、孕期用药对胎儿的影响

（一）孕期用药对胎儿的影响

严重者可造成胎儿死亡、中毒或致畸的后果，也可通过促使胎儿血管收缩，从而减少母子之间气体交换及营养物质及代谢产物的转运；还有导致严重的子宫低张力造成胎儿缺氧性损伤；更有间接地改变孕母的生化动力学。

（二）孕期用药对胎儿影响的程度

主要与胎儿的胎龄、药效、剂量相关。

着床时：当受精卵着床后的20天以内用药，可直接导致胚胎死亡。

妊娠早期：当妊娠3～8周，胎儿的器官正值发育阶段，当药物进入胚胎后主要是导致胎儿畸形，或可引起流产，或造成功能性的缺损，这种缺损可在出生长大后的生活中才被发现。

妊娠中、后期：妊娠中、后期用药不太会致畸，但仍有可能改变正常形成的胎儿器官和组织的发育和功能。

（三）孕期用药对胎儿影响的方式

药物通过胎盘的方式与进入其他组织的方式相同，也是通过弥散方式影响胎儿的，孕母服药后脐静脉中药物浓度高于脐动脉血中的药物浓度。孕母血中的药浓度与胎儿组织药浓度之间的平衡至少需要弥散40分钟才能平衡。分娩前数小时给孕母用药（如局部麻醉药），可通过胎盘影响胎儿，应谨慎使用，以免胎儿中毒，因为断脐后新生儿由于其代谢功能和分泌功能尚未成熟，因此其肝脏对药物的代谢或（和）肾脏对药物的廓清能力相当慢或功能较差。

美国食品和药品管理局根据药物对人类的不同致畸情况，将药物对胎儿危险性的等级标准分为A、B、C、D、X5个级别：A级药物对人类胎儿无不良影响，是安全的；B级药物对人类无有害证据，动物试验亦无有害发现，比较安全，但在人类无充分研究；C级药物在动物实验时证明对胚胎致畸或可杀死胚胎，尚未在人类研究证实，确认利大于弊时方能对孕妇应用；D级药物对胎儿的危害有确切证据，若非孕妇用药后有绝对的效果，否则不应考虑使用；X级药物有确切证据表明可致胎儿异常，在妊娠期间禁止使用。（如下表3-1）

表3-1 现存药物根据FDA分类标准所占比例

分类	比例（%）
A：对照试验显示对人类胎儿没有危险	0.7
B：没有证据表明对人类胎儿有危险	19
C：不能排除对人类胎儿的危害	66
D：有证据表明对人类胎儿有危害	7
X：妊娠期禁止使用的药物	7

为防止药物诱发胎儿畸形，在妊娠前3个月，最好不用C、D、X级药物，出现紧急情况必须用药时，应该尽量选用A、B级药物。

三、妊娠期用药对胎儿影响的药物

（一）抗肿瘤药物

因胎儿对抗肿瘤药物也很敏感，如甲氨蝶呤、CTX、瘤可宁和白消安等均可导致胎儿异常：胎儿宫内发育迟缓，下颌异常、腭裂、颅骨发育不全、耳缺损、足畸形等。现又证明秋水仙素、长春碱、长春新碱和放线菌素D在动物中有致畸作用，但尚无证据表明对人类也有致畸作用。

（二）合成维甲酸

妊娠早期服用异维甲酸可导致自发性流产或新生儿畸形，包括心脏缺陷、小耳朵、脑积水等。该药致畸的危险性约25%，另有25%可能造成智力障碍。口服该药后可在皮下脂肪组织中积储并缓慢释放。其代谢产物在停药2年后仍有潜在致畸作用，它对动物和人类都有致畸作用。

（三）性激素

妊娠期前12周服用雄激素和合成孕激素可导致女婴的外生殖器男性化。孕母服用己烯雌酚可致青春期女孩阴道发生透明细胞癌，但很少见。己烯雌酚的影响是目前发现人类经胎盘致癌效应中最强的，当女性胎儿在宫内接受己烯雌酚后，可发生如下异常：排卵前黏液异常、T型宫腔、月经不调、自发性流产、宫颈功能不全、宫外孕和早产的可能性增加。围生儿病死率增高、男性胎儿接受己烯雌酚后可发生尿道狭窄或（和）尿道下裂。

（四）抗惊厥药

患有癫痫孕妇致胎儿产生畸形的危险概率与孕妇癫痫发作的频率和严重程度，与每日服用1种大剂量或同时服用3种以上的抗癫痫药有关。三甲双酮的致畸作用最强，所以已被禁用于孕妇。当妊娠早期服用苯妥英钠有致畸的危险。近年报道苯巴比妥和卡马西平也可导致与苯妥英钠所引起的类似畸形。当临产时胎儿宫内接触过苯妥英钠、卡马西平或苯巴比妥的新生儿有出血倾向的可能性增加，因这些药可引起维生素K缺乏，故妊娠后期或预产期前1个月服用维生素K或在新生儿出生后就给予肌内注射维生素K则可避免出血的发生。

（五）抗精神病药和抗焦虑药

妊娠期用以止吐和调节精神状态的硫代二苯胺，该药可通过胎盘，有可能对胎儿造成威胁。妊娠末期服用地西泮可导致新生儿抑郁、激惹、震颤和反射亢进。妊娠早期服用碳酸锂约有19%左右的胎儿出现相关畸形，最常见的是心血管畸形。碳酸锂在围生期的作用可造成新生儿昏睡、肌张力低、喂养困难、甲减、甲亢和肾脏糖尿病等异常现象。

（六）抗菌药

妊娠中期/后期服用四环素可透过胎盘与钙结合并聚集沉积于胎儿骨骼和牙齿。胎儿在宫内接触四环素，可导致牙齿永久性的黄染或（和）易患龋病及牙釉质发育不良，还可导致骨骼生长迟缓。因此在妊娠期应尽量避免服用四环素。

卡那霉素、庆大霉素、链霉素等氨基糖苷类耳毒性药物必须避免在妊娠期应用，因为它们可通过胎盘进入胎儿耳迷路。当治疗孕母危重病时，又对青霉素和头孢菌素耐药，以抢救生命为主，则考虑该类药物的耳毒性乃属次要地位。新生儿不能完全清除青霉素，但它对胎儿并无毒性，而使在妊娠期孕妇应用大剂量青霉素时也是如此。然而当妊娠期应用氯霉素会导致胎儿血氯霉素水平较高，而可能引起灰婴综合征。青霉素则安全得多。

磺胺类药，尤以长效磺胺具有高蛋白结合链，它们可从蛋白结合链上竞争性地替代胆红素而通过胎盘。当妊娠34周前服用磺胺，通过胎盘能将胆红素排泄，从而减少对胎儿的危害性。当临产时孕母服用磺胺，可导致新生儿出现黄疸，如不及时治疗可发展成核黄疸。磺胺类药物中的柳氮磺吡啶可例外，由于它在胎儿的活性代谢产物——磺胺吡啶的胆红素竞争性替代活性较弱，所以对胎儿影响较少。

头孢菌素对人类的影响，尽管研究得比较多，但迄今没有明确的有害证据的发现。对妊娠期服用头孢菌素应强调要有明确的指征。

喹诺酮类抗生素在妊娠期应用一直受到置疑，因为曾有报道环丙沙星/诺氟沙星对骨和软骨的亲和力比较强，可能导致新生儿潜在性的关节损害。但最近的研究报道认为喹诺酮类抗生素与新生儿畸形和骨骼、肌肉缺损无关。

（七）抗凝药

香豆素类药可通过胎盘进入胎儿体内，而且胎儿对香豆素非常敏感。妊娠早期服用华法林，约有25%可能出现胎儿—新生儿华法林综合征，包括鼻发育不良、骨点采（X线摄片上表现）、双侧视神经（视觉）萎缩和智力发育异常。妊娠中期/后期服用华法林可致视神经萎缩、白内障、小头、小眼畸形及智力发育异常。孕母和胎儿都有出血倾向。肝素分子量大，不会通过胎盘对胎儿无损害，所以临床上在妊娠期应用抗凝药以肝素作为首选药，但需强调在妊娠期应用肝素时间太长（＞6个月）可造成孕母骨质疏松或血小板减少症。

（八）心血管药

强心苷可通过胎盘，但新生儿以及婴幼儿对强心苷的毒性有抵抗/耐受力。妊娠期注射洋地黄后，在胎儿体内会出现有1%的原形和3%的代谢产物，但当妊娠早期使用洋地黄可能会造成胎儿血洋地黄浓度过高。妊娠期服用地高辛，其所生的新生儿血地高辛浓度可与母血中地高辛浓度相同，但没有不良反应。

妊娠期服用治疗高血压的药物，可通过胎盘影响新生儿。普萘洛尔（propranolol）可通过胎盘导致胎儿到新生儿心动过缓、低血糖及不同程度的胎儿宫内发育迟缓。妊娠期尚需避免应用噻嗪类利尿药，因为该类药物会降低孕母血容量和减少胎儿的营养和氧合作用，有可能造成新生儿低钠、低钾血症/血小板减少症。

（九）甲状腺药

妊娠期间用以治疗孕母甲状腺疾病的放射性碘（131I）可以通过胎盘而损害胎儿的

甲状腺或引起新生儿甲减。丙硫氧嘧啶、甲巯咪唑和三碘甲状腺苷酸均可通过胎盘而引起胎儿以及新生儿甲减。碘化钾饱和溶液通常用于孕母严重的甲亢时，以阻止甲状腺释放过多的甲状腺素，由于它也可通过胎盘引起胎儿以及新生儿甲减，导致新生儿气管被压迫而造成梗阻性呼吸困难。甲巯咪唑可导致新生儿头皮缺损，所以妊娠期的抗甲状腺药物宜选择丙硫氧嘧啶为妥。

（十）止痛药和麻醉药

妊娠期间应用止痛药和麻醉药，两者均可通过胎盘，在胎儿体内达到很高水平。水杨酸盐可与胆红素竞争性替代蛋白结合链，而造成游离胆红素血浓度增加而引起新生儿核黄疸。大剂量阿司匹林可引起宫缩发动延迟，并可导致胎儿动脉导管关闭不全，在临产时或产后母体可呈现出血倾向或造成新生儿出血。

（十一）疫苗

妊娠期或拟诊为怀孕的妇女应避免使用活的病毒疫苗。风疹病毒疫苗可通过胎盘引起胎儿以及新生儿感染。当妊娠期有传染病风险者可谨慎应用。

（十二）临产时常用药

甲哌卡因（卡波卡因）、利多卡因、丙胺卡因等局部麻醉剂均可通过胎盘，还可通过外阴、宫颈周围等许多部位吸收，导致胎儿心动过缓和中枢神经被抑制。静脉给予缩宫素（催产素）以加强宫缩来引产是较为安全的，但有时会造成子宫收缩过度，对胎儿有不利影响。临产前给予孕妇大剂量地西泮可导致新生儿肌张力减退，Apgar评分低，神经系统受抑制，对冷应激反应减弱。静脉注射硫酸镁常用于避免或抑制子痫惊厥，且可导致新生儿昏睡、张力降低、呼吸暂停。临床上用静注硫酸镁而引起新生儿严重的并发症并不常见。

（十三）其他药物

1956年发明的沙利度胺（thalidomide）用来治疗感冒，现亦用于治疗麻风。直到1962年才被发现当妊娠早期即胎儿器官发生发育期服用会出现胎儿畸形，如双侧缺肢或短肢，或双肢发育不良，或伴有消化道及心血管畸形。

妊娠期服用维生素A> 10 000IU/d可增加致畸的风险，但维生素A服用<5 000IU/d没有致畸的报道。

妊娠期糖尿病可用胰岛素来控制，因为胰岛素不能通过胎盘，不会影响新生儿血糖浓度，所以妊娠期糖尿病用胰岛素仍是首选药物。

妊娠期有病毒感染，口服或局部应用阿昔洛韦（无环鸟苷）可能是安全的。

妊娠期服用氯霉素、磺胺、维生素K、呋喃妥因、磷酸伯氨喹、萘及氧化剂等可引起孕母溶血、胎儿以及新生儿葡萄糖-6磷酸脱氢酶（G-6PD）缺乏性溶血。

（十四）禁用药物

妊娠妇女患有苯丙酮尿症者，禁止服用天冬氨酸和苯丙氨酸。由于天冬氨酸的主要代谢产物苯丙氨酸可经胎盘很快转运给胎儿，聚集于胎儿体内，一旦其浓度达到中毒水平，可导致胎儿以及新生儿智力发育迟缓。但在常用剂量范围内摄入，胎儿体内的苯丙氨酸浓度不会达到中毒水平。妊娠期服用中等剂量的天冬氨酸导致胎儿中毒的危险性很少。尽管如此，若孕妇患有苯丙酮尿症时，天冬氨酸和苯丙氨酸仍然列为禁用药物。

（十五）社会因素

社会上部分妊娠妇女有不良嗜好，如吸烟、饮酒、尝试性地服用兴奋剂、镇静剂和（或）情绪调节药物。

四、孕期药物的选择

（一）妊娠期抗生素的选择

根据抗菌药物对胎儿有无致畸、毒性作用和对母体的毒性作用，将分类三类，即妊娠期可以选用的、慎用的和禁用的三种。

1. 妊娠期可以选用的抗生素

（1）青霉素类：该类抗生素的杀菌原理是阻碍细菌细胞壁的合成，哺乳类动物无细胞壁，故该类抗生素对人体毒性最小，不致胎儿畸形，且对母体肝肾功能影响小。但其缺点是抗菌谱较窄，对细菌产生的β-内酰胺酶不稳定，易产生耐药性，对酸不稳定，不能口服；易出现过敏反应。但许多半合成的青霉素制剂已从多方面弥补了这些缺点，例如青霉素V钾片，耐酸耐酶不易产生过敏反应；羟氨苄青霉素耐酸耐酶且为广谱抗生素。现投入使用的半合成青霉素类制剂种类繁多，每一种制剂抗菌谱有所区别，但共同点是无致畸胎作用，治疗量对孕妇及胎儿毒性小，故应用时应详读说明书，针对孕妇感染的特点，选用对细菌敏感的品种，注意询问有无过敏史。

（2）先锋霉素类：该类抗生素在化学结构、理化特性、生物活性、作用原理及临床应用方面和青霉素类极为相似，对胎儿的影响也比较小；比青霉素类更为优越的是其抗菌谱广，对酸及各种细菌产生的β-内酰胺酶稳定，过敏反应发生率低，对肾脏已基本无毒性，孕妇可以选用，现临床上已用到第三代。常用制剂有头孢氨噻肟钠、头孢哌酮钠、头孢氧哌唑、头孢噻甲羧肟等。

（3）大环内酯类抗生素：主要品种有红霉素、螺旋霉素、交沙霉素，1985~1995年上市的还有罗红霉素、阿齐霉素、克拉霉素、2-乙酰麦迪霉素等。该类抗生素是抑菌剂，抗菌谱与青霉素相似；但其有以下特点：对一般细菌引起的呼吸道感染很有用，对支原体、衣原体、弓形虫等也有效；血药浓度不高，但组织分布与细胞内移行性良好，毒性低，变态反应少，是孕期可安全使用的抗生素，对青霉素过敏或弓形虫、衣原体感染或上呼吸道感染首选此类药物，其中阿齐霉素对流感杆菌抑制能力强于红霉素。

（4）抗菌中草药：黄连、黄檗、金银花、苦参、鱼腥草是孕期可安全使用的抗菌中草药，但要在医生指导下使用，不可过量。

（5）抗真菌药：制霉菌素、克霉唑孕期可选用，对胎儿较安全。

2. 妊娠期不宜选用的抗菌药物

（1）无味红霉素：可导致孕妇肝内胆汁淤积症和肝脏受损，孕期禁用。

（2）磺胺类：妊娠中晚期禁用。

（3）四环素类：故整个孕期应禁用四环素类抗生素。

（4）氯霉素类：故孕期禁用。

（5）抗真菌药：酮康唑可透过胎盘，经动物实验证实本品可致畸形，孕期不宜选用。

（6）抗结核药物：利福平动物实验有致畸胎作用，故妊娠3个月以内禁用。

（7）抗菌中草药：穿心莲可对抗孕酮，抑制绒毛滋养细胞生成，可导致流产，孕早期不宜应用。

3. 孕期慎重选用的抗菌药物

（1）氨基糖苷类抗生素：应根据病情，谨慎使用。婴儿出现听力障碍主要与用药量有关，与妊娠月份的关系不大，必要时可考虑药量及给药时间的长短。

（2）灭滴灵：抗厌氧菌及治疗滴虫病，对细胞有致突变作用，故认为对人类亦有危险。因此，妊娠头3个月不要轻易使用，确有必要应用时，以局部应用为妥。

（3）抗结核药：异烟肼易透过胎盘，脐血浓度高于母血浓度，对大鼠和家兔试验证实异烟肼可引起死胎，在人类中虽来证实有问题，但孕妇应用时必须充分权衡利弊。

（4）抗菌中草药：大青叶有直接兴奋子宫平滑肌的作用，大量应用可致早产，应慎用。板蓝根和大青叶属同类植物，亦应慎用。

（5）喹诺酮类抗菌药：孕妇、哺乳期妇女不宜久用，也有人认为孕妇、哺乳妇忌用。

（二）抗病毒药物在妊娠期的应用

1. 病毒唑　化学合成抗病毒药，对多种RNA型病毒均有抑制作用，是目前常用的广谱抗病毒药，动物实验有致畸作用，故妊娠3个月以内禁用。

2. 金刚烷胺　虽能抑制某些流感病毒的穿入与脱壳，用于预防和治疗早期流感的甲型病毒感染，但可致畸，孕妇应忌用。

3. 无环鸟苷（阿昔洛韦）　为化学合成的高效抗病毒药，能抑制病毒DNA多聚合酶的活性，阻止DNA病毒繁殖，主要对疱疹病毒有效，如孕妇患单纯疱疹病毒感染可用此药治疗。

4. 抗病毒中草药　上呼吸道感染性疾病多由鼻病毒、流感病毒、腺病毒、呼吸道合胞病毒、柯萨奇病毒等引起，柯萨奇B组病毒是病毒性心肌炎中最常见的致病因子，蒲公英、石韦、乌药、青木香、败酱草对柯萨奇病毒和呼吸道合胞病毒有明显抑制作用。尚未见这些中草药有致畸的作用，孕妇必要时可选用。

（三）抗寄生虫药在妊娠期的应用

1. 抗肠虫药

（1）枸橼酸哌嗪（驱蛔灵）：本品有效剂量与中毒剂量相差较大，无致畸发现，适用于蛔虫和蛲虫感染，孕期可选用。

（2）氯硝柳胺（灭绦灵）：适用于绦虫感染，用于孕妇未见明显不良反应。

（3）甲苯达唑、盐酸左旋咪唑：可治疗各种肠道寄生虫感染，但可致畸形，孕妇禁用。

2. 抗疟药

（1）妊娠期可以，选用的抗疟药青蒿琥酯、蒿甲醚，对各型红细胞内期的疟原虫有杀灭作用，可控制各型疟疾的症状，毒副反应较轻，孕妇可以选用。

（2）妊娠期禁用的抗疟药磷酸氯喹、乙胺嘧啶均可致畸，孕妇应禁用。

（四）妊娠期甾体激素的应用

1. 雌激素

雌激素对胎儿可能产生的近期影响：

（1）生殖系统异常：孕期服用雌激素可导致男、女婴儿生殖器官异常，由于苗勒管是在胚胎期6～16周发育，孕早、中期服用雌激素，可作用于苗勒管，导致生殖器发育异常男婴发生睾丸发育不良，附睾囊肿、精子缺陷、隐睾症等，女婴则可发生男性化及阴蒂肥大、阴唇融合。可能由于雌激素刺激胎儿肾上腺，增加雄激素分泌或代谢成分具有雄激素活性物质所致。约有半数于孕早期服用乙烯雌酚的患者，其女性后代有子宫发育不良、呈T型、粘连及单角子宫、宫颈柱状上皮增生性糜烂。

（2）心脏畸形：宫内接触性激素的胎儿，先天性心脏病发生率明显增高，约为正常人群的2～3倍，最多见的心脏畸形是大血管转位及室间隔缺损。

（3）肢体畸形：孕期接触雌激素，胎儿畸形发生率增加，主要是肢体的血管发育异常，如血管瘤和毛细血管瘤。

（4）多发性畸形：孕早期接触雌激素，后代发生多发性畸形明显增加，多发性畸形包括：脊柱、肛门、心脏、气管、食道、肾脏、肢体等多器官畸形。

雌激素对胎儿可能产生的远期影响：

（1）阴道腺病：女性在青少年时期发生阴道腺癌与其母亲孕期服用人工合成的雌激素关系密切，通常发病年龄为15～19岁，其母亲在孕前长期、大量地服用过雌激素，或孕早期即开始服用大剂量雌激素，且持续时间较长。

（2）男性睾丸癌：母亲在孕期服用雌激素，其后代发生睾丸癌者明显高于对照组，两者之间呈密切的相关性。这些男性多在18～30岁发病。据推测孕期母亲激素微环境改变使其后代患睾丸癌的比率较正常人高。

因此，孕期应禁用雌激素。

2. 孕激素　妊娠期应用孕激素，常见于妊娠试验诊断，治疗先兆流产或习惯性流产，或受孕时间不详而继续服用避孕药等。目前主张孕激素治疗仅适于黄体功能不全病例，特别是原发性孕激素分泌不足者；盲目地使用孕激素保胎，对胚胎有缺陷者，反而干扰自然淘汰，甚至导致过期流产；对黄体功能正常者滥用孕激素，反而干扰内源性孕激素的生成，也难以达到保胎的目的。

3. 雄激素　妊娠期使用雄激素，可使女性胎儿的外阴发生男性化，即发生女性假两性畸形。胚胎时注射雄激素后，对下丘脑周期中枢产生封闭作用，而影响今后月经周期，故孕期禁用雄激素。

4. 溴隐亭　溴隐亭是一种多巴胺促效剂，能有效地抑制功能性高泌乳素血症或肿瘤所引起的高泌乳素血症，同时还能恢复正常排卵月经，能明显提高妊娠率，使用溴隐亭治疗而受孕的，全部新生儿未发现任何畸形。

5. 糖皮质激素　常用于临产前数日以促进胎儿肺成熟及治疗妊娠合并某些内科并发症，如自身免疫性血小板减少性紫癜、支气管哮喘等。对于不可避免早产的胎儿、妊娠合并糖尿病者应用糖皮质激素可降低早产新生儿呼吸紧迫综合征发生率及早产新生儿颅内出血、坏死性小肠结肠炎发生率。常用的有倍他米松、地塞米松，可通过胎盘作用于胎儿Ⅱ型肺泡细胞受体，使受体表面活性物质释放及产生增加。剂量为倍他米松12mg肌内注射，1次/日，共2天；地塞米松6mg，肌内注射2次/日，共2天。过量长期用糖皮质激素有可能导致过期妊娠、胎儿宫内发育迟缓和死胎发生率增高。也有认为可能由于免疫抑制而使感染发生率增高。因此，若确属病情需要而长期应用时，原则上应尽量用较小剂量维持。

（五）镇静安定药

1. 反应停（thalidomide）　曾在60年代初期广泛用于孕早期治疗妊娠呕吐，导致严重的短肢畸形，已禁用。

2. 巴比妥类药物　过去多认为无致畸作用，但有学者发现常服用者与对照组相比，其先天畸形的发生率明显增加，畸形可表现为无脑儿、先天性心脏病、严重四肢畸形、唇裂、腭裂、两性畸形、先天性髋关节脱位、颈部软组织畸形、尿道下裂、多指（趾）、副耳等。

3. 安定　是临床常用药物，在早孕期服用，胎儿可发生唇裂，其危险性较对照组高4~6倍。

4. 眠尔通、利眠宁等　在孕早期6周内服用，可能有致畸作用，在整个孕期服用可致胎儿宫内发育迟缓。

5. 吗啡类药物　早期妊娠应用吗啡类药物，特别是可待因，婴儿唇裂、腭裂的发生率比对照组明显增高。若在娩出前6小时内注射吗啡，给药后2分钟可在胎体测出，作用可维持4～6小时，新生儿娩出后，会有明显的呼吸中枢抑制作用，因此若估计在6小时内分娩者，应忌用吗啡。

6. 消炎痛　消炎痛具有解热、镇痛及消炎抗风湿作用。妊娠期应用有引起胎儿短肢畸形、阴茎发育不全和新生儿动脉导管未闭的危险。

7. 曲马多（tramadol，CG315反胺苯环醇）　为人工合成的阿片受体激动剂，镇痛作用显著，一般用药后20～35分钟出现镇痛效果，可持续6小时。有效率为63%～93.3%，其中50%以上达到完全镇痛。对产妇心血管及肝肾功能无影响。也不影响前列腺素分泌。可通过胎盘进入胎儿血循环，但无影响。对平滑肌、横纹肌无作用，对产程、胎儿生物物理评分无影响。因无抑制呼吸的作用，对新生儿Apgar评分无影响。但应避免长期应用，因为可能引起薪生儿成瘾和戒断症状。对于孕妇本品的应用仅限于单次。口服、注射吸收均好，而镇痛作用相同。但需注意静脉注射速度，不宜过快，否则会导致心悸、出汗等。分娩过程中镇痛以口服或肌内注射为宜，慎用静脉注射的方法。一般口服一次为100mg，肌内注射一次为50～100mg。不良反应有眩晕、恶心、口干等。忌与单胺氧化酶抑制剂，如苯乙肼、帕吉林等合用；与地西泮（diazepan）合用时，其剂量应酌减。

8. 哌替啶（pethidine，度冷丁dolantin）　为人工合成的阿片受体激动剂，因起效快，作用时间适宜，镇痛效果较好，较吗啡不良反应小，且价格低廉，是常用的分娩镇痛剂。其镇痛作用相当于吗啡的1/10～1/8。肌内注射50mg，可使痛域提高50%；可持续2～4小时。在产程的潜伏期，哌替啶能降低子宫活性与张力，在低张力收缩期甚为显著，产妇得到镇静。一般用量为肌内注射50～100mg，静注25～50mg，镇痛作用最强时间分别在用药后40～50分钟或5～10分钟，对产后子宫复旧及产后出血均无不良影响。产妇用药后约有15%的患者，可能发生恶心、呕吐、体位性低血压。哌替啶是以单纯弥散的方式，透过胎盘作用于胎儿，产妇静注50mg，90秒后药物即可达胎儿血液循环，6分钟后胎儿和母体的血药浓度即可达到平衡。肌内注射2小时胎儿血药浓度达高峰。分娩时母体和脐带血的药物水平无明显差异。哌替啶可使胎儿脑对糖的利用与代谢降低，也可使胎儿宫内呼吸运动受到抑制，胎心率基线变异减少。哌替啶可使新生儿产生建立呼吸时间延长，Apgar评分降低，肺泡通气量减少，呼吸性酸中毒，对声、光刺激的习惯形成时间延长，呼吸抑制。这种严重不良反应与产妇用药量，以及产妇用药至胎儿娩出的时间间隔相关。一般认为产妇用药至胎儿的娩出时间在1小时以内，或4小时以上，对新生儿无影响；而在2～3小时对新生儿抑制作用明显增加。一旦出现新生儿抑制，可用纳洛酮拮抗（静脉注射0.2mg）。

第五节　高危妊娠

高危妊娠（high risk pregnancy）是指妊娠期有个人或社会不良因素及有某种并发症或合并症等可能危害孕妇、胎儿及新生儿、产妇（包括难产）者。高危妊娠的范畴：

（1）孕妇年龄<16岁或>35岁；身高低于145cm；体重不足40kg或重于80kg者。

（2）不孕3年以上经治疗后受孕者。

（3）有异常孕产史者，如自然流产、异位妊娠、早产、死胎、难产、产伤、新生儿死亡、新生儿溶血性黄疸或患有先天性、遗传性疾病等。

（4）孕妇在妊娠期，特别是妊娠早期有不良因素影响史者，如接触大量放射线、化学性毒物；服用对胎儿有影响的药物；有病毒性感染史等。

（5）患有妊娠并发症者，如先兆流产、妊高征、前置胎盘、胎盘早期剥离、羊水过多或过少、母儿血型不合、胎儿宫内生长迟缓、过期妊娠及胎盘功能不良、脐带缠颈（B超下诊断）等。

（6）有妊娠合并症者，如妊娠合并心脏病、糖尿病、高血压、肾脏疾病、肝炎、甲状腺功能亢进、重度贫血等。

（7）本次分娩可能发生难产者，如胎位异常、骨盆异常、软产道异常、巨大儿、多胎妊娠等。

（8）盆腔肿瘤或曾有盆腔手术史等。

一、临床表现和诊断

（一）病史

年龄<18岁和>35岁者分娩的危险因素增加，大于35岁的妇女分娩的新生儿遗传缺陷发生率明显升高。

（二）临床检查

1. 全身检查

（1）一般体态：身高140cm以下者头盆不称发生率显著增加；骨骼粗大者易有男性化骨盆，应注意中骨盆及出口的大小；对步态不正常者应注意有无骨盆不对称。

（2）体重如<40kg或>85kg者危险性增加。

（3）血压有否异常。

（4）心脏各瓣膜区有无杂音，心脏是否扩大和其他异常。

（5）阴道出口是否过小，外阴部有否静脉曲张。

（6）常规检查血液常规，尿液常规，必要时可检查肝功能、肾功能及做眼底检查。

2. 产科检查

（1）子宫大小是否与停经月份相符，过大者应注意有无羊水过多或双胎；过小者应注意胎儿宫内生长迟缓。

（2）胎位有无异常。

（3）足月妊娠时估计胎儿≥4 000g或<2 500g者均应注意。

（4）阴道出口是否过小，外阴部有无静脉曲张。

（5）注意妊娠期中胎动的变化，有无突然减少的情况。

3. 分娩期注意事项

（1）有无胎膜早破，羊水中有无胎粪，羊水量的估计。

（2）产程进展是否属于正常产程曲线，胎头是否已入盆并正常下降。

（3）宫缩是否正常，有无继发性子宫收缩乏力，有无出现尿潴留、肠胀气。

（4）注意听胎心率，有无心动过速、心动过缓，并注意有无各种类型的减速现象。

（三）实验室及其他检查

1. B型超声　诊断孕龄、估计胎儿发育情况是一种简便、有效和可靠的方法。通常可测量胎头双顶径、头臀径、股骨长、胸径和腹径等综合判断。

2. 胎盘功能检查　通过测胎动，尿E_3/24h，尿雌激素/肌酐（E/C）比值判定，如孕晚期连续监测尿E_3/24h小于10mg，E/C比值小于10均为胎盘功能低下表现。

3. 胎儿成熟度检查　通过B超观察胎儿双顶径大于8.5cm，胎盘功能Ⅲ级提示胎儿成熟，测定羊水中卵磷脂/鞘磷脂比值大于2，提示胎儿肺成熟。

4. 胎儿监测　无激惹试验（NsT），观察胎动时胎心率加快现象，若评8～10分，胎儿一周内无死亡之虞。催产素激惹试验（OCT）或收缩激惹试验（CST），观察宫缩时胎心率变化情况。如出现重度变异减速、延长减速、晚期减速均提示胎儿储备不良，需马上终止妊娠。胎儿头皮血pH值小于7.20提示胎儿宫内窘迫。

5. 胎儿畸形的检查

（1）B超显像：可探测出胎儿神经系统、消化系统、泌尿系统畸形及短肢畸形、胎儿胸腹积水等。

（2）甲胎蛋白（AFP）测定：AFP异常增高是胎儿患有开放性神经管缺损（无脑儿、开放性脊椎裂及脑膨出）的重要指标。但多胎妊娠、死胎及胎儿上消化道闭锁等也伴有孕妇血清AFP值升高。

6. 胎儿宫内安危情况的判断　胎儿在宫内的安危取决于有无宫内缺氧及胎儿在宫内的储备能力。其方法有以下几种。

（1）胎动监护：此为孕妇自我监护的重要内容，可靠、简便。具体方法：孕妇早、中、晚各休息1小时，自己计算胎动次数，相加后乘4，即为12小时胎动次数。如大于30次为正常；10～20次，或每小时少于3次为减少；如3天内胎动次数30%以上为危险信号。胎动次数减少或消失，为胎儿宫内缺氧的警告。胎动次数减少或消失1～2天，胎心消失，为胎死宫内。故应重视孕妇的就诊主诉，并及时处理。

（2）胎心监护：听诊胎心率是诊断胎儿宫内缺氧的一种实用、简便的方法。正常胎心率为160～180次/分，胎心率代偿性加快可达100～120次/分。另外还可用胎心率电子监护及电子监测仪预测胎儿宫内储备能力。

（3）胎儿心电图的探测：探测胎儿心电图有两种方法，一种为宫内探测，另一种为腹壁探测。临床上前一种方法少用，因可导致富内感染。根据多次测定心电图R波变化及图型的分析，可反映胎儿宫内发育、胎儿存活情况，对多胎、胎位、胎龄、胎盘功能和高危儿具有一定的诊断价值。

（四）诊断标准

初诊时，根据病史及体征有无危险因素进行初步评分，筛选出高危妊娠和低危妊娠，引起临床重视。以后随着妊娠进展，再重新评分。

国内以改良Nestbitt评分指标为主。

评分标准：10分高危、5分中危、0分低危。评分内容及分值如下（括号内是分值）：

1. 孕妇年龄　≤18岁（5）；>35岁（5）；>40岁（10）。

2. 产科史　经产妇（5次以上）（5）。不孕史：3年治愈得孕（10），3年未治得孕（5）。自然流产：3次以上（10），2次流产（5）。早产：3次早产无活婴（10），1～2次早产无活婴（5），有活婴（0）。急产：（5）。剖宫产：2年之内（10），2年以上（5）。阴道难产：产钳（5），穿颅（5），内倒转（5），吸引产（5），中孕引产（5），子宫破裂（10），子宫修补（10），肌瘤挖出（5），卵巢切除（5）。死产：新生儿死亡（10），新生儿畸形（10），胎儿畸形（10），重症新生儿黄疸（ABO血型不合，Rh血型不合）（10）。

3. 体型　身长<150cm（10），体重<40kg（5），胸廓畸形（10），脊柱畸形（10），骨产道畸形（10）。

4. 全身疾患　高血压（非妊娠时17.3/12kPa）（10）。心脏病：心功能Ⅲ～Ⅳ级（10），Ⅰ～Ⅱ级（5），联合瓣膜病（10），青紫型（10）。肺疾患：结核（10），支气管哮喘（10）。糖尿病：药物控制（10），饮食控制（5）。甲亢：药物控制（10），不需用药（5）。贫血：血红蛋白60g/L以下（10），60～80g/L（5）。精神病（10）。孕期确诊急性肝炎（10），慢性迁延性肝炎（10）。肾脏病：肾功能受损（10），病史（5）。遗传病：生活、身体、智力受影响（10），生活、智力发育不受影响（5）。卵巢瘤或子宫肌瘤：对分娩有影响（10），对分娩无影响（5）。

5. 本次妊娠经过　末次月经不明确（5）。受精后服药：前3个月用激素（10），后6个月用激素（5），用避孕药（10），麻醉药长期大量应用（10）。**病毒感染：** 孕3个月内患风疹病毒，确诊（10），不确诊（5）。不明高烧39℃，持续3天以上（5），7天以上（10），流感（10）。产前不明原因出血（5），前置胎盘（10），胎盘早剥（10），横位、臀位、斜位（10），羊水过多（10），羊水过少（10），双胎（10），胎儿宫内发育迟缓（10），早产（10），过期妊娠（10），重度妊高征（子痫、先兆子痫）（10），中度妊高征（5），胎心100 N120次/min（10），胎心160次/分以上（5），胎动少于3次/h（10），胎膜早破（10）。

6. **社会史** 吸烟（11支/日以上）（10），饮酒长期（10），近亲结婚（10），未婚（10），离婚或离婚中妊娠（10），无产前检查（5），经济困难（5）。

7. **实验室检查** ABO血型（10），HBsAg阴性（10），风疹、巨细胞病毒、弓形体抗体阴性（10）。

产前检查复诊时注意再次评分，及时根据病情决定复诊时间进一步进行监护。

二、治疗

（一）一般处理

1. **设立高危妊娠专科门诊** 对高危妊娠进行筛选、监护和加强管理。设立咨询门诊，开展有关产前检查。从早孕开始，做血型鉴定、基础血压的测定，每次产前检查时筛选出高危因素。对高危孕妇应登记立册，并定期追访。对妊娠合并症及其他妊娠高危病因应根据各自特点进行特殊处理。

2. **加强营养** 给予孕妇足够的营养和纠正贫血，以高蛋白、高热量、高维生素饮食为主，适当补充微量元素，如钙、铁以及氨基酸、叶酸等。静脉滴注葡萄糖，有助于胎儿宫内的生长发育，改善胎盘功能，预防妊娠合并症发生。

3. **卧床休息** 一般取左侧位休息，可以避免增大的子宫对下腔静脉压迫引起的仰卧位低血压综合征的发生，并可改善肾循环、子宫胎盘血循环，增加E₃的合成和排出量。

4. **提高胎儿对缺氧的耐受力** 吸氧，每次30分钟，3次/日，可提高血浆中的含氧量，对胎盘功能减退者尤为重要。静脉滴注葡萄糖，以10%葡萄糖500ml，加入维生素C2g，1次/日，连续5～7日，休息3日后可继续使用。

5. **改善子宫胎盘循环** 胎儿宫内生长迟缓、慢性肾炎、妊娠高血压综合征、无血凝缺陷的高危孕妇可用肝素合剂治疗。药物为肝素、低分子右旋糖酐、丹参针剂，缓慢静脉滴注，同时再给予10%葡萄糖500ml及维生素C 2g。还可用沙丁胺醇、苯氧丙酚胺、氨茶碱等扩张血管，松弛子宫，增加胎盘血流量。

（二）病因处理

高危妊娠的因素很多，治疗时应针对不同的病因进行相应处理。疑有先天性、遗传性疾病，应行产前诊断检查，一般于妊娠16周左右行羊膜腔穿刺抽取羊水进行分析，如有异常应终止妊娠。对妊娠期各种并发症或合并症，应针对各自的特点进行相应的处理。

（三）产科处理

1. 提高胎儿对缺氧的耐受性　可给10%葡萄糖液500ml加维生素C 2g行静脉缓慢滴注，每日1次，7天为1疗程，休息3天后重复。胎盘功能减退者还应每日2～3次间断吸氧，每次30分钟。

2. 预防早产　在保证母儿安全的前提下，尽量避免早产，出现先兆者可予硫酸镁抑制宫缩。

3. 终止妊娠　根据孕妇及胎儿的情况，选择适当的时间用引产或剖宫产终止妊娠。

对需终止妊娠而胎儿尚未成熟者，可于终止妊娠前用肾上腺皮质激素促进胎儿肺成熟，以预防发生新生儿呼吸窘迫综合征。产时应加强对母儿监护，观察病情发展，注意胎心率、羊水性状变化，并及时给氧，尽量少用镇静、麻醉药物，避免加重胎儿缺氧。如发现胎儿窘迫，应尽快结束分娩，并做好抢救新生儿的准备。

第六节　孕期健康指导

一、心理卫生指导

妊娠会使妇女产生一系列特征性的生理变化和心理变化。孕妇对妊娠的态度及由此产生的情绪，因她所处的环境和个性特征而异。大部分孕妇会因自己怀了孕而高兴，产生积极情绪；也有的孕妇则因妊娠给自己生活及学习带来新的问题而恐惧、忧虑，出现消极情绪。因此，组织孕妇在产前学习有关妊娠、分娩及产褥的知识，开展门诊咨询及候诊宣教，消除孕妇的恐惧紧张情绪，使之保持良好的心理状态，十分必要。

二、营养指导

妊娠期应补充富含蛋白质、维生素、铁、钙的食物。饮食注意易消化吸收，避免辛辣。多食水果和蔬菜可预防便秘。不宜吸烟、饮酒。

三、卫生指导

1. 休息　保证充分睡眠；正常妊娠可适当劳动，妊娠32周后应避免过重体力劳动。

2. 清洁卫生　孕妇的汗腺及皮脂腺分泌旺盛，白带增多，要经常洗澡，勤换衣物。外阴部应每日清洗。妊娠最后一个月不宜盆浴，以免污水进入阴道引起感染。

3. 乳头护理　妊娠后期经常用温水擦洗乳头，以防止哺乳期乳头皲裂。如乳头内陷或过于平坦，可经常用手向外牵拉，以保证产后新生儿顺利哺乳。

4. 衣着　孕妇衣着要轻松宽大，寒暖适宜，不可紧束胸腹及使用紧窄的腰带以免影响血液循环及限制胎儿活动。鞋、袜应适足，鞋底以平、软、厚为宜。

5. 性生活　在妊娠12周以内和32周以后应避免性生活，以免因兴奋和机械性刺激引起盆腔充血，子宫收缩而造成流产、早破水或早产，并避免将细菌带入阴道而导致产前、产时和产后的感染。妊娠期的性生活问题应与夫妻二人共同讨论，解答双方的疑问，以使妊娠顺利度过。

四、孕期家庭自我监护

家庭自我监护是指在妊娠晚期，由孕妇本人及其家属，在家庭中对胎儿宫内情况进行监护，协助判断胎儿在宫内的安危。这种家庭自我监护，主要由孕妇本人定时测胎动次数，由其丈夫为孕妇听取胎心率。由于家庭自我监护具有方法简单、不需要特殊设备等优点，近年我国大中城市已广泛开展，一致认为家庭自我监护收效显著，值得在全国范围普遍推广。

五、妊娠期常见症状及处理

（一）消化系统症状

于妊娠早期出现烧心、恶心、晨起呕吐者，可给予维生素$B_6$10～20mg，每日3次口服；消化不良者，可给予维生素$B_1$20mg、干酵母3片及胃蛋白酶0.3g，饭时与稀盐酸1ml同服，每日3次；也可服用开胃健脾理气中药。若已属妊娠剧吐，则按该病处理。

（二）贫血

孕妇于妊娠后半期对铁需求量增多，仅靠饮食补充明显不足，应适时补充铁剂，如富马酸亚铁0.2g或硫酸亚铁0.3g，每日1次口服预防贫血。若已发生贫血，应查明原因，以缺铁性贫血最常见。治疗时应加大铁剂量，可给予富马酸亚铁0.4g或硫酸亚铁0.6g、维生素C300mg、乳酸钙1g，每日3次口服。

（三）下肢肌肉痉挛

多见于妊娠后期，常发生于小腿腓肠肌，夜间发作较多。是孕妇缺钙表现，发作时可行局部按摩或伸直痉挛的下肢，症状可迅速缓解。并应及时补充钙剂如乳酸钙1g，每日3次；维生素AD丸1粒，每日3次；维生素E 100mg，每日1～2次口服。

（四）下肢及外阴静脉曲张

随着妊娠进展，下肢及盆腔静脉回流受阻，引起静脉曲张。于妊娠末期应避免长时间站立，下肢绑以弹性绷带，适当卧床并抬高下肢以利静脉回流。外阴静脉曲张者，分娩时应防止曲张的静脉破裂。

（五）下肢浮肿

孕妇于妊娠后期常有踝部及小腿下半部轻度浮肿，经休息后消退，属正常现象。若下肢浮肿明显；经休息后不消退，应想到妊娠高血压综合征，合并肾脏疾病或其他合并症，查明病因后给予及时治疗。此外，睡眠取左侧卧位，下肢垫高15°使下肢血液回流改善，浮肿多可减轻。

（六）痔

痔于妊娠晚期多见或明显加重，系因增大的妊娠子宫压迫和腹压增高，使痔静脉回流受阻和压力增高导致痔静脉曲张。应多吃蔬菜，少吃辛辣食物，必要时服缓泻剂软化大便，纠正便秘。若痔已脱出，可用手法还纳。痔疮症状于分娩后可明显减轻或自行消失。

（七）便秘

于妊娠期间肠蠕动及肠张力减弱，加之孕妇运动量减少，容易发生便秘。由于巨大子宫及胎先露、部的压迫，常会感到排便困难。宜每日清晨饮开水一杯，应养成每日按时排便的良好习惯，并多吃含纤维素多的新鲜蔬菜和水果，必要时口服缓泻剂，睡前口服果导片1～2片，或用开塞露、甘油栓，使大便滑润容易排出，但禁用峻泻剂，也不应灌肠，以免引起流产或早产。

（八）腰背痛

妊娠期间由于关节韧带松弛，增大的子宫向前突使躯体重心后移，腰椎向前突使背伸肌处于持续紧张状态，常出现轻微腰背痛。若腰背痛明显者，应及时查找原因，按病因治疗。必要时卧床休息、局部热敷及服止痛片。

（九）仰卧位低血压

于妊娠末期，孕妇较长时间取仰卧姿势，由于巨大的妊娠子宫压迫下腔静脉，使盆腔及下肢静脉回流受阻，回心血量骤然减少，导致心搏出量迅速下降，出现低血压。此时若立即改为侧卧姿势，可使下腔静脉血流通畅，血压迅即恢复正常。

第七节　孕妇系统保健与孕妇管理

根据卫生部的要求，国内已经普遍实行孕产期系统保健的三级管理和使用围产保健手册，着重对高危妊娠进行筛查、监护和管理。

一、实行孕产期系统保健的三级管理

对孕妇开展系统管理，为的是认真做到医疗与预防能够紧密结合，加强产科工作的系统性以保证质量，并使有限的人力和物力发挥更大的社会效益和经济效益。如今在我国城乡，对孕产妇均已开展系统保健管理，采用医疗保健机构的三级分工。城市开展医院三级分工（市、区、街道）和妇幼保健机构三级分工（市、区、基层卫生院），实行孕产妇划片分级分工，并健全相互间挂钩、转诊等制度。农村也开展三级分工（县医院和县妇幼保健站、乡卫生院、村妇幼保健人员）。通过三级分工，一级机构（基层医院或保健站）对全体孕产妇负责，定期检查，随时发现异常，及早将高危孕妇（指具有高危妊娠因素的孕妇）或高危胎儿转至上级医院进行监测处理。有条件的地区，可以利用仪器及实验室监测手段，对高危妊娠、胎儿胎盘单位功能以及胎儿成熟度进行监测，以降低孕产妇的并发症，特别是危害胎儿的并发症。

二、建立孕产妇系统保健手册制度

目前全国城乡各地均要求建立孕产妇系统保健手册制度，目的是加强对孕妇的系统管理，提高产科防治质量，降低三率（孕产妇死亡率、围生儿死亡率和病残儿出生率）。使用保健手册需从确诊早孕时即开始，直至产褥期结束。确诊早孕时填写"孕产妇登记册"。凭手册去医院就诊，产前检查后将结果填写在手册上。住院分娩时将手册交医院产科。出院时将住院分娩及产后母婴情况填写完整后将手册交给产妇居住的基层妇幼保健机构。该机构进行产后访视汇总后送至上一级妇幼保健所统计分析，以利于各级妇幼保健机构间的相互沟通，加强协作，达到防治结合。

三、对高危妊娠的筛查、监护和管理

通过早孕时的初步筛查及每次产前检查均能及时筛查出具有中危或高危因素的孕妇。常见的高危因素有孕妇本人的基本情况（如年龄、身高、体质、不孕史等）、不良孕产史、内外科合并症及产科并发症等4个方面，这4方面又分固定因素和动态因素两大类。为了及早识别和预防这些高危因素的发生与发展，通常采用评分方法提示其对母婴危害的严重程度，同时应该考虑有关社会因素，如经济、文化、交通、医疗卫生设施等。对高危孕妇、基层医疗保健机构要专册登记，并在手册上做出特殊标记。对高危因素复杂或病情严重孕妇，应及早转送至上一级医疗单位诊治。上级医疗单位应全面衡量高危因素对孕产妇影响的严重程度，结合胎儿胎盘单位功能的检测和胎儿成熟度的预测，选择对母儿均最有利的分娩方式，决定最恰当时机分娩。有妊娠禁忌证者，经会诊后则应尽早动员终止妊娠。想方设法不断提高高危妊娠管理的三率（高危妊娠检出率、高危妊娠随诊率和高危妊娠住院分娩率），是降低孕产妇死亡率、围生儿死亡率、病残儿出生率的重要手段。

第四章 遗传筛查与产前诊断

第一节 遗传筛查

遗传筛查包括：检测异常基因或染色体的携带者；检出患遗传性疾病的个体，给予相应治疗；检出其子代患遗传性疾病风险增加的个体或夫妇，对他们进行婚姻和生育指导，以减少和预防遗传性疾病的发生。

一、遗传携带者的检出

患者表型正常，带有致病遗传基因，主要为隐性遗传病杂合体和染色体平衡易位者。一般无临床症状，但能将携带的致病基因或易位的染色体传给子代，可发病；携带者检出是遗传病诊断的重要内容。人群中隐性遗传病发病率虽不高，约数千至数万分之一，但人群中隐性致病基因携带者的比例较高。如白化病群体发病率为1/20000，而人群中携带者频率为1/10；苯丙酮尿症群体发病率为1/10000～1/20000，携带者频率为1/50。携带者频率均比该病发病率高数十或数百倍；染色体发病率为5‰，平衡易位携带者，每250对夫妇有1名携带者。检出携带者是指导婚姻、生育、产前诊断的必要前提，是防止遗传病发生的主要措施。

目前国内较常用的携带者检出内容有：

（1）甲型血友病测定血浆第Ⅷ因子，携带者为正常人的50%，PCR、RFIP分析D.A均可证实；

（2）G-6-PD缺乏症，红细胞组化学测定，携带者为正常红细胞与病态红细胞的嵌合体；

（3）假性肥大型肌营养不良（DMD）携带者有55%～80%血清CPK、LDH、Mb均高于正常人含量，RFIP、PCR分析D.A亦可证实；有学者对DMD携带者（244例）采用血清联合测定CPK、LDH、Mb检出率达87.3%；

（4）苯丙酮尿症携带者检出，测定肝细胞苯丙氨酸羟化酶活性为正常人的50%，口服或静脉注射苯丙氨酸负荷试验，血浆苯丙氨酸水平下降缓慢；

（5）半乳糖血症携带者红细胞半乳糖-1-磷酸尿苷转移酶活性为正常人的50%；

（6）α-地中海贫血携带者，应用分子杂交法测定体细胞cDNA（互补D.A）α-球蛋白结构基因数目减少；

（7）糖原代谢病Ⅲ型携带者红细胞脱支酶活性与正常人有差异；

（8）异染性脑白质营养不良携带者白细胞芳基硫酸酯酶A活性约为正常人的50%；

（9）尼曼-匹克病携带者，白细胞神经鞘磷脂酶活性为正常人的54%～57%；

（10）高雪病携带者，测定白细胞和培养的皮肤成纤维细胞B葡萄糖苷酶活性为正常人的60%。迄今遗传病携带者检出可检测40余种。

二、遗传筛查的方法

产前筛查的方法主要包括影像学检查（如超声检查、磁共振检查等）和生化检测。我国当前产前筛查的主要疾病有：

（一）开放性神经管缺陷（open neural tube defects，ONTD）

开放性神经管缺陷是胎儿神经管闭合异常造成的无脑儿、开放性脊柱裂的总称，发病率约2%～6%。在妊娠中期，甲胎蛋白（α-fetoprotein，AFP）主要由胎儿肝脏产生，随着孕周而逐渐增加，并通过胎儿的尿液排进羊水中，也可通过胎盘的跨膜运输进入母体血液循环。当胎儿存在开放性神经管畸形时，AFP从胎儿体内大量漏出，使羊水和母体血清中的浓度明显升高，因此若某孕妇血清中AFP检测值比相同孕周的正常均值升高2倍，提示胎儿可能有ONTD，应当行仔细B型超声检查或羊水AFP、乙酰胆碱酯酶测定以确诊。妊娠16～18周母血清AFP测定是ONTD产前筛查较敏感的方法。

（二）21-三体综合征

又称唐氏综合征（Down syndrome），是足月新生儿最常见的染色体疾病，以严重的先天性智力障碍为特征。发病率大约1/700～111 100。其发生与孕妇的年龄密切相关，发病率随孕妇的年龄增大而增加。

1. B型超声检查 采用高分辨率的超声仪在孕9～14周对胎儿进行扫描，若颈项透明带厚度（nuchal translucency，NT）增厚，与胎儿染色体非整倍体异常有关，可同时进行生化指标筛查，或行产前诊断，并需密切随访。

2. 生化指标筛查

（1）AFP：孕妇怀有唐氏综合征胎儿时，母体血清AFP水平比正常妊娠低23%左右。在分析孕妇血清AFP水平与唐氏综合征的关系时，还需考虑孕妇的身体状况。例如，孕妇体重较重或者患胰岛素依赖型糖尿病时，其血清AFP较正常孕妇低。而吸烟或者肝功能异常的孕妇血清AFP水平会增高。

（2）HCG：由胎盘滋养层细胞分泌，β亚基具有特殊性氨基酸顺序，检测可避免交叉反应，更能反应胎盘功能及胎儿状况，怀孕时，母血清Free β-HCC的水平是总HCG的1%，在妊娠早期，Free β-HCG升高很快，孕8周到达高峰，后逐渐下降，在18

周维持一定水平。孕中期的唐氏胎儿的母血清中HCG和Freeβ-HCG均呈持续上升趋势，高于同期普通孕妇。如果孕妇血清HCG异常升高，还需排除死胎、早产、低体重儿或发生先兆子痫的可能性。

（3）游离雌三醇（uE$_3$）：是由胎儿胎盘单位产生的主要雌激素，胎儿血清中uE$_3$的浓度随孕周增加而升高。母体血清中uE$_3$的水平在妊娠7~9周时开始超过非妊娠水平，然后持续上升，在足月前可以达到7~3μg/ml。怀有唐氏儿的母体血清uE$_3$的水平比正常妊娠水平平均低29%。

（4）妊娠相关血浆蛋白A（pregnancy associated plasma protein-A，PAPP-A）：是胎盘合体滋养细胞分泌的糖蛋白，PAPP-A的浓度随孕周升高直到足月。妊娠早期怀有唐氏儿的母体血清PAPP-A的水平比正常妊娠水平明显下降。如果孕妇血清PAPP-A降低，也可能与自然流产、异位妊娠、胎儿生长迟缓、死胎或者先兆子痫相关。

（5）抑制素A：抑制素A（DIA）是由仅亚基和B亚基组成的糖蛋白。β亚基有两种形式：βA和βB，形成了两种类型的抑制素，抑制素A（inhibin A或DIA）和抑制素B（inhibin B）。母体血清中DIA在妊娠早期时上升，在第10周以后逐渐下降。DIA在15~25周时的水平稳定。怀唐氏儿孕妇血清DIA是普通孕妇的二倍。

（三）18-三体综合征的筛查

18-三体综合征较21-三体综合征少见，但在孕中期其筛查项目与21-三体综合征的筛查项目相同，故可将结果行统计学处理计算出风险率。筛查方法同孕中期21-三体综合征三联筛查，但18-三体综合征高风险者AFP、uE$_3$和HCG均降低（"三低"现象），一般将风险率大于1:350定为高风险，建议进一步行产前诊断。

（四）地方性遗传病

某些遗传病有地域性，如我国南方广东、广西、四川等地区地中海贫血（thalasse-mia）发病率较高，可达1%~2%，是危害较大的单基因遗传病，故当地将其纳入产前筛查的疾病，以防止α-地中海贫血的Bart's水肿儿、血红蛋白H病（HbH）患儿和重型β地中海贫血儿的出生。

第二节　产前诊断

产前诊断（prenatal or antenatal diagnosis）又称宫内诊断（intrauterine diagnosis），是对胚胎或胎儿在出生前是否患有某种遗传病或先天性疾病进行的诊断。产前诊断是围生医学的重要组成部分，对提高人口素质、实行优生优育具有重要意义。

一、产前诊断的适应证

1. 35岁以上的高龄孕妇。

2. 产前生化筛查结果属高危人群。

3. 夫妇一方为染色体异常携带者或孕妇曾生育过染色体病患儿。

4. 曾有不良孕产史者如自然流产、畸胎、死产、新生儿死亡等或特殊致畸因子接触史。

5. 曾生育过或者家族中有某些单基因病，或特定酶缺陷所致的遗传性代谢病，或者多基因病如NTD等，并且这些疾病的产前诊断条件已经具备。

二、产前诊断的疾病种类

（1）染色体病；

（2）性连锁遗传病；

（3）先天性代谢缺陷病；

（4）非染色体性先天畸形。

三、产前诊断的方法

（一）羊膜腔穿刺

羊膜腔穿刺作为产前诊断的技术始于20世纪50年代。20世纪70年代中晚期以后利用羊水进行多项遗传检测及生化分析的产前诊断迅猛发展，现国内外羊膜腔穿刺亦大量应用于临床。

（二）绒毛取材

绒毛细胞是由受精卵发育分化的滋养层细胞及绒毛间质中的胚外中胚层细胞组成，绒毛细胞与胎儿组织同源，它们具有相同的遗传特性。因绒毛组织以活细胞为主，而且量多，对基因诊断比羊水细胞更有利。绒毛细胞还可以不经培养直接制备染色体。

取材时间以停经55～65天最合适，B超下确定胎囊位置后再进行盲取。使用一带有韧性金属管作为内芯的塑料套管（可高压消毒），直径约2mm，按人流手术常规消毒，严格无菌操作，拭去颈管外口黏液，再以生理盐水消除宫颈消毒液。将塑料管按宫腔方向轻轻自宫口进入宫腔，遇阻力后将套管内芯抽出，塑料套管仍停留在原位置；外接一支5ml注射器抽吸压力为2～3ml，边抽边退，可见针管内有少许组织，注入生理盐水中，在解剖显微镜下观察确定为绒毛组织送检。

吸取绒毛量很少，不会影响胎儿的发育，是比较安全的，但有时可以造成流产、感染，也可造成胎儿母体血交换，对母儿血型不合者加重其免疫对抗。绒毛取材一定要由有经验的妇产科医师进行操作。

（三）抽取胎儿脐血

经母腹抽取胎儿脐静脉血进行产前诊断，对有些遗传病如地中海贫血及血友病可省去复杂的基因诊断方法，直接用胎血查第八第九因子及进行血红蛋白电泳进行诊断。用胎血测酶活性查病毒感染以及染色体检查，比用羊水细胞或绒毛细胞更简便可靠。

取脐血时间从孕18～24周为宜，严格无菌，在B超指引下在脐带附着胎盘的根部找到脐静脉，穿刺。先抽出0.2ml血检测确属胎儿血继抽血1～3ml送检。

（四）胎儿镜

胎儿镜又叫羊膜腔镜或宫腔镜，从子宫颈口插入妊娠14～18周的子宫腔内及羊膜腔内观察胎儿体表、五官等方面有无畸形，或取脐血进行染色体分析、血型分析、酶的测定，还可以取胎儿肌肉、皮肤进行活检。但技术要求精良、设备昂贵、且有一定的并发症，目前国内尚不能普及。

（五）超声检查在产前诊断中的应用

超声诊断是20世纪70年代以后发展起来的一门新兴学科，近30年来超声技术飞速发展，使超声检查内容不断拓宽，尤其高分辨率的二维超声及彩色多普勒的出现使检查范围更加广泛。1958年Lan Donald首次将超声应用于产前检查，获得了良好的效果，从此超声检查在产前诊断中成为主要组成部分，也是产前检查的首选方法。实时超声可动态地观察胎儿的生长发育、胎儿活动、胎心搏动、呼吸及吞咽等，应用彩色多普勒可以检查胎儿先天性心脏病及脐带血流动力学的改变，对胎儿的畸形与异常、胎盘疾患、脐带的缠绕、胎儿宫内发育迟缓等均可由超声做出诊断。

1. 中枢神经系统缺陷　胎儿中枢神经系统缺陷是最多见的畸形，因受累部位不同故在声像图上表现也不同。

（1）无脑儿：本病为严重的先天性畸形，表现为胎儿颅骨未形成，脑组织发育不全或未发育，颅底面裸露在外，血肉模糊。超声检查无颅骨光环而代以"瘤节"状及反光强结构，此为颅底骨及颜面骨。

（2）脊柱裂：本病系由脊柱背面未愈合面形成。因病变轻重不同声像图表现多样化，超声检查脊柱纵切面两排整齐光带被打乱，可见外带中断型、隆起型、凹陷型、分叉型等。横切面可见脊柱如"U"字形。

（3）脑积水：当脑室率>0.5应疑有脑积水的存在，重度脑积水时胎儿双顶径明显大于孕龄，胎儿头围大于腹围，颅内绝大部分为液性暗区占据，脑中线漂浮在脑积水中，脑组织被压成薄层。

（4）脑膜、脑膨出：胎儿颅骨愈合不全，在颅缝某处骨质缺损，多发生在后枕部，脑组织连同脑膜从骨质缺损处突出。超声可见后枕部突出一包块，有包膜，包块与颅骨连接处有骨质缺损，颅骨光环小于孕周。

2. 消化系统畸形　胎儿消化道某处梗塞，声像图表现不同。

（1）十二指肠闭锁：胎儿十二指肠闭锁，胃泡扩大，十二指肠闭锁近端扩大。超声表现：胎膜横断面时可见"双泡"征。两泡可相距略远或靠近，且在某切面有贯通。

（2）小肠闭锁：小肠梗阻，超声可见胎腹扩大，腹腔内可见许多含液肠环。肠蠕动亢进。

（3）脐疝：本病是胎儿发育期脐部腹壁未能闭合，内脏可由此处突出疝囊，脐疝可大可小。超声可见胎腹皮肤有缺损，由此突出一包块，在包囊内含内脏。分娩时疝囊常被挤破而内脏外翻。

3. 胸腔积液、腹腔积液　胎儿胸腹腔积液在超声中可以显示胎腹壁与内脏之间有不同程度液性暗区存在，胎胸壁与肺之间有大量液性暗区，胎肺被压缩。

4. 胎儿泌尿系统异常　泌尿系统异常亦有多种，如肾缺如、多囊肾、肾积水等异常。肾缺如在声像图上看不到肾与膀胱；多囊肾可见肾增大含多囊，一侧或双侧受累；肾积水可见肾盂内积存液体并扩大。

5. 胎儿骨骼系统畸形　胎儿短肢畸形近年多有发现，因此B超时应仔细认真测量骨骼各径线，另外，致死型软骨发育不全在超声影像图上亦有其特殊的表现。

6. 胎儿水肿　原因很多，例如Rh因子不合、ABO溶血、药物中毒、先天性心脏病、糖尿病等。超声可见胎儿头、颈部、躯干上部被一大囊性肿物所包围，囊壁清晰，内含放射形隔及液体，常伴有全身水肿。

7. 其他　如囊性畸胎瘤、恶性畸胎瘤、双胎的畸形、联体双胎、胎儿先心病等，都可在超声中有其独有的表现。尤其对发病率较高的胎儿先心病随着二维超声分辨率的提高及彩色多普勒频谱技术应用于临床，将对产前诊断胎儿先心病开展，展现出美好的前景。

（六）产前血清学筛查Down's综合征及神经管缺陷

1. 血清学筛查Down's综合征　在临床实践中，人们发现孕妇血清中低含量的甲胎蛋白（AFP）与Down's胎儿有一定的相关性。AFP是胎儿的一种特异性球蛋白，在妊娠期间具有糖蛋白的免疫调节功能，可能预防胎儿被母体排斥。母血AFP的来源是羊水和胎血，妊娠早期母血中AFP浓度最低，随妊娠月份的增加逐渐升高，妊娠32周时达高峰，以后又下降。妊娠中期，Down's综合征孕妇血清AFP浓度比正常低25%。

人绒毛膜促性腺激素（HCG）是由胎盘合体滋养层细胞分泌的一种糖蛋白激素，由α和β两个亚基合成。α亚基与LH和FSH及TSH等激素的α亚基氨基酸顺序几乎完全相同，并与LH有较强的免疫交叉反应。而β亚基具有特异性的氨基酸顺序。故检测β-HCC可以避免交叉反应。当孕卵植入后HCG就进入母血循环，并逐渐上升，至34周达到高峰，以后维持在这一水平。在妊娠中期，怀Down童综合征孕妇血清HCC浓度比正常至少高2倍。

游离雌三醇 μE_3 是由胎儿肾上腺皮质、肝脏和胎盘合成，怀孕加Down's台综合征的母亲血清在孕中期时 μE_3 水平低于正常约25%。

SPPA是一种大分子糖蛋白，是由合体滋养层和蜕膜产生，可以进行孕早期产前筛查。

目前，国外发达国家已较普遍地应用AFP、μE_3、β-HCG对孕妇血清进行筛查Down's综合征，国内也正在推广应用。

2. 神经管缺陷的产前筛查　超声波检查对神经管缺陷儿的意义很大，B超对无脑儿诊断准确率可达100%，从孕14~16周为最佳诊断时间。脊柱裂的最佳诊断时间在孕7~18周。准确率80%。孕妇血清AFP在孕6~18周，高于标准时要怀疑有神经管缺陷的可能，可进一步B超诊断。

（七）孕妇外周血富集分离细胞进行产前诊断

从孕妇外周血中分离胎儿细胞进行胎儿宫内诊断是一种无创伤的产前诊断，但因母血循环中胎儿细胞太少，故有假阳性及假阴性的可能，因为如何从母血中富集分离胎儿细胞是该项研究的关键，目前常用的分离手段为荧光激活细胞分离技术、磁性细胞分离技术、近年来用Ficoll-Hypagul梯度法分离等技术。但都要排除母源细胞的干扰。

（八）植入前遗传学诊断

近年来，随着人工授精，试管婴儿，显微授精等技术的发展，使得植入前进行性遗传学诊断成为可能。其方法可采用卵细胞或极体分析；囊胚细胞活检，胚胎滋养外胚层细胞活检等方法。但由于技术性强，诊断费用昂贵，目前尚不能普及。但随着社会的进步，它将有美好的应用前景。

第五章　产时医疗保健

第一节　产妇心理

分娩虽是生理现象，但分娩对于产妇确实是一种持久而强烈的应激源。分娩应激既可以产生生理上的应激，也可以产生精神心理上的应激。产妇精神心理因素能够影响机体内部的平衡、适应力和健康。产科医生必须认识到影响分娩的因素除了产力、产道、胎儿之外，还有产妇精神心理因素。

相当数量的初产妇从亲友处听到有关分娩时的负面诉说，害怕和恐惧分娩，怕疼痛、怕出血、怕发生难产、怕胎儿性别不理想、怕胎儿有畸形、怕有生命危险，致使临产后焦虑不安、情绪紧张。现已证明，产妇的这种情绪改变会使机体产生一系列变化，如心率加快、呼吸急促、肺内气体交换不足等，致使子宫缺氧收缩乏力，产程延长导致产力性难产，同时也促使产妇神经内分泌发生变化，兴奋交感神经，释放儿茶酚胺，血管紧张素增加，血压升高，导致胎儿缺血缺氧，出现胎儿宫内窘迫。不良的心理影响甚至能够出现严重的分娩期并发症如产后出血等。

显而易见，在妊娠期间应对孕妇详细讲解有关分娩的知识；在分娩过程中，医护人员耐心安慰产妇，讲解分娩是生理过程，尽可能消除产妇不应有的焦虑和恐惧心情，告知掌握分娩时必要的呼吸和躯体放松的技术，使之成为产妇自己控制产痛和帮助分娩的良好工具；开展家庭式产房，准许由丈夫或家人陪伴，这是克服分娩焦虑紧张的重要心理需要，有利于克服孤独感，唤起战胜不顺利的信心，就能较顺利地度过分娩的全过程。新生儿万一出现问题，必须安排适当时机和恰当方式告诉给产妇，以免影响产后康复，避免和预防产后忧郁症的发生。

第二节　决定分娩的三因素

产力、产道、胎儿及心理因素是影响分娩的四大因素。若各因素正常且相互适应，胎儿经阴道自然娩出，称正常分娩。

一、产力

将胎儿及其附属物从子宫内逼出的力量，称为产力。产力包括子宫收缩力、腹肌及膈肌收缩力和肛提肌收缩力。

（一）子宫收缩力

子宫收缩力是临产后的主要产力，贯穿于整个分娩过程中。临产后的子宫收缩力（简称宫缩）能迫使宫颈管缩短直至消失、宫口扩张、胎先露部下降和胎盘胎膜娩出。临产后的正常宫缩具有以下特点。

1. 节律性　宫缩具有节律性，是临产的重要标志之一。正常宫缩是子宫体部不随意、有节律的阵发性收缩。每次阵缩总是由弱渐强，维持一定时间，随后由强渐弱，直至消失进入间歇期，间歇期子宫肌肉松弛。阵缩如此反复出现，直至分娩全过程结束。

宫缩时，子宫肌壁血管及胎盘受压，致使子宫血流量减少。但子宫缩间歇期，子宫血流量又恢复到原来水平，利于胎儿与母体之间的物质交换。宫缩的这一节律性，既能迫使胎儿娩出，又不致胎儿缺氧，对胎儿有利。

宫缩时，子宫肌壁血管及胎盘受压，致使子宫血流量减少。但子宫缩间歇期，子宫血流量又恢复到原来水平，利于胎儿与母体之间的物质交换。宫缩的这一节律性，既能迫使胎儿娩出，又不致胎儿缺氧，对胎儿有利。

2. 对称性和极性　正常宫缩起自两侧子宫角部，迅速向子宫底中线集中，左右对称，向子宫下段扩散，此为宫缩的对称性。宫缩以子宫底部最强最持久，向下逐渐减弱，子宫底部的收缩力和强度是子宫下段的2倍，此为子宫收缩的极性。

3. 缩复作用　宫缩时宫体部肌纤维缩短变宽，收缩后肌纤维虽又松弛，但不能完全恢复到原来的长度，经过反复收缩，肌纤维越来越短，这种现象称缩复作用。缩复作用随产程进展使宫腔内容积逐渐缩小，迫使胎先露部不断下降及宫颈管逐渐短缩直至消失。

（二）腹肌及膈肌收缩力

腹肌及膈肌收缩力是第二产程时娩出胎儿的重要辅助力量。特别是第二产程末期配以宫缩时运用最有效，否则容易使产妇疲劳和造成宫颈水肿，致使产程延长。在第三产程，此收缩力还可促使已剥离的胎盘娩出。

（三）肛提肌收缩力

肛提肌收缩力有协助胎先露在骨盆腔进行内旋转的作用。当胎头枕部露于耻骨弓下时，能协助胎头仰伸及娩出，胎儿娩出后胎盘降至阴道时，此收缩力有助于胎盘娩出。

二、产道

产道是胎儿娩出的通道，分为骨产道和软产道两部分。

（一）骨产道

指真骨盆，是产道的重要部分，骨产道形状、大小与分娩关系密切。

1. 骨盆平面及其主要径线　为了便于了解分娩时胎先露部通过骨产道的过程，临床上将骨盆为4个假想平面。

（1）骨盆入口平面及其径线：指真假骨盆的交界面，前起耻骨联合上缘，两侧经髂耻缘，至后面的骶骨岬上缘。其特点是前后径短而横径长。入口平面有三条径线。

1）入口前后径：又称真结合径。由耻骨联合上缘中点至骶岬前缘正中间的距离，平均值为11cm，是胎儿先露部进入骨盆入口的重要径线。

2）入口横径：左右髂耻缘间之最大距离，平均值约为13cm。

3）入口斜径：左斜径为左骶髂关节至右髂耻隆突间的距离，右斜径为右骶髂关节至左髂耻隆突间的距离，平均约为12.75cm。

（2）中骨盆平面：为骨盆最小平面，具有重要的产科临床意义。其前方为耻骨联合下缘，两侧为坐骨棘，后为骶骨下端。中骨盆平面有两条径线即中骨盆横径和中骨盆前后径。

1）中骨盆横径：是指两坐骨棘间的距离，故也称坐骨棘间径。是胎先露部通过中骨盆的重要径线，平均约为10cm。其长短与分娩关系密切。

2）中骨盆前后径：是指耻骨联合下缘中点通过两坐骨棘间连线中点到骶骨下端间的距离，平均约为11.5cm。

（3）骨盆出口平面：即骨盆腔的下口，由两个在不同平面的三角形所组成。前三角的顶端为耻骨联合下缘，两侧为耻骨降支；后三角的尖端为骶尾关节，两侧为骶结节韧带。有4条径线。

1）出口前后径：耻骨联合下缘至骶尾关节间的距离，平均值约为11.5cm。

2）出口横径：又称坐骨结节间径。两坐骨结节间的距离，平均值约为9cm。横径长者，耻骨弓角度也大。

3）出口前矢状径：耻骨联合下缘至坐骨结节间径中点间的距离，平均值约为6cm。

4）出口后矢状径：骶尾关节至坐骨结节间径中点间的距离，平均值约为8.5cm。若出口横径稍短，而出口后矢状径较长，两径之和 > 15cm，一般大小的胎头可通过后三角区经阴道娩出。

（4）骨盆轴：连接骨盆各假想平面中点的曲线，代表骨盆轴。此轴上段向下向后，中段向下，下段向下向前。

（5）骨盆倾斜度：是妇女直立时，骨盆入口平面与地平面所形成的角度，一般为60°。若角度过大，常影响胎头衔接。

（二）软产道

由子宫下段、子宫颈、阴道、骨盆底软组织构成。

1. 子宫下段的形成　子宫下段由非孕时约1cm的子宫峡部形成。子宫峡部于妊娠12周后逐渐扩展成为子宫腔的一部分，至妊娠末期逐渐被拉长形成子宫下段。临产后的规律宫缩进一步使子宫下段拉长至8～10cm，肌壁变薄成为软产道的一部分。由于子宫肌纤维的缩复作用，子宫上段的肌壁越来越厚，子宫下段的肌壁越来越薄，由于子宫上下段的肌壁厚薄不同，在两者间的子宫内面有一环状隆起，称为生理性缩复环。

2. 子宫颈变化

（1）展平：子宫颈内口受宫缩牵拉及胎先露与羊水囊的支撑，向上向外扩张成漏斗状，颈管展平成为子宫下段的一部分。临产后初产妇的子宫颈先展平后扩张，经产妇则二者同时进行。

（2）扩张：临产前初产妇的宫颈外口仅容指尖，而经产妇则容一指。临产后的宫缩使宫颈向上牵拉，胎先露或羊水囊的直接压迫，宫颈逐渐扩张，宫口开全时为10cm。

（3）盆底、阴道、会阴的变化：胎先露及羊水囊将阴道上部撑开，使之成为向前弯的筒状，阴道黏膜皱襞展平，肛提肌向下向两侧扩展，肌束分开，肌纤维拉长，会阴体变薄以利胎儿顺利通过。

三、胎儿

（一）胎儿大小

这是决定分娩难易的重要因素之一。胎儿过大致使胎头径线过大且颅骨较硬不易变形，常能引起相对性头盆不称导致难产。

（二）胎位

产道为一纵行管道。若为纵产式（头位或臀位），胎体纵轴与骨盆轴（为连接骨盆各假想平面中点的连线）相一致，容易通过产道。枕先露是胎头先通过产道，较臀先露娩出，但需触清矢状缝及前后囟，以便确定胎位。矢状缝和囟门是确定胎位的重要标志。头先露时，在分娩过程中颅骨重叠，使胎头变形、周径变小，有利于胎头娩出。臀先露时，胎臀先娩出，较胎头周径小且软，阴道不会充分扩张，当胎头娩出时又无变形机会，使胎头娩出困难。肩先露时，胎体纵轴与骨盆轴垂直，妊娠足月活胎不能通过产道，对母儿威胁极大。

（三）胎儿畸形

胎儿某一部分发育异常，如脑积水、联体儿（conjoined twins）等，由于胎头或胎体过大，通过产道常发生困难。

第三节　枕先露的分娩机制

分娩机制是指在分娩过程中，胎先露部通过产道时，在产力作用下为适应骨盆各平面的不同形态，而进行的一连串、被动的转动，使其能以最小径线通过产道的全过程。包括衔接、下降、俯屈、内旋转、仰伸、复位及外旋转等动作。现就以临床上最常见的枕左前位为例详加说明。

一、衔接

胎头双顶径进入骨盆入口平面，胎头颅骨的最低点达到或接近坐骨棘水平，称衔接（engagement）。胎头呈半俯屈状，以枕额径衔接。矢状缝坐落在骨盆入口的右斜上，胎头枕骨在骨盆的左前方。胎头衔接后，产前检查时触诊胎头固定。初产妇可在预产期前的1~2周内衔接，经产妇分娩开始后衔接。如初产妇临产后胎头仍未衔接。应警惕头盆不称。

二、下降

胎头沿骨盆轴前进的动作称为下降。下降贯穿在整个分娩的始终。下降总是与其他动作同时进行，促使胎头下降。当宫缩时，通过羊水压、腹压以及宫底直接压在胎儿臀部，通过胎轴压使胎头下降；腹压能加强宫缩的力量，使先露部下降；子宫收缩时，宫腔变长，胎身随之伸直，胎身的变长也能促使胎头下降。胎头的下降动作呈间歇性，当子宫收缩时胎头下降，间歇时胎头又稍退回，因此胎头与骨盆之间的相互挤压也呈间歇性，这样对母婴均有利。

三、俯屈

当胎头继续下降至骨盆底，遇到阻力，处于半俯屈状态的胎头进一步俯屈，使胎儿的颏部更加接近胸部，使胎头衔接时的枕额径（11.3cm）俯屈后改变为枕下前囟径（9.5cm），有利于胎头进一步下降。

四、内旋转

胎头为适应骨盆纵轴而旋转，使矢状缝与中骨盆及下口前后径相一致，称为内旋转。内旋转使胎头适应中骨盆及骨盆下口前后径大于横径的特点，有利于胎头下降。枕先露时，胎头枕部位置最低，先到达骨盆底，肛提肌收缩将胎头枕部推向阻力小、部位宽的前方。枕左前位内旋转时，胎头向前向中线（即向右）旋转45°，后囟转至耻骨弓的下方，胎头于第一产程末完成内旋转动作。

五、仰伸

完成内旋转后，胎头下降达阴道外口时，宫缩和腹压继续迫使胎头下降，而肛提肌收缩力又将胎头向前推进，两者的共同作用使胎头沿骨盆轴下段向下向前的方向转向上，胎头枕骨下部达耻骨联合下缘时，以耻骨弓为支点，使胎头逐渐仰伸，胎头的顶、额、鼻、口、颏相继娩出。当胎头仰伸时，胎儿双肩径沿左斜径进入骨盆上口。

六、复位及外旋转

胎头娩出时，胎儿双肩径沿骨盆入口左斜径下降。胎头娩出后，为使胎头与胎肩恢复正常解剖关系，胎头枕部向左旋转45°，称复位。胎肩在盆腔内继续下降，前（右）肩向前向中线旋转45°时，胎儿双肩径转成与骨盆出口前后径相一致的方向，胎头枕部需在外继续向左旋转45°，以保持胎头与胎肩的垂直关系。称外旋转。

七、胎儿娩出

外旋转完成后，前肩由耻骨弓下先娩出，后肩即由会阴前缘娩出，然后胎身及下肢随之娩出。

第四节　先兆临产及临产的诊断

一、先兆临产

分娩发动前，出现预示孕妇不久将临产的症状称先兆临产。

（一）假临产

分娩发动之前，孕妇常出现时间长短不等的"假临产"。假临产的特点是宫缩持续时间短且不恒定，间歇时间长且不规律，宫缩强度不增加，常在夜间出现而于清晨消失，宫缩只引起轻微胀痛且局限于下腹部，宫颈管不短缩，宫口扩张不明显，给予镇静剂能抑制这种"假临产"。

（二）轻松感

初产妇多有轻松感，感到上腹部较前舒适，进食量增多，呼吸较轻快，系胎先露部下降进入骨盆入口后，子宫底下降的缘故。因压迫膀胱，常伴有尿频症状。

（三）见红

在分娩发动前24~48小时内，因宫颈口附近的胎膜与该处的子宫壁分离，毛细血管破裂而有少量出血，与宫颈管内的黏液相混排出，称见红，是分娩即将开始的比较可靠的征象。如阴道流血量较多，应想到妊娠晚期出血如前置胎盘等。

二、临产的诊断

临产开始的标志为有规律且逐渐增强的子宫收缩，持续30秒或以上，间隙5～6分钟，同时伴随进行性宫颈管消失、宫口扩张和胎先露下降。

从规律性宫缩开始，到胎儿胎盘娩出为止的全部时间，称总产程。根据分娩阶段的不同特点，临床分三期：

第一产程（子宫颈扩张期）：从子宫有规律性收缩开始，到子宫颈口开全为止。初产妇该期约12～16小时，经产妇约6～8小时。

第二产程（胎儿娩出期）：从子宫颈口开全到胎儿娩出。初产妇该期约1～2小时，经产妇约在1小时内或仅数分钟。

第三产程（胎盘娩出期）：从胎儿娩出到胎盘娩出。该期约需5～15分钟，一般不超过30分钟。

第五节　分娩的临床经过及处理

一、第一产程的临床经过及处理

（一）临床表现

1. 规律宫缩　产程开始时，宫缩弱，间歇时间长，约5～6分钟，持续时间短，约30秒钟，随产程进展宫缩持续时间渐长，约50～60秒，且强度不断增加，间歇期渐短，约2～3分钟。宫口近开全时，宫缩持续时间可长达1分钟或1分钟以上，间歇期仅1分钟或稍长。

2. 宫口扩张　通过肛诊或阴道检查可以确定宫口扩张程度。子宫规律的反复收缩及缩复，宫体部肌壁越来越厚，下段被牵拉变长变薄，宫颈管展平，宫口渐开大直到开全（10cm）。

3. 胎头下降程度　是决定能否经阴道分娩的重要观察项目。为能准确判断胎头下降程度，应定时行肛门检查，以明确胎头颅骨最低点的位置，并能协助判断胎位。

4. 胎膜破裂　简称破膜。宫缩时，子宫羊膜腔内压力增高，胎先露部下降，将羊水阻断为前、后两部，在胎先露部前面的羊水不多，约为100ml，称为前羊水，形成前羊水囊。它有助于扩张宫口。宫缩继续增强，子宫羊膜腔内压力更高，当羊膜腔压力增加到一定程度时自然破膜。破膜多发生在宫口近开全时。

（二）观察与处理

产妇临产入院后，其精神状态可影响产程的进展，尤其是对初产妇，更应注意其心理活动，做好心理护理，主动与她交谈，热情指导，关心体贴，讲解分娩是生理过程，使其消除顾虑，增强对分娩的信心和对医务人员的依赖感与安全感，争取产妇的主动配合。

为了细致观察产程，做到检查结果记录及时，发现异常能尽早处理，目前多采用产程图（partogiam）。产程图横坐标为临产时间（小时），纵坐标左侧为宫口扩张程度（cm），右侧为先露下降程度（cm），划出宫口扩张曲线和胎头下降曲线，对产程进展可一目了然。

1. 子宫收缩　最简单的方法是由助产士以手掌放于产妇腹壁上观察，宫缩时宫体部隆起变硬，间歇期松弛变软。定时连续观察宫缩持续时间、强度、规律性以及间歇期时间，并予以记录。用胎儿监护仪描记的宫缩曲线，可以看到宫缩强度、频率和每次宫缩持续时间，是较全面反映宫缩的客观指标。

2. 胎心　用听诊器于宫缩间歇时每隔1~2小时听胎心1次。此法简便，但仅能获得每分钟的胎心率，不能分辨瞬间变化，不能识别胎心率的变异及其与宫缩、胎动的关系，容易忽略胎心率的早期改变。用胎心监护仪描记的胎心曲线，可观察胎心率的变异及其与宫缩、胎动的关系。于第一产程后半期，当宫缩时胎头受压，颅内压增高，脑血流量一时性减少，可使胎儿一时性缺氧，胎心率减慢，但每分钟不应少于100次，宫缩后胎心率迅即恢复原来水平。如宫缩后胎心率不能迅即恢复，或胎心率<120次/min或>160次/min，均提示胎儿缺氧，应边查找原因边处理，立即给产妇吸氧，改为左侧卧位等。

3. 血压　于第一产程期间，宫缩时血压常升高0.67~1.33kPa，间歇期恢复原状。应每隔2小时测量1次。如发现血压升高，应增加测量次数，并予以相应的处理。

4. 破膜　胎膜多在宫口开全时自然破膜，前羊水流出。一旦胎膜破裂，应立即听胎心，并观察羊水的性状、颜色和流出量，记录破膜时间。若发现胎心变慢、羊水明显污染，应立即阴道检查，注意有无脐带脱垂，并给予紧急处理。若胎头浮动未入骨盆时需卧床，以防脐带脱垂。若破膜超过12小时尚未分娩者，应给予抗生素预防感染。

5. 宫口扩张及胎头下降　宫口扩张曲线将第一产程分为潜伏期和活跃期。潜伏期是指临产后规律宫缩开始到宫口扩张3cm，此期约需8小时，最大时限为16小时，超过16小时称潜伏期延长。活跃期是指宫口扩张3~10cm，此期约需4小时，最大时限为8小时，超过8小时为活跃期延长。可疑有难产因素存在。活跃期又分为3期，即加速期（宫口扩张3~4cm，约需1.5小时）、最大加速期（宫口扩张4~9cm，约需2小时）和减速期（宫口扩张9~10cm，约需0.5小时），然后进入第二产程。

胎头下降程度是以胎头颅骨最低点与坐骨棘的关系标明，胎于潜伏期下降不明显，于活跃期每小时平均下降0.86cm，可作为分娩顺利与否的有效指标之一。

6. 精神安慰　产妇的精神状态能够影响宫缩和产程进展。特别是初产妇，由于产程较长，容易产生焦虑、紧张和急躁情绪，不能按时进食和很好休息。助产人员应安慰产妇并耐心讲解分娩是生理过程，增强产妇对自然分娩的信心，调动产妇的积极性与助产人员密切合作，以便能顺利分娩。若产妇精神过度紧张，宫缩时喊叫不安，应在宫缩时指导做深呼吸动作，或用双手轻揉下腹部。若产妇腰骶部胀痛时，用手拳压迫腰骶部，常能减轻不适感。也可选用针刺双侧太冲及三阴交穴，以减轻疼痛感觉。

7. 活动　进入产程后，应根据产妇具体情况而决定能否活动，正常初产妇宫口扩张在4cm以下，可以自由活动。但遇胎膜已破，阴道流血，用镇静、止痛剂后，或宫缩很紧，产程进展快者需卧床休息，主动给以生活护理，如饭前洗手、及时递送便盆等。

8. 饮食　临产后产妇消化道的蠕动功能及消化能力均减弱，食物在胃内停留时间延长，且易呕吐，故产程中应劝告半流质饮食，应少量多次，目前有供应产妇用的高能量食物，以弥补产程中的能量消耗。如产妇因呕吐而不能进食者，应作静脉补液及补充电解质。

9. 注意排尿及膀胱充盈　临产后每2～3小时排尿一次。膀胱过胀会影响头下降及宫缩强度，且易发生产后尿潴留。如小便不能自解者，先给诱尿，失败后在消毒情况下导尿。

10. 清洁卫生临产后产妇出汗多，外阴分泌物增多及见红，破膜后羊水流出，使产妇感到不适，应及时更换垫单，换内衣裤，并保持会阴清洁等，每次大便后应冲洗外阴，以保持清洁。

11. 肛门检查（简称肛诊）　临产后应适时在宫缩时行肛诊，次数不应过多。临产初期每隔4小时1次，活跃期内每隔2小时1次，经产妇或宫缩频者肛诊间隔应缩短，肛查能了解宫颈软硬程度、厚薄、宫口扩张程度、是否已破膜、骨盆腔大小、坐骨棘是否突出、骶尾关节活动度、确定胎位及胎头下降程度等。

肛门检查方法：产妇仰卧，两腿屈曲分开。检查者站于产妇右侧，检查前用消毒纸遮盖阴道口避免粪便污染阴道。右手食指戴手套，涂滑润剂后，轻轻将食指伸入直肠内，其余各指取握拳姿势。检查时，食指向后触及尾骨尖端，了解尾骨活动度，再摸两侧坐骨棘是否突出，并确定胎头高低，然后用指端掌侧探查宫颈口，摸清其四周边缘，估计宫口扩张的厘米数。当宫口近开全时，仅能摸到一个窄边。当宫口开全时，则摸不到宫口边缘。未破膜者，在胎头前方可触到有弹性的羊膜囊。已破膜者，则可直接触到胎头，若无水肿，还能摸清颅缝及囟门的位置，有助于确定胎位。若能触及有血管搏动的索状物，考虑为脐带先露或脐带脱垂，需及时处理。

12. 阴道检查　应在严格的消毒后进行，并不增加感染的机会。适应于肛诊检查不清、产程进展缓慢、阴道流血量多、疑有脐带先露或头盆不称者。能直接摸清骨盆腔的大小，先露部高低及胎位，宫颈口的软硬度及扩张程度，明确有无头盆不称、脐带脱垂及出血原因，尽可能地纠正异常胎位，决定进一步处理方法。

13. 其他　初产妇及有难产史的经产妇，应再次行骨盆外测量。有妊娠合并症或并发症者，应给予相应的治疗。

二、第二产程的临床经过及处理

宫口开全后，宫缩较第一产程增强，持续1分钟或以上，间歇期仅为1~2分钟。当胎先露部降至骨盆出口压迫骨盆底组织时，产妇有排便感，不自主地向下屏气。随着产程进展，会阴渐膨隆和变薄，肛门松弛。于宫缩时胎头露出于阴道口，露出部分不断增大。在宫缩间歇期，胎头又缩回阴道内，称胎头拨露，直至胎头双顶径越过骨盆出口，宫缩间歇时胎头不再回缩，称胎头着冠。此后会阴极度扩张，产程继续进展，胎头娩出。出现胎头复位及外旋转后，前肩和后肩相继娩出，胎体很快娩出，后羊水随之涌出。经产妇的第二产程短，上述临床表现不易截然分开，有时仅需几次宫缩，即可完成胎头的娩出。

产妇常感精疲力竭，怀疑自己分娩的能力，胎儿娩出后先兴奋后安静。

（一）观察产程及处理

1. 密切监测胎心　此期宫缩频而强，需密切监测胎儿有无急性缺氧，应勤听胎心，通常每5~10分钟听一次。若发现胎心确有变化，应立即做阴道检查，尽快结束分娩。

2. 指导产妇屏气　产妇若能正确运用腹压，可加速产程进展。宫缩时先行深吸气屏住，然后如解大便样向下用力屏气以增加腹压。宫缩间歇时，产妇全身肌肉放松、安静休息。

3. 接产准备　初产妇宫口开全、经产妇宫口扩张4cm且宫缩规律有力时，将产妇送至产室做接产准备工作。按常规消毒产妇外阴部，铺无菌巾于臀下，接产者按无菌操作常规洗手、戴手套及穿手术衣后，打开产包，铺好无菌巾准备接产。

4. 接产　当胎头拨露使会阴紧张时，接产者开始保护会阴。具体方法是在会阴部盖上一块无菌巾，接产者右肘支在产床上，右手拇指与其余四指分开，利用手掌大鱼际肌顶住会阴部。每当宫缩时，应向上内方托按，同时左手轻轻下压胎头枕部，协助胎头俯屈和使胎头缓慢下降。宫缩间歇时，保护会阴的手稍放松些，以免压迫过久引起会阴水肿。当胎头枕部在耻骨弓下露出时，左手应按分娩机转协助胎头仰伸。此时若宫缩强，应嘱产妇张口哈气解除腹压的作用，让产妇在宫缩间歇时稍向下屏气，使胎头缓慢娩出。胎头娩出后，右手仍应注意保护会阴，不要急于娩出胎肩，而应先以左手自胎儿鼻根向下颏挤压，挤出鼻内的黏液和羊水，然后协助抬头复位及外旋转，使胎儿双肩径与骨盆出口前后径相一致。接产者的左手将胎儿颈部向下轻压，娩出前肩，然后上提胎头使后肩从会阴前缘缓慢娩出。双肩娩出后，右手方可放松，最后双手协助胎体及下肢相继以侧位娩出，并记录胎儿娩出时间。

对会阴条件差、胎儿偏大、初产妇、臀先露助产及经阴道助娩术时，为对母婴有利，应做会阴侧切术。

胎头娩出时，如脐带绕颈（cord around neck）一周且较松，可从头部滑下或顶肩部推开，便于胎体娩出。如绕颈数周或过紧，可用两把血管钳夹住，从中剪断，胎肩胎身即可娩出。

三、第三产程临床经过及处理

（一）临床表现

胎儿娩出后，宫底降至脐下1~2cm。数分钟后宫底上升并可有少量阴道流血，这是胎盘与子宫壁发生错位而剥离，剥离后的胎盘降至子宫下段，子宫体被推向上方之故。此时可见到脐带向外延伸，并且用手在耻骨联合上方压子宫时，脐带不再回缩。

胎盘娩出有母面娩出式和子面娩出式两种方式。子面娩出方式又称Schultz娩出式。胎盘从中央开始剥离，随后胎盘周边相继剥离，胎盘胎儿面先露出阴道口。其特点是胎盘先剥离，后见少量阴道流血。此种方式多见。母面娩出方式又称Duncan娩出式，胎盘从边缘开始剥离，然后波及整个胎盘，胎盘的母体面先露出阴道口，其特点是先有较多阴道流血，胎盘后排出。此种方式少见。

（二）处理

1. 新生儿处理 胎儿娩出后，接生人员应进行新生儿处理，抓紧时间有利于新生儿，不需等待胎盘娩出再处理。处理包括：

（1）清理呼吸道和保暖：当胎头娩出时，不必急于娩出胎肩，应先将新生儿口鼻的黏液及羊水挤出或用负压吸引。娩出的新生儿断脐后，继续清除呼吸道的黏液、羊水。当确认呼吸道通畅而仍未啼哭时，可用手轻拍新生儿足底，刺激新生儿大声啼哭。注意保暖，擦干新生儿躯体的羊水。

（2）阿普加评分（Apgar评分）及其意义：新生儿Apgar评分法用以判断新生儿有无窒息及窒息的程度，是以出生后1分钟时的心率、呼吸、肌张力、喉反射及皮肤颜色5项体征为依据，每项为0~2分。8~10分属正常新生儿，需清理呼吸道等一般处理；4~7分为轻度窒息需清理呼吸道、人工呼吸、吸氧、用药等措施才能恢复；0~3分为重度窒息，需紧急抢救，行喉镜直视下气管内插管并给氧。缺氧较严重的新生儿，应在出生5分钟时再次评分。

（3）处理脐带：新生儿啼哭后，在距脐根0.5cm处用粗线结扎第一道，再在结扎线外0.5cm处结扎第二道，在第二道结扎线外0.5cm处剪断脐带，消毒断面及脐根，以无菌纱布包盖好，再用脐带布包扎。结扎脐带时必须扎紧，防止脐出血，避免用力过猛造成脐带断裂。目前，多数医院用气门芯、脐带夹等方法结扎脐带，效果良好。

（4）处理新生儿：新生儿查体，填写病历。擦净新生儿足底部胎脂，打足印及母指印于新生儿病历上。经详细体格检查后，系以标明新生和性别、体重、出生时间、母亲姓名、床号的手腕和包被，将新生儿抱给母亲进行首次吸吮乳头并使母婴皮肤接触至少30分钟。

2. 协助胎盘娩出 正确处理胎盘娩出可减少产后出血的发生。接产者切忌在胎盘尚未完全剥离时用手按揉、下压宫底或牵拉脐带，以免引起胎盘部分剥离而出血或拉断脐带，甚至造成子宫内翻。当确认胎盘已完全剥离时，子宫缩时让产妇用腹压，左手轻轻按压宫底，右手轻拉脐带，协助娩出胎盘。当胎盘娩出至阴道口时，接产者用双手托住胎盘，向一个方向旋转并缓慢向外牵拉，协助胎盘胎膜完整剥离排出。若在胎膜排出过程中，发现胎膜部分断裂，可用血管钳夹住断裂上端的胎膜，再继续向原方向旋转，直至胎膜完全排出。胎盘胎膜排出后，按摩子宫刺激其收缩以减少出血，同时注意观察并测量出血量。

3. 检查胎盘胎膜是否完整 将胎盘铺平，先检查母体面，有无胎盘小叶缺损，然后将胎盘提起，检查胎膜是否完整，再检查胎儿面有无血管断裂即能及时发现副胎盘。若有副胎盘、大部胎盘胎膜残留时，应在无菌操作下伸手入宫腔内，取出残留组织。

4. 检查软产道 胎盘娩出后，立即检查会阴、小阴唇内侧、尿道口周围及阴道、宫颈有无裂伤。若有裂伤，应立即缝合。

5. 预防产后出血 分娩结束后，正确估计出血量，正常分娩出血量不应超过300ml。有人主张产后常规使用宫缩药，实属不必要，因为大多数产妇分娩后宫缩良好。若过去有产后出血史或易出现宫缩乏力者（如多产、多胎、羊水过多等），可于胎儿前肩娩出时静脉注射10U缩宫素，也可于胎儿娩出后立即经脐静脉快速注入含10U缩宫素的生理盐水20ml，促使胎盘迅速剥离。若胎儿娩出30分钟后，胎盘仍未排出，出血不多时，静注缩宫素后仍不能使胎盘排出时，再行手取胎盘术。若产后大出血是因胎盘或胎膜残留引起，则应立即行清宫术。麦角类制剂因有抑制泌乳作用，故应慎用。

第六节 家庭接生与紧急情况下接生

一、接生箱内容

接生箱要经常准备好，随用随取，切忌临时拼凑，手忙脚乱，丢三落四。

（一）接生包内容

1. 敷料类 中单2块、腿套2件、会阴垫1块、治疗巾4块。接生衣2件，消毒纱布及棉球适量。手套2副。

2. 脐带包 脐带线2根、棉签4根、纱布4块、脐绷带1卷。

3. 器械类 弯盘2个、刷子2把、血管钳2把、剪刀1把、持针器1把、圆针及三角针各2根、导尿管1根、吸痰管1根、0及1号铬制肠线各2管、细丝线一束。

（二）其他用品

1. 一次性灭菌注射器5ml 2个；30ml者2个，消毒针灸针若干，盛于消毒盒内。

2. 听诊器、血压计、骨盆测量器、卷尺、肛指套、塑料布或油布1块、胶布1卷。

3. 药品类 75%酒精200ml，2.5%碘酒30ml，新洁尔灭200ml，催产素（10U），麦角新碱（0.2mg）、维生素K各2支，咖啡因、可拉明、杜冷丁、吗啡、10%氯化钙各1支，0.5%普鲁卡因100 ml。

二、家庭接生

1. 到达产妇家，首先了解情况，如产程进展如何，防止漏产；有无难产情况，在产妇家或当地是否能够处理；产妇住处卫生条件、光线如何，以便安排接产。

2. 要分别轻重缓急决定工作程序，如时间许可，嘱产妇家准备开水；室内只留1～2名家属协助工作；移开拥挤之家具，便于工作时有回旋余地；选择好自然光线或备好照明用灯；如产妇床顶及接产活动区域之天棚有灰尘、蜘蛛网等，应在此区域之上以塑料布顶挡。

如果时间来不及，可集中精力准备接产。总之，家庭接生的条件较差，要机动灵活地进行工作。原则上要求不漏产；尽可能无菌操作、预防感染；警惕并防止产后出血。遇有疑难，可向当地党和行政组织汇报，取得支持和协助。

三、紧急情况下接生

在意外情况下遇到临产妇，首先移至避风、僻静、清洁处躺下，取身边较洁净的塑料布（或雨衣、毛巾等）垫于产妇臀下。观察其宫缩、会阴膨出、肛门松弛、或儿头拨露等，如即将产出，可用毛巾或纸张覆盖会阴部，以手抵住，避免胎儿娩出过速。

宫缩间歇时，就地取材，以肥皂水、烧酒等消毒接产者的手及产妇外阴部。如有刀、剪，应先煮沸或以火焰消毒，然后断脐。如无刀剪或不能消毒，可用线暂时结扎脐带中段，将新生儿联合胎盘送往附近医疗单位或住家，在消毒条件下处理脐带。产后注意防治感染。最好对母婴分别肌内注射破伤风抗毒素1500～3000U。

第七节　产时保健要点

保健人员要重视产妇的心理保健，使产程尽量符合生理过程，尽可能减少不必要的医疗干预，对每例分娩均应由受过正式培训的医务人员接生。产时保健要点可概括为"五防一加强"。五防是防滞产、防感染、防产伤、防出血、防窒息；一加强是加强对高危妊娠的产时监护和产程处理。

一、防滞产

细致观察产程经过，做好产程图监护，严格按产程图时限警戒和处理产程，正确使用缩宫素催产。

二、防感染

严格执行产房消毒隔离制度及无菌操作规程，正确应用预防性和治疗性抗生素。

三、防产伤

严格执行各产程处理常规，及时发现和正确处理各种难产，否则可因难产造成产妇软产道损伤和新生儿产伤。

1. 若会阴肌肉较紧或弹性差时，或做阴道助产手术前，应行会阴侧切开术，以免会阴过度撕裂。

2. 若行胎头吸引器助娩，注意负压不可过高（不超过53.2kPa，即400mmHg），吸引和牵拉时间不可过长（不超过15分钟），滑脱次数不应超过2次。胎儿有出血倾向者（早产儿、低体重儿）不应选用胎头吸引器助娩。

3. 若用产钳，只准行低位产钳术，且产后必须常规检查会阴、阴道、穹隆和宫颈有无裂伤，以便及早发现软产道损伤并及时缝合。

4. 慎重考虑臀先露经阴道分娩的适应证。若经阴道助娩，必须严格按照分娩机制操作，避免后出胎头困难，造成新生儿大脑镰和小脑幕的撕裂、锁骨骨折、肱骨骨折等。

四、防出血

1. 有产后出血倾向的高危产妇应提前住院，积极治疗并做好配血输血准备。

2. 分娩过程中应及时纠正子宫收缩乏力，预防产程延长。经阴道分娩应预防软产道裂伤出血。若行剖宫产，应避免切口撕裂，且不应急于行人工剥离胎盘，均能减少术中出血。

3. 应及时正确娩出胎盘，常规检查胎盘胎膜是否完整，并应及时处理胎盘剥离不全或残留。胎儿胎盘娩出后及时给予子宫收缩剂，以加强宫缩，减少出血。

4. 产后密切观察2小时。有学者称产后2小时为第四产程，因产后大出血多发生在产后2小时内。

五、防窒息

严密监测胎心，观察羊水，防治胎儿窘迫，处理好新生儿第1次呼吸，预防新生儿窒息，并加强出生时保暖工作。

六、加强

加强对高危妊娠的产时监护和产程处理。

1. 高危孕妇应提前住院待产，分娩前积极改善孕妇状态，提高胎儿对缺氧的耐受力，选择恰当分娩方式，适时终止妊娠。

2. 用胎儿监护仪连续监护胎心率和宫缩，必要时做胎儿头皮血pH值测定。

3. 缩短产程，及时行人工破膜，若有胎儿窘迫征象，应尽早结束分娩。

4. 产科医生和儿科医生密切合作，做好新生儿的抢救工作。

5. 转诊时应有医务人员陪同，使产妇避免震动，采取左侧卧位，必要时吸氧，维持静脉滴注，严密观察血压、脉搏、宫缩、胎心、阴道流血等。

第六章 产褥期医疗保健

第一节 产褥期母体变化

一、生殖系统的变化

（一）宫体

子宫是产褥期变化最大的器官。妊娠子宫自胎盘娩出后逐渐恢复至未孕状态的过程称子宫复旧。子宫复旧包括子宫体和子宫颈的复旧。

子宫体的复旧主要是宫体肌纤维缩复和子宫内膜再生。宫体的缩复过程不是肌细胞数目的减少，而是肌细胞体积的缩小，是肌细胞胞浆蛋白被分解排出、胞浆减少所致。随着肌纤维的不断缩复，子宫体逐渐缩小，产后1周缩小至约妊娠12周大小；产后10日，在腹部扪不到子宫底；产后6周恢复至非妊娠期大小。子宫重量也逐渐减少，分娩后，子宫重约为1000g，产后1周时约为500g，产后2周时约为300g，产后6周时则约50g。同时，胎盘排出后子宫胎盘附着面立即缩小一半，开放的螺旋小动脉和静脉窦压缩变窄并形成栓塞，出血逐渐减少至停止，创面表层因缺血坏死而脱落，随恶露自阴道排出。子宫内膜基底层逐渐再生新的功能层，这一过程约需3周。但胎盘附着处全部修复的时间约需6周。

（二）子宫颈的变化

分娩后子宫颈松弛，壁薄皱起如袖口。产后1周管壁变厚恢复颈管，4周恢复正常水平。由于分娩时的轻度损伤，初产妇子宫颈外口由原来的圆形变为横"一"字形，形成子宫颈前后唇，即临床描述的已产型。

二、阴道及外阴

分娩后阴道腔扩大，阴道壁松弛及肌张力低，于产褥期阴道腔逐渐缩小，阴道壁肌张力逐渐恢复。约在产后3周重新出现黏膜皱襞，但阴道不能完全恢复至未孕状态。

分娩后外阴轻度水肿，于产后2～3日内自然消失。会阴部轻度裂伤或会阴切开缝合口，均能在3～5日内愈合。由于处女膜在分娩时裂伤，形成残缺不全的痕迹，称为处女膜痕。

三、盆底组织

盆底肌肉及筋膜因分娩过度扩张使弹性减弱，且常伴有肌纤维的部分断裂。产后盆底肌不能完全恢复至未孕状态。产褥期坚持做产后健身操，有利于盆底肌肉的恢复。

四、乳房的变化

产褥期乳房的主要变化是泌乳。随着胎盘的剥离排出，胎盘泌乳素、雌激素水平急剧下降，体内呈低雌激素、高泌乳激素水平，乳汁开始分泌。尽管垂体催乳素是泌乳的基础，但以后乳汁分泌则依赖于哺乳时的吸吮刺激。当新生儿在产后半小时内吸吮乳头时，由乳头传来的感觉信号经传入神经纤维抵达下丘脑，可能通过抑制下丘脑多巴胺及其他催乳激素抑制因子，使垂体泌乳激素呈脉冲式释放，促进乳汁分泌。同时，吸吮动作反射性地引起脑神经垂体释放催产素，使乳腺腺泡周围的肌上皮细胞收缩，喷出乳汁。因此，吸吮是保持乳腺不断泌乳的关键。此外，乳汁分泌还与产妇的营养、睡眠、情绪和健康状况密切相关。

五、血液循环系统的变化

妊娠期血容量增加，于产后2~3周恢复至未孕状态。但在产后最初3日，由于子宫收缩，胎盘循环停止，静脉回流增加，过多的组织间液进入血管内，可使血容量增加15%~25%，特别是产后24小时，心脏负担仍很重，心脏病产妇此时易发生心力衰竭，产后7~10天心率减慢，脉搏为60~70次/分。

产褥初期白细胞可增到$15 \times 10^9 \sim 20 \times 10^9$/L（15000~20000/mm^3），中性粒细胞增多，淋巴细胞稍减少，2周恢复正常。血小板数增多，于产后2日转为正常，红细胞沉降率于产后3~4周降至正常。

六、泌尿系统的变化

妊娠期潴留在体内的大量水分于产后初期迅速排出，故产后2~5日尿量增加，每日约3000ml。妊娠由于孕激素的作用及子宫的压迫使肾盂及输尿管发生生理性扩张，于产后4~6周内恢复。妊娠期及分娩时，膀胱受压，膀胱黏膜充血水肿及肌张力下降，产后膀胱迅速充盈，易发生尿潴留。会阴裂伤、会阴肿痛易引起尿道括约肌痉挛，易发生排尿不畅或尿潴留。产后2小时，鼓励产妇自行排尿。

七、消化系统的变化

产后尿量多，皮肤汗腺功能旺盛出汗多，造成大量液体排出，故常感口渴。由于活动减少，腹肌及盆底肌肉松弛，肠蠕动减弱，食欲差，或因会阴裂伤及痔疮，多进少渣饮食，易发生便秘。

八、内分泌系统的变化

妊娠期，腺垂体、甲状腺及肾上腺增大，功能增强，在产褥期逐渐恢复正常。雌激素和孕激素水平在产后急剧下降，至产后1周已降至未孕水平。胎盘生乳素于产后3~6小时已不能测出，垂体催乳素则因哺乳而在数日内降至60μg/L，不哺乳者降至20μg/L。产褥期恢复排卵的时间与月经复潮的时间因人而异，哺乳期月经复潮前仍有可能怀孕。

九、腹壁的变化

产褥期下腹正中线色素逐渐消退，紫红色妊娠纹逐渐变成永久性的白色妊娠纹。因妊娠期间腹壁肌纤维增生和弹性纤维断裂，产后腹肌松弛。腹直肌呈不同程度分离，约需6~8周逐渐恢复正常的紧张度。

第二节 产褥期心理及其异常

在妇女的一生之中，变化最大莫过于妊娠与分娩，其变化速度之迅速、程度之明显均超过青春期和更年期。这种发生于妊娠期的产褥期的生理与躯体变化，必然对产褥期妇女的心理产生影响，甚至引起心理异常。

一、产褥期正常心理

妊娠期间孕妇不仅承受躯体变化的负担，而且在心理上有紧张、疑惧，对分娩的渴望和恐惧，及对未来婴儿的期望和担心等种种心理压力；产后，这种心理压力通常在短期内获得解脱，随之而来的是高兴、满足感、幸福感。此外，产褥妇在享受初为或再为人母喜悦的同时，也感到责任和压力，出于母爱的本能，她有责任作为母亲去照料和抚育婴儿，为婴儿的安全和生长而担忧，急婴儿所急，乐婴儿所乐。与愉悦、兴奋等情绪相一致的意志行为主动与婴儿结合，像拥抱、亲吻、爱抚等，母婴间的这种躯体接触又增加了作为母亲的愉悦的情绪体验。

二、产褥期心理异常及精神障碍

并不是所有的产褥妇均有愉悦和轻松的感觉。经过分娩期的母亲，特别是初产妇将要经历不同的感受：高涨的热情、希望、高兴、满足感、幸福感、乐观、压抑及焦虑。理想中的母亲角色与现实中的母亲角色往往会发生冲突，有的产妇会因胎儿娩出的生理性排空而感到心理上的空虚；可能因为婴儿的外貌及性别不能与理想中的孩子相吻合而感到失望；也因现实母亲的太多责任而感到恐惧；还可因为丈夫注意力转移至新生儿而感到失落。因此，有部分产褥妇在分娩后所表现的心理变化恰恰相反，出现不同程度的抑郁及其他症状，称为产褥期精神综合征。根据其程度的轻重，可分为产褥期忧虑（postpartum blue）、产褥期抑郁症（postpartum depression）和产褥期精神病

（postpartum psychosis）。三者均可独立出现，相互之间并无必然的相关性；但也可逐渐发展而加重。

（一）产褥期忧虑

为一种轻度的和暂时的精神障碍，通常在产后1周内出现症状，包括失眠、疲劳、压抑、焦虑、头痛、注意力不集中、慌乱、易激动和食欲减退等，由于发生率较高和程度很轻，常不被注意。多数产褥期忧虑也无须特殊处理，少数产褥期忧虑需要处理，可通过心理咨询，解除疑虑，加强其自信心而得以纠正。

（二）产褥期抑郁症

程度较产褥期忧虑明显严重，通常表现为易激惹、恐怖、焦虑、沮丧和对自身及婴儿健康过度的担忧，常失去生活自理和照料婴儿的能力。本症一般需要治疗，包括心理治疗和药物治疗，如解除致病的心理因素，给予关心、照顾，养成良好的睡眠习惯等。药物可选择阿米替林、丙咪嗪、去甲丙咪嗪或5-羟色胺重吸收抑制剂、单胺氧化酶抑制剂等。

（三）产褥期精神病

产褥期精神病发生率不高，却是最严重的产褥期精神障碍。产褥期精神病常在产后2天至3周发病，其主要有以下症状。

1. 抑郁　症状与产褥期抑郁症相似，但焦虑和自责感更为明显，有时会发生伤害婴儿和自残自杀行为。

2. 躁狂　表现为产后情绪高昂，情感高涨，患者终日处于精力充沛、笑逐颜开、轻松乐观和过度兴奋的状态中，言语动作增多，缺乏抑制。

3. 精神分裂症症状　除抑郁、躁狂症状外，一些患者还可出现思维障碍，情感不稳定或淡漠，恐怖性幻觉（如幻听、幻视和幻嗅）及各种妄想（如罪恶妄想和被害妄想等）。例如，本人对婴儿并不关心，但又诉说婴儿有被害的危险，或婴儿已经被害、自己是凶手等。

产褥期精神病可以上述症状中的一种为主，也可以几种症状并存，也可以在疾病过程中相互转变。

产褥妇若出现上述症状，应立即请精神科医师会诊，主要根据临床特点做出诊断。诊断一俟成立，应住院治疗。以抑郁症状为主者，可选择选择性5-羟色胺重吸收抑制剂和三环抗抑郁制剂。如以躁狂症状为主者，可选用大剂量镇静剂；有幻觉妄想者，可选用氯丙嗪等。

产褥期精神病预后一般较好。95%的患者在治疗后症状可以缓解或消失。

第三节　产褥期临床表现

一、生命体征

体温大多在正常范围。如产程中过度疲劳，其体温在产后24小时内可稍升高，但不超过38℃。如乳房极度充盈可有低热，一般在12小时内自行恢复。脉搏略缓慢，约为60~70次/分，于产后一周恢复正常，可能与循环血量减少及卧床休息有关。由于产后腹压降低，膈肌下降，产妇以腹式呼吸为主，产妇的呼吸深慢，约为14~16次/分。血压在产褥期无明显变化，如为妊高征产妇，其血压在产后变化较大。

二、子宫复旧

胎盘娩出后，子宫圆而硬，宫底在脐下一指。产后一日，子宫底平脐，以后每日下降1~2cm，至产后10日子宫降入骨盆腔内，此时腹部检查在耻骨联合上方扪不到宫底。

三、产后宫缩痛

在产褥早期因宫缩引起下腹部阵发性剧烈疼痛称产后宫缩痛。子宫在疼痛时呈强直性收缩，于产后1~2日出现，持续2~3日自然消失。多见于经产妇。哺乳时反射性缩宫素分泌增多使疼痛加重。

四、褥汗

产褥早期，皮肤排泄功能旺盛，排出大量汗液，以夜间睡眠和初醒时更明显，不属病态，于产后1周内自行好转。

五、恶露

产后随子宫蜕膜的脱落，含有血液、坏死蜕膜等组织经阴道排出，称为恶露。恶露分为：

1. 血性恶露　色鲜红，含大量血液得名。量多，有时有小血块，有少量胎膜及坏死蜕膜组织。

2. 浆液恶露　色淡红似浆液得名。含少量血液，但有较多的坏死蜕膜组织、宫颈黏液、阴道排液，且有细菌。

3. 白色恶露　黏稠，色泽较白得名。含大量白细胞、坏死蜕膜组织、表皮细胞及细菌等。

正常恶露有血腥味，但无臭味，持续4~6周，总量约250~500ml，个体差异较大。血性恶露持续约3日，逐渐转为浆液恶露，约2周后变为白色恶露，约持续2~3周干净。上述变化是子宫出血量逐渐减少的结果。若子宫复旧不良或宫腔内有残留胎盘、多量胎膜或合并感染时，恶露量增多、持续时间延长并有臭味。

第四节 产褥期处理及保健

产褥期间母体各系统的变化很大，容易出现各种病理情况，为保障母婴健康，实施产褥期保健指导，及时处理异常，具有重要意义。

一、产褥期处理

（一）产后2小时内的处理

此期内容易发生并发症，应不断观察阴道流血量，注意子宫收缩。若宫缩乏力应按摩子宫并肌内注射宫缩剂如缩宫素。阴道流血量多时应测血压、脉搏。

（二）饮食

产后1小时进流食或半流食，食物应营养丰富、易消化，含有足够热量和水分。若哺乳应多饮汤汁，适当补充维生素和铁剂。

（三）小便和大便

产后尿量明显增多，应鼓励产妇尽早自解小便，每2～3小时1次。若排尿困难，应解除怕排尿引起疼痛的顾虑，鼓励产妇坐起排尿，用热水熏洗外阴，用温开水冲洗尿道外口周围诱导排尿。下腹正中放置热水袋，刺激膀胱肌收缩。开塞露塞肛，刺激大便同时排尿。或者肌内注射新斯的明1mg，兴奋膀胱逼尿肌促其排尿。若上述方法无效，应予严密消毒下导尿，并给予抗生素预防感染。

产后因卧床休息，食物中缺乏纤维素以及肠蠕动减少，常发生便秘，应鼓励产妇多吃蔬菜及早日下床活动，以防便秘。若发生便秘，可用开塞露塞肛。

（四）观察子宫复旧及产露变化

产后每日定时测量宫底高度，了解子宫复旧情况，检查前嘱产妇排尿。观察产露的量、颜色、气味及产露持续的时间，如子宫底较正常产褥妇高且软，同时血性产露持续时间长者，应考虑有胎盘或胎膜残留，可给予宫缩剂如催产素、麦角、益母草膏等。若合并感染应及早用抗生素。

（五）会阴处理

产后保持外阴清洁，用1∶5000高锰酸钾或0.2%苯扎溴铵（新洁尔灭）冲洗外阴，每日2次。有会阴裂伤缝合者，应每日检查伤口周围有无红肿、硬结及分泌物。于产后

3～5日拆线。

（六）母乳喂养、乳房护理

1. 母乳喂养的优点 母乳喂养是世界卫生组织、联合国儿童基金会全力倡导的科学育儿方法。母乳喂养、计划免疫、生长发育监测、口服补液被称为儿童生命的四大革命。其优点是：

（1）母乳是婴儿的最佳食品，营养丰富，它所含的蛋白质、脂肪、糖及各种微量元素比例合理，容易消化吸收，其所含营养成分能完全满足4～6个月内婴儿生长发育的需要，是其他任何食品不能比拟的。

（2）母乳中含有多种免疫球蛋白、免疫细胞和其他物质，可以增强婴儿的抗病能力，帮助对抗细菌的入侵，降低发病率，又可以促进肠道功能，有助宝宝更容易消化和吸收各种营养素。

（3）哺母乳有利于母婴感情交谈，可使婴儿在母亲怀中得到抚爱，加深母婴感情，对孩子的心理、语言和智能的发育有很密切的关系。

（4）母乳含有丰富的抗体和一些免疫球蛋白，这些物质有助减低宝宝患病机会。

（5）婴儿哺乳有利母亲产后健康，因哺乳可促进子宫收缩，减少产后出血，促进子宫复旧，有利母亲产后的康复。

（6）哺母乳经济方便、安全、卫生、温度适宜、适合孩子需要。母亲的乳汁主要成分是水、蛋白质、脂肪、乳糖、矿物质和各种维生素。

（7）母乳含有丰富β-胡萝卜素，β-胡萝卜素可以转化成维生素A，帮助宝宝视力发育，又可以和维生素C、E一样具有抗氧化作用，能增强身体抵抗力，有助宝宝健康成长。

2. 乳房护理 哺乳前柔和地按摩乳房，刺激排乳反射，用清洁的毛巾清洁乳头和乳晕，切忌用肥皂或酒精之类清洁，以免引起局部皮肤干燥、皲裂。哺乳中注意婴儿是否将大部分乳晕吸吮住，如婴儿吸吮姿势不正确或母亲感到乳头疼痛应重新吸吮。哺乳结束时，用食指轻轻向下按压婴儿下颏，避免在口腔负压情况下拉出乳头而引起局部疼痛或皮肤损伤。每次哺乳应两侧乳房交替进行，并挤尽剩余乳汁，以促使乳汁分泌，预防乳腺管阻塞及两侧乳房大小不等情况。如遇平坦乳头，在婴儿饥饿时，先吸吮平坦的一侧，因为此时婴儿的吸吮力强，易吸住乳头和大部分乳晕。如吸吮不成功，则指导把母乳挤出后喂哺。哺乳开始后，遇下列情况应分别处理：

（1）乳胀：因乳腺管不通使乳房过胀而形成硬结时，可先热敷，然后用吸奶器吸出乳汁，以免淤积而发生乳腺炎。

（2）退乳：产妇患某些疾病或其他原因不宜哺乳者，产后即口服己烯雌酚5mg，1日3次，连服3～5日。或用炒麦芽100g水煎服，每日1剂，连服3日。或用芒硝120～150g，捣碎分装两个布袋，敷于两侧乳房上。

（3）乳头皲裂：产妇取正确、舒适且松弛的喂哺姿势，哺前湿热敷乳房和乳头3～5分钟，同时按摩乳房，挤出少量乳汁使乳晕变软易被婴儿含吮。先在损伤轻的乳房哺乳，以减轻对另一侧乳房的吸吮力。让乳头和大部分乳晕含吮在婴儿口内。增加哺喂的次数，缩短每次哺喂的时间。哺喂后，挤出少许乳汁涂在乳头和乳晕上，短暂暴露并使乳头干燥，因乳汁具有抑菌作用且含丰富蛋白质，能起修复表皮的作用。疼痛严重时可用乳头罩间接哺乳。

二、产褥期保健

（一）心理保健

产褥期是全身器官的恢复时期，也是心理状态脆弱时期，精神情绪因素对机体康复起着重要作用。故要保持情绪稳定，精神愉快，心情舒畅，杜绝不良因素对心身影响。关心产妇在产褥期中生理、心理变化，指导哺乳方法，普及优生、优育、优教知识。

（二）一般保健

1. 休养环境　应为产妇安排一个安静、舒适的休养环境，注意室内清洁，空气流通，使室内空气新鲜。特别应防止夏季因高温、高湿、通风不良及体质虚弱而出现的产褥期中暑。冬季室内要保持一定温度，但要预防一氧化碳中毒。

2. 休息与活动　产妇分娩时较疲劳，产后要保证充分休息与睡眠。产后24小时内应卧床休息，但不宜站立过久，以防子宫脱垂。下床活动有利于产露的排出、子宫复旧及早日恢复胃肠道功能，减少产后血栓性静脉炎的发生，也有助于产褥妇建立起产后康复的信心。产后做体操有利于加强背部、腹部和盆底肌肉的锻炼，有利于产妇体型的恢复，应在产后3周开始，每日4～5次。

3. 饮食　根据产妇的饮食习惯，应多进高热量、高营养、高维生素易于消化的半流质饮食，并要有适量的新鲜蔬菜，少量多餐，增添汤类，补偿妊娠及分娩期的消耗，保证乳汁的正常分泌。

4. 保持大、小便通畅　鼓励产妇多吃含纤维素的蔬菜、水果及早日下床活动，如有便秘及早处理。产后4小时，嘱产妇起床排尿，如有尿潴留，可用温热水冲洗外阴或针刺治疗排尿，必要时在严密消毒下导尿。

（三）计划生育指导

告知各种避孕措施，指导产妇选择适当的避孕方法。一般产后42日落实避孕措施，产后4周内禁止性生活。

（四）产后检查

包括产后访视和产后健康检查两部分。产后访视至少3次，第一次在产褥妇出院后3日内，第二次在产后14日，第三次在产后28日，了解产褥妇及新生儿健康状况，内容包括了解产褥妇饮食、大小便、恶露及哺乳等情况，检查两侧乳房、会阴伤口、剖宫产腹部伤口等，若发现异常应给予及时指导。产褥妇应于产后42日去医院做产后健康检查。内容包括测血压，查血、尿常规，了解哺乳情况，并做妇科检查，观察盆腔内生殖器是否已恢复至非孕状态。最好同时带婴儿来医院做一次全面检查。

第七章 围绝经期妇女的生理和心理特点

第一节 围绝经期妇女的生理特点

围绝经期是指卵巢功能逐步衰退，生殖器官开始萎缩并向衰退变更，又称更年期。由于卵巢功能衰退，卵泡不能发育成熟及排卵。此期长短不一，又可分为3个阶段。

（1）绝经前期：此时期卵巢内的卵泡数明显减少，且亦发生卵泡发育不全，多数妇女表现为月经周期不规律，常为无排卵性月经。同时由于卵巢功能衰退，卵巢激素缺乏，使一些妇女表现出血管运动及精神神经障碍的症状，如潮热、出汗及情绪不稳、烦躁不安、失眠、头痛或悲观心态等。

（2）绝经期：自然绝经通常指女性生命中最后一次月经，卵巢内卵泡耗竭或剩余的卵泡对垂体、促性腺激素丧失反应。绝经年龄个体差异较大，主要与体内雌激素水平有关，我国上海1998年调查妇女平均绝经年龄为48.9岁，与国际国内报道相似。如40岁以前绝经称卵巢功能早衰。

（3）绝经后期：卵巢进一步萎缩，其内分泌功能消退，生殖器官萎缩。围绝经期是妇女从成年进入老年期所必须经过的阶段，是介于生育期和老年期之间的一段时期，亦是妇女从有生殖能力到无生殖能力的过渡阶段。

根据此期妇女的生理、心理与社会环境等诸方面的变化，其保健内容应以提高自我保健能力为重点，做到心理保健和生理保健并重。

围绝经期妇女的生理变化特点主要表现在内分泌方面卵巢功能的衰退、生物学方面生殖能力的降低和临床上月经周期的改变。

一、卵泡的减少和和卵巢形态变化

卵泡是卵巢的基本结构与功能单位，卵泡不可逆的减少是绝经发生的原因。出生时卵母细胞约有70万~200万个，一生排卵400个左右，排卵和闭锁导致卵泡数的减少，至45岁仅有数千个，绝经时可能残留极少数卵泡，当卵泡减少时，卵巢形态有相应的老化改变，卵巢体积逐渐缩小，近绝经期时，体积缩小加快，绝经后卵巢约重3~4g，仅为生育期的50%。

二、卵巢功能的衰退

卵巢的生殖功能和内分泌功能都随卵巢的老化而衰退。生殖功能减退出现较早。妇女生育力在30～35岁即开始下降，接近45岁时明显下降。

卵巢功能的衰退，特别是雌激素水平的降低，使围绝经期妇女生理上发生一系列变化，主要表现在：

（1）月经周期改变，直至绝经。

（2）生殖器官萎缩和第二性征消退。生殖器官由于失去卵巢性激素的支持，开始萎缩并发生退行性变化，子宫萎缩，子宫内膜萎缩；子宫萎缩是以子宫体为主，使宫体/宫颈比例下降。阴道穹隆变浅，阴道黏膜变薄。阴毛逐渐脱落。乳房退化，下垂，女性体型逐渐消失，喉音变低沉。

三、内分泌改变

（一）性激素的变化

1. 雌激素　生育期妇女体内的雌激素主要是雌二醇，血中雌二醇95%来自卵巢的优势卵泡和黄体，到绝经过渡期，与卵泡的减少和不规则发育相应，雌二醇水平急剧下降，直至绝经1年，以后再缓慢下降至绝经后4年，此后维持在很低水平。绝经后妇女体内的雌激素主要是由雄烯二醇、睾酮等转化而来的雌酮。大于50岁妇女的转化率比年轻妇女高2～4倍，转化部位主要在脂肪与肌肉组织。绝经后雌酮水平亦下降，但比雌二醇轻。

2. 孕激素　在卵巢开始衰退，卵泡发育程度不足，首先明显变化的是孕激素的相对不足。卵泡发育不充分的程度增强，可以导致无排卵，发生孕酮绝对不足，绝经后孕酮水平进一步降低，约为年青妇女卵泡期的1/3。

3. 雄激素　绝经后血中雄烯二醇含量仅为育龄妇女的一半，主要来自肾上腺（85%），来自卵巢的只有15%。睾酮在绝经后略有下降。

（二）垂体促性腺激的变化

随着卵巢卵泡数目的不断减少和分泌功能的下降，使机体内雌孕激素的水平逐渐降低，这种降低使对下丘脑和垂体的抑制作用减弱，从而导致了下丘脑分泌促性腺激素释放激素（Gn-RH）功能增强及垂体对Gn-RH的反应性增高。使垂体分泌的卵泡刺激素（follicle-stimulating hormone，FSH）和黄体生成激素（luteinizing hormone，LH）水平增高。初期，FSH水平升高，LH变动不明显。绝经后，性腺轴反馈作用的周期性消失，FSH和LH水平均明显升高，绝经后3年达最高水平。FSH峰值约比正常卵泡期高15倍，而LH可增高约3倍。以后垂体功能随年龄老化而减退，Gn-RH水平又逐渐降低，但仍将维持在一个较高水平。

（三）抑制素的变化

最近研究指出卵巢除分泌甾体激素外，还分泌一些多肽激素如 inhibin 等，其与卵巢功能开始衰退有密切联系。inhibin能抑制FSH的分泌，与FSH构成一个关系密切的反馈回路，当卵巢开始老化时，血E_2尚未降低，而inhibin已降低，使FSH升高。inhibin可能有旁分泌作用，参与调节卵泡的发育。在反映卵巢功能衰退的开始，inhibin可能较E_2更敏感。

（四）其他内分泌的变化

1. 肾上腺皮质激素　氢化可的松及醛固酮的分泌在绝经前后不发生变化，可是肾上腺分泌的脱氢表雄酮及其硫酸盐在绝经后急剧下降。

2. 甲状腺　绝经后血总T_4水平无改变；T_3随年龄的增长而下降25%～40%，但并不存在甲状腺功能减退。

3. 甲状腺旁腺激素　随年龄增长而增加，有促进骨吸收，加速骨质消溶的作用。

4. 降钙素　绝经后减少，其抑制骨消溶的作用减弱，使骨质易丢失。

5. β-内啡肽　绝经后明显降低，导致潮热与情绪波动。

6. 胰腺β细胞　绝经影响胰腺β细胞功能，胰岛素分泌与糖耐量均有轻度降低。

四、其他系统的变化

从围绝经期开始，由于雌激素水平的下降，对全身各系统都会产生影响。近来的研究已证明：雌激素受体除存在于生殖系统与第二性征器官外，也存在于全身许多部位，如心血管系统、骨骼、皮肤、脂肪、泌尿道，肾脏及肝脏等。雌激素也参与脂肪、糖、蛋白和骨的代谢。因此，会引起以上系统的代谢变化。

（一）心血管系统

雌激素参与血浆胆固醇的代谢，具有促进胆固醇下降和排泄的作用，雌激素水平的下降，上述降低血脂的功能也随之减弱，从而引起血脂蛋白代谢功能紊乱。绝经后雌二醇水平下降，使对心血管有保护作用的HDL下降，不利于心血管的LDL及三酰甘油（甘油三脂）上升，导致动脉粥样硬化，容易发生冠心病和心肌梗死。

（二）骨骼系统

绝经后雌激素水平急剧下降，骨转换增加，骨吸收（破骨）大于骨形成，其结果是骨量丢失，骨量减少的程度与雌激素在体内的水平有关；丢失的速度在绝经早期快于晚期，松骨快于皮质骨。

雌激素水平的下降，使其对甲状腺旁腺素的拮抗作用减弱，对降钙素加强作用减弱，都会加速骨质消溶，导致骨质疏松。

因此，绝经后妇女骨质疏松的发病率明显高于男性，容易发生骨折及出现身材变矮，驼背、圆背等情况。

（三）泌尿系统

绝经后妇女由于泌尿道黏膜，失去雌激素的支持会变薄，抗炎能力减弱，容易发生排尿不适、尿频和感染。由于尿道位置和膀胱尿道后角发生改变，常常使小便不能控制，有溢尿现象，直立时更甚，称为压力性尿失禁。

（四）皮肤和黏膜

妇女到50岁左右，颜面皮肤开始出现皱纹。皮肤的表皮细胞增殖减少，失去弹性，皮肤显得干燥、粗糙、多屑，甚至有瘙痒感。

阴道菌群改变，乳酸杆菌减少，糖原减少，pH值升高，易发生老年性阴道炎，严重时会发生性交痛，影响性生活。

另外由于盆底组织筋膜松弛，易发生子宫脱垂、膀胱膨出和直肠膨出。

（五）自主（植物）神经系统的变化

由于多种内分泌的相互影响，会出现或轻或重的自主（植物）神经系统功能失调的现象。最明显的是潮热、出汗、心悸、眩晕等。会感到自胸部向颈部及面部扩散的阵阵热浪上升，同时上述部位皮肤有弥散性或片状发红，往往伴有出汗，出汗后热由皮肤散发后，又有畏寒感。有时单有热感而无潮热及出汗，白天黑夜任何时候都可发生。每次持续数秒钟至数分钟不等。这是血管舒张和收缩失调的一系列表现。

自主（植物）神经系统功能失调的症状还可以表现为疲乏、注意力不集中、抑郁、紧张、情绪不稳、易激动、头昏、耳鸣、心悸、心慌等。

（六）其他

进入围绝经期，毛发及眼、耳、鼻、齿等也开始发生相应的变化。

第二节　围绝经期妇女的心理特点

妇女进入围绝经期以后，常产生精神状态与心理状态方面的改变，往往产生悲观、忧郁、烦躁不安、失眠与神经质等表现，甚至出现情绪低落、性格及行为的改变。这些变化是与她们生理上的变化及家庭、社会和工作上的变化密切相关。

一、围绝经期妇女心理的影响因素

（一）雌激素水平下降对脑的影响

当雌激素水平下降时，常引起一系列精神症状和情绪变化，不同程度影响了围绝经期妇女的心理健康。

（二）衰老的影响

从中年过渡到老年期间，身体各器官都逐渐出现衰老、退化现象。如神经系统功能和心理活动比以往脆弱和易激动，对外界各种不良刺激的适应力下降，易诱发情绪障碍或心理障碍。

（三）围绝经期症状的影响

尤其是自主（植物）神经系统紊乱引起的潮热、失眠、心悸、乏力等带来的困扰。另外，如认为围绝经期的到来，怕衰老，万事心灰意懒，有恐惧感，生活无乐趣，宁愿寂寞无声，但又怕孤独。

（四）家庭、社会因素的影响

妇女进入围绝经期同时也面临职业变动、职位升降、退休、下岗等情况，社会地位的改变，如不适应角色转化，缺少周围人的帮助和社会支持，心理压力大，有失落感。在家庭中，子女成家立业，相继离去，丈夫工作繁忙，无暇顾及家庭，缺少关心，特别是婚姻关系紧张、离婚、丧偶等事件。

二、围绝经期心理异常

（一）心理疲劳

由于长期的精神负重，会发生心理疲劳。

1. 早晨起床后浑身无力，四肢沉重，心情不好，甚至不愿意和别人交谈。
2. 学习、工作不起劲，什么都懒得做，工作中错误多，效率低。
3. 容易感情冲动、神经过敏，稍遇不顺心的事便大动肝火。
4. 眼睛易疲劳，视力迟钝，全身感到不舒服；眩晕、头痛、头晕、恶心等。
5. 困乏，但躺在床上又睡不着。
6. 没有食欲、挑食、口味变化快等。

（二）焦虑心理

这是围绝经期常见的一种情绪反应。终日或间歇地无缘无故焦急紧张，心神不定，或无对象、无原因地惊恐不安。有多种自主（植物）神经系统功能障碍和躯体不适感。坐立不安、搓手跺脚是焦虑症常见的鲜明特点。

（三）悲观心理

忧郁悲观、情绪沮丧。对围绝经期之后常有的一些症状，顾虑重重，怀疑自己的疾病非常严重。言行消极，思维迟钝或喜欢灰色的回忆，即回忆生活中一些不愉快的事。

（四）个性行为的改变

这些改变表现为敏感、多疑、自私、唠唠叨叨，遇事容易急躁甚至不近人情。无端的心烦意乱，有时又容易兴奋、有时伤感，在单位和社会交往中人际关系往往不协调。

（五）性心理障碍

许多妇女进入围绝经期后出现了月经紊乱、阴道炎、性交疼痛等表现，对性生活产生了消极心理，误以为女性的围绝经期就是性能力及性生活的终止期。

还有些妇女误将"绝经"与"绝欲"等同起来。这种性心理障碍压抑了自己的正常的性生理需求，加重了性功能障碍，过早地终止了性生活，容易造成夫妻感情冷漠、疏远，妇女情绪变坏。

围绝经期妇女的这些心理反应，如能得到适当保健，大多会随着机体的逐步适应，内环境重薪建立平衡而逐渐好转或消失。如不加重视，及时予以宣泄治疗，不仅影响身心健康，亦可导致心理障碍，诱发心身疾病。

第八章 围绝经期的保健和疾病防治

第一节 围绝经期的保健

妇女进入围绝经期后，随着卵巢功能的衰退，体内雌激素水平逐渐降低，直至绝经，同时伴随着心理、社会各方面的变化。尤其进入绝经后期后，全身各器官系统生理功能进一步衰退，防御和代谢功能普遍降低，妇女将逐渐面临一系列健康问题，严重地困扰着她们的身心健康。

围绝经期保健应以促进围绝经期妇女身心健康为目标，使她们能顺利地度过这一"多事"的过渡时期。围绝经期保健的工作内容要针对围绝经期妇女的生理、心理、社会特点和围绝经期常见的健康问题，采取有效的防治措施和排除不良的社会、环境因素的干扰。主要是通过健康教育和咨询服务提高这一特殊人群的自我保健能力，包括建立健康的生活方式，定期监测自身健康状况和学会自我查病。围绝经期的许多表现都与卵巢功能衰退、雌激素水平下降有关，正确、科学地使用激素替代疗法，不仅有利于缓解更年期各种症状，还能预防低雌激素相关疾病，也应列为围绝经期保健的主要内容之一。

随着社会的老龄化，围绝经期妇女的人数亦相应增长，围绝经期保健的服务对象面广量大。妇幼保健机构及各级医院除开设更年期保健门诊以适应围绝经期妇女的保健需求外，还应重视深入社区，开展社区妇女围绝经期保健服务。

一、提高围绝经期妇女的自我保健能力

（一）建立健康的生活方式

由于在生活中会有各种有害的精神或物质的因素危害人们的身心健康，建立健康的生活方式，就能维护健康。健康的生活方式包括：合理调整营养和培养良好的饮食习惯；适当的运动；维持正常体重，保持正常体态，充分睡眠，每晚睡眠7～8小时；维持心理平衡；注意个人卫生，特别要保持外阴清洁，勤换内裤；和谐的性生活。

（二）学会自我监测

掌握健康的标准和常见病的早期症状，提高自我监测能力，定期进行自我监测和记录，及时发现自己身心健康的偏异，及早发现疾病，及早进行矫治，维护健康。近年

来，世界卫生组织提出身体健康和心理健康的衡量标准，即用"五快"来衡量机体各系统的健康状况，用"三良"衡量心理的健康状况。所谓"五快"，即食得快、便得快、睡得快、说得快、走得快。所谓"三良"，即良好的个性、良好的处世能力、良好的人际关系。

二、普及围绝经期常见病的防治知识，提高防治质量

围绝经期常见病包括常见妇科病，恶性肿瘤及低雌激素水平相关的代谢性疾病。除在健康教育中要普及更年期常见病的早期症状和防治知识外，还要开展社区妇女更年期保健服务，通过咨询、指导和随访等，关心围绝经期妇女，使她们真正做到爱护自己，重视和懂得如何照顾自己，出现问题及时就医，以提高围绝经期妇女的保健水平。

三、积极而谨慎地推广性激素替代治疗

激素替代治疗可缓解围绝经期症状，减轻泌尿生殖器官萎缩，减少心血管疾病的发病率和病死率，预防绝经后骨质疏松，提高生活质量，延缓衰老。

第二节 围绝经期疾病的防治

围绝经期综合征

围绝经期综合征（perimenopause syndrome）是指部分妇女在绝经前后的一段时期内出现一系列与性激素减少有关的症状。除自然绝经外，两侧卵巢经手术切除或受放射线毁坏，亦可发生围绝经期综合征。

一、病因

病因不十分明确。多认为卵巢功能衰退、雌激素分泌减少是导致围绝经期综合征的主要原因。因卵巢功能逐渐衰退，排卵次数减少，雌激素分泌减少，对垂体和下丘脑反馈调节作用减弱，导致内分泌功能失调、代谢障碍以及自主神经功能紊乱等一系列更年期综合征症状。雌激素分泌减少还干扰了中枢神经递质的代谢和分泌，表现出情绪不稳定、易激动等一系列精神症状。

二、病理

（一）卵巢变化

围绝经期妇女，卵巢体积缩小，卵巢皮质变薄，原始卵泡耗尽，不再排卵。

（二）性激素变化

由于卵巢功能衰退，雌激素分泌逐渐减少，绝经后妇女体内仅有低水平雌激素，以雌酮为主，来自肾上腺皮质的雄烯二酮经周围组织转化为雌酮。

（三）促性腺激素变化

围绝经期由于雌激素不足，对下丘脑、垂体不能进行有效的负反馈，致使垂体分泌促性腺激素增加，绝经后2～3年达最高水平，至老年期才开始下降。

（四）催乳素变化

由于雌激素具有肾上腺能耗竭剂的功能，可抑制下丘脑分泌催乳素抑制因子，从而使催乳素浓度升高。绝经后雌激素水平下降，下丘脑分泌催乳素抑制因子增加，致使催乳素浓度降低。

三、临床表现

（一）生殖系统症状

1. 月经紊乱　多数由稀发而逐渐绝经，少数人由月经不规律而渐绝经。
2. 生殖器官萎缩　阴道、子宫逐渐萎缩，阴道干燥疼痛，外阴瘙痒。盆底肌肉松弛，易出现子宫脱垂和阴道壁膨出。
3. 泌尿系症状　由于尿道括约肌松弛，可出现尿失禁，容易发生感染。
4. 第二性征　逐渐退化，乳房逐渐萎缩。

（二）心、血管系统症状

突然面部潮红，头颈部胀、热，烦躁不安，然后出冷汗，此症状可持续几秒或几分钟。有时可有心慌气短、血压升高，可导致冠心病发作。也有人有头痛、眩晕、耳鸣等症状。

（三）精神神经症状

表现为神经过敏、易怒，精神不集中，记忆力减退，失眠，焦虑等，严重者可患更年期精神病。

（四）代谢障碍

由于雌激素减少，可影响胆固醇、钙、磷、水盐代谢，可出现动脉硬化、冠心病、肥胖、骨质疏松、腰腿疼痛、骨折及水肿等症状。

四、实验室及其他检查

（一）基础体温

呈单相。宫颈黏液示无排卵。内膜活检可见增殖期或增生过长，无分泌期变化。

（二）阴道细胞学检查

显示以底、中层细胞为主。

（三）激素测定

雌激素可降低或正常，促性腺激素（FSH）升高。还应测定血或尿的游离皮质醇、甲状腺素（T_3、T_4、TSH）、甲状旁腺素等。

（四）生化检查

血钙、血磷、血糖、血脂及肝肾功能测定：尿糖、尿蛋白、24小时尿钙/肌酐、24小时尿羟脯氨酸/肌酐比值测定。

绝经后妇女是经过尿液排钙的增加使骨钙丢失的，空腹尿钙来源于骨钙，空腹尿羟脯氨酸来源于骨的胶原，二者间接反映骨吸收情况。测定24小时尿钙/肌酐、24小时尿羟脯氨酸/肌酐比值比较方便，可避免测24小时尿。定期测定可预测骨丢失速度。正常妇女空腹尿钙/肌酐比值为0.06±0.04，绝经期妇女比值为0.14±0.01。

（五）影像学检查

1. B型超声　可了解子宫卵巢情况，排除妇科器质性疾病。骨的超声波通过骨的速度及振幅衰减反映骨矿含量及骨结构，但对其应用价值有不同意见。

2. 骨量测定　是帮助确诊骨质疏松症，有单、双光子骨吸收测量法和定量计算机层面扫描法。前者测定骨矿含量，精确度较差。后两者的测值与脊柱骨质疏松密切相关，可进行全身骨骼的检测，测定骨密度，但价格昂贵，不能用做普查。

测量骨矿含量和骨密度有很多方法，以骨矿含量或骨密度低于正常青年人均值的2.5个标准差以上，作为诊断骨质疏松的标准。低于1～2.5个标准差，为骨含量减少，是预防干预的对象。

3. X线　不能准确提示骨量减少，在骨量丢失30%以上时才能显示，但可准确诊断骨折。

五、诊断

1. 多发生于45岁以上的妇女，多有月经不规则或闭经，以及出现潮热、出汗、心悸、抑郁、易激动与失眠等症状。

2. 第二性征可有不同程度的退化。

3. 生殖器官可有不同程度的萎缩，有时并发老年性阴道炎。

4. 血、尿FSH及LH明显升高。

六、鉴别诊断

（一）原发性高血压

家族有高血压史，多年来以高血压为主症，病程缓慢，发作期收缩压和舒张压同时升高，晚期常合并心、脑、肾损害。

（二）心绞痛

每因劳累过度、情绪激动或饱餐等诱发胸骨后疼痛，甚至放射至左上肢，持续约1~5分钟，经休息或舌下含服硝酸甘油片后，症状得以缓解和控制。

（三）子宫肌瘤、子宫内膜癌

子宫肌瘤好发于30~50岁之间的女性，子宫内膜癌多发生于50岁以上者。二者均可见不规则阴道出血，前者通过妇科检查和B超可行鉴别，后者通过诊刮病检可与围绝经期月经失调鉴别。

（四）尿道及膀胱炎

虽有尿频、尿急、尿痛，甚至尿失禁，但尿常规化验可见白细胞，尿培养有致病菌，经抗炎治疗能迅速缓解和消除症状。

（五）增生性关节炎

脊柱、髋、膝等关节酸痛和发僵，且随年龄增长而加重。X线检查，关节有骨质增生或有骨刺，或关节间隙变窄等。

七、治疗

为缓解围绝经期的临床症状，提高妇女的生活质量，预防或治疗骨质疏松等老年性疾病，可选择相应的治疗措施以帮助妇女顺利度过围绝经期。

（一）一般治疗

为预防骨质疏松，围绝经期妇女应坚持体格锻炼，增加日晒时间，摄入足量蛋白质及含钙丰富食物，并补充钙剂以减慢骨的丢失。适当的运动，可以刺激骨细胞的活动、维持肌张力、促进血液循环，有利于延缓老化的速度及骨质疏松的发生。围绝经期精神症状可因神经类型不稳定或精神状态不健全而加剧，故应进行心理治疗。谷维素20mg，每日3次，有助于调节自主神经功能。必要时可睡前服用艾司唑仑2.5mg以助睡眠。α受体阻滞剂可乐定（clonidin）0.15mg，每日2~3次，可缓解潮热症状。

（二）绝经及绝经后期激素替代疗法

多数学者推荐绝经后采用激素替代治疗，理由是合理用药方案及定期监护可将雌激素的潜在有害因素完全消除或降到最低程度。而且，激素替代对妇女生活质量的有益作用远远超过其潜在的有害作用。

1. 适应证　雌激素替代治疗适用于具有雌激素水平低落症状或体征而无禁忌证者。由于雌激素减少对健康的危害始于绝经后，故应于绝经早期用药。

2. 禁忌证

（1）绝对禁忌证有妊娠、不明原因子宫出血、血栓性静脉炎、胆囊疾病、肝脏疾病。

（2）相对禁忌证有乳癌病史、复发性血栓性静脉炎病史或血栓、血管栓塞疾病。

3. 药物制剂及剂量选择　主要成分是雌激素。有子宫者，用雌激素同时必须配伍孕激素以对抗单一雌激素对子宫内膜刺激引起的子宫内膜增生过长病变和阻止子宫内膜癌的发生。

（1）雌激素

1）己烯雌酚（diethylstilbestrol，DES）：为合成非甾体激素，肌内注射较口服作用强，不良反应较重，易引起消化道反应和突破性出血。

2）炔雌醇（ethinyl estradiol，EE）：为甾体类雌激素的衍生物；是半合成雌激素。是强效雌激素，活性为己烯雌酚的20倍，由于雌激素作用强，因而国外学者提出不合适用作HRT中的雌激素。目前是口服避孕药中的雌激素成分。

3）尼尔雌醇（nilestriol，维尼安）：是半合成雌激素，口服吸收后贮存于脂肪组织，缓慢释放，代谢为乙炔雌三醇起作用，是口服长效雌激素。用于HRT疗效明显，选择性地作用于阴道和子宫颈管，对子宫内膜也有促生长作用。

4）雌酮（estrone，E_1）：为天然雌激素，雌激素活性较E_2弱，但可转化为E_2在靶细胞起作用。国外有雌酮硫酸酯哌嗪（estropipate）等，国内尚无此药，也用于HRT。

5）雌二醇（E_2）：为天然雌激素，在循环中与性激素结合蛋白结合，非结合的亲酯游离E_2分子进入靶细胞，与雌激素受体结合发挥生物效应。E_2在体内停留时间最长，因而雌激素活性最强，是体内起主要作用的雌激素。E_2经微粉化处理后可在消化道内迅速吸收，口服数周后，血E_2浓度达稳态。

戊酸雌二醇（estradiol valerate，E_2V）：是E_2的酯类，口服后在消化道迅速水解为E_2，药代与药效与E_2相同，也归天然雌激素。

6）雌三醇（estriol，E_3）：是E_2、E_1的不可逆代谢产物，是天然的雌激素，雌激素活性较小，选择作用于生殖道远端，对子宫内膜影响小。有片剂和栓剂，阴道用药为雌三醇栓或药膏。

7）妊马雌酮：从孕马的尿中分离，是天然的复合雌激素，其中45%为硫酸雌酮（E_1S），55%是各种马雌激素。代谢复杂，药物作用也较复杂，临床用于HRT历史最久，目前仍在探讨其用药的复杂性。预防骨质疏松效果较好。并可使心肌梗死的发病率降低达50%。有片剂和阴道用栓剂。

8）贴膜E_2（transdermal patch）：所含的E_2储存在贴膜的药库或基质内，缓慢稳定的释放E_2，0.05mg的皮贴膜每日向体内释放50μg E_2。多数剂型为每周2帖。进口的贴膜有妇舒宁（药库型）、德美舒（基质型）、松奇（基质型）；国内产品有更乐和伊尔帖片。

9）皮埋片E_2（subcutaneous pellets）：片内有结晶型E_2，植入皮内1片，每片有25mg、50mg、100mg E_2等，可稳定释放$E_2$6个月。

10）爱斯妥凝胶（oestrogel）：为一种涂抹胶（percutaneous gel），含有乙醇的胶状物，涂抹在臂、肩和腹部皮肤，透过表皮的E_2储存在角质层内，缓慢释放，每日涂1次。

11）诺舒芬（vagifen）：是一种片剂，含0.025mg的E_2，为阴道用药。

12）E_2环（estring）：每日释放7.5μgE_2，一环可使用3个月，可自由取出和放入。

13）普罗雌烯（更宝芬）：特殊的分子结构使其不能被皮肤及阴道上皮细胞吸收，具有严格的局部作用。营养外阴、阴道、尿道上皮细胞，常用于雌激素缺乏引起的外阴、阴道、尿道萎缩及炎症改变。有胶囊和软膏2种剂型。

（2）孕激素和雌激素序贯疗法：孕激素可防止雌激素引起的乳房、子宫细胞过度生长。在服用雌激素后期加用黄体酮10mg肌内注射，或加安宫黄体酮每日2～4mg，口服，共5～7日。

（3）雄激素：现已不再使用，但对于感觉乳房痛或性欲减退者，或为了减少药性流血，在使用雌、孕激素药物时可加用，如丙酸睾丸酮或甲基睾丸素等。

（4）OrgoD$_{14}$：为荷兰欧加农药厂研制出的一种新型类固醇激素，口服本品每日2.5mg后可显著地抑制更年期妇女血浆FSH及LH水平，而以FSH抑制程度更甚。对泌乳素（PRL）水平无影响，对育龄的妇女有抑制排卵作用。一个多中心双盲有对照的交叉研究结果也显示256例患者口服本品共16周，1个月后潮热、出汗、头痛、疲乏感皆有明显好转，睡眠及性欲改善，自我感觉及情绪提高，且副反应轻。

（5）福康乐（C-H$_3$）：临床140例经服用C-H$_3$ 2～3个月后即初见疗效，如潮热、失眠、出汗、焦虑明显改善，内分泌检测同样也有改善，总有效率达到79.2%，其中显效11.4%。服用1年有效率60.5%，显效率39.5%。

（6）丹那唑：用本品治疗伴有严重血管舒缩症状的绝经后妇女，每日100mg，连服2个月，也可收到明显的效果。

（7）诺更宁（kliogest）：是微粉化17-β$E_2$2mg与醋酸炔诺酮1mg的复方制剂，适用于需要连续合并应用雌、孕激素的情况。由该两药组成的模仿生理周期的三相复方制剂——诺康律片可用于序贯方案。

（8）克龄蒙（climen）：是11片2mg戊酸雌二醇和10片含2mg戊酸雌二醇和1mg醋酸环丙孕酮的复方片组成的制剂，可供周期性序贯合用雌、孕激素者选用。

（9）倍美安：是由0.625mg的倍美力与2.5mg的甲羟孕酮组成的复方制剂，可用于连续联合治疗。

（10）倍美孕：是由14片0.625mg的倍美力和14片含0.625mg的倍美力与5mg的甲羟孕酮组成的复方片，可用于序贯方案。

（11）7-甲异炔诺酮（livial，利维爱）：是一种21碳类固醇衍生物，具有孕、雌和雄激素的作用，能够稳定妇女在围绝经期卵巢功能衰退后的下丘脑-垂体系统，无内膜增生的作用，一般不引起阴道出血。适用自然绝经和手术绝经所引起的各种症状。

（三）非激素类药物

1. 钙剂　可减缓骨质丢失，如氨基酸螯合钙胶囊，每日口服1粒（含1g）。

2. 维生素D　适用于围绝经期妇女缺少户外活动者，每日口服400～500U，与钙剂合用有利于钙的吸收完全。

3. 降钙素（calcitonin）　是作用很强的骨吸收抑制剂，用于骨质疏松症。有效制剂为鲑降钙素（salmoncalcitonin）。用法100U肌内或皮下注射，每日或隔日一次，2周后改为50U，皮下注射，每日2～3次。

4. 双磷酸盐类（biphosphates）　可抑制破骨细胞，有较强的抗骨吸收作用，用于骨质疏松症。常用氯甲双磷酸盐（clodronate），每日口服400～800mg，间断或连续服用。

八、预防

围绝经期是妇女一生必然度过的一个过程，也是不以人的意志为转移的生理过程。因此，围绝经期妇女应建立良好的心态对待这一生理过程，掌握必要的围绝经期保健知识，保持心情舒畅，注意劳逸结合，使阴阳气血平和。尚需注意饮食有节，加强营养，增加蛋白质、维生素、钙等的摄入。维持适度的性生活。定期咨询"妇女围绝经期门诊"和做必要的妇科检查，以便及时治疗和预防器质性病变。

九、预后

围绝经期妇女约1/3能通过神经内分泌的自我调节达到新的平衡而无自觉症状。因此进入围绝经期时期的妇女必须对这一生理过渡有正确的认识，达到自我调节的目的。2/3的妇女则可出现一系列性激素减少所致的症状，通过上述一系列调治，可以达到控制症状和减轻症状，预后较好。

子宫颈癌

宫颈癌（cervical cancer）是最常见的妇女恶性肿瘤之一。在欧美国家，宫颈癌在妇科恶性肿瘤中已退居第二三位，但在我国仍居首位，并在地理分布上主要集中在中部地区，山区多于平原。宫颈癌的发病年龄呈双峰状，35～39岁和60～64岁高发。近40年由于宫颈细胞学筛查的普及使宫颈癌得以早期发现、早期诊断及早期治疗，生存率明显提高，发病率及死亡率已明显下降。

一、病因

宫颈癌的发病因素至今尚未完全明了，但大量资料表明，其发病与下列因素有关。

（一）性行为及分娩次数

性活跃、初次性生活<16岁、早年分娩、多产等，与宫颈癌发生密切相关。青春期宫颈发育尚未成熟，对致癌物较敏感。分娩次数增多，宫颈创伤几率也增加，分娩及妊娠内分泌及营养也有改变，患宫颈癌的危险增加。孕妇免疫力较低， HPV－DNA检出率很高。与有阴茎癌、前列腺癌或其性伴侣曾患宫颈癌的高危男子性接触的妇女也易患宫颈癌。

（二）慢性宫颈炎

长期刺激发病率高。宫颈炎患者发病率为正常人4.7倍。

（三）细菌病毒感染

可能是诱发宫颈癌的重要因素。近来发现性交感染的某些病毒，如：人类疱疹病毒Ⅱ型（HSV–2）、人类乳头状病毒（HPV）、人巨细胞病毒（HCMV）可能与宫颈癌发病有关。宫颈癌患者血清抗HPV-2抗体，阳性率达80%～100%，正常对照仅20%；宫颈癌组织中可检查出CMV的DNA片断。

（四）包皮垢因素

一些临床资料指出，人的包皮垢不仅对阴茎癌的发生有决定性影响，而且与子宫颈癌的发生有密切关系。流行病学研究证明，犹太人几乎见不到阴茎癌的发生，同时犹太妇女的子宫颈癌发病率也很低。其他如穆斯林妇女中宫颈癌发病率亦较低。其原因与犹太人及穆斯林教规规定男孩有行包皮环切的风俗有关，提示包皮垢可能是病毒或化学致癌物质的携带者，包皮垢中的胆固醇经细胞作用后，可转变为致癌物质。

（五）其他

如性激素失调、遗传因素、社会经济状况和精神创伤等因素，也可有一定关系。也有报道指出，母亲为安胎在怀孕期间服用己烯雌酚，生下的女儿在成年时容易患子宫颈癌。另外，吸烟、长期服避孕药丸可能会增加宫颈癌发病的危险。子宫颈细胞发育不良也可以转变为早期癌。

二、病理

（一）组织学分类

1. 鳞状细胞癌　鳞状细胞癌（简称鳞癌）占90%～95%，其生长方式有外生型、内生型和溃疡型。其中外生型易出血；内生型临床表现出现晚而淋巴转移发生早；溃疡型易继发感染并有恶臭分泌物排出。

2. 腺癌　来源为被覆宫颈管表面和颈管内腺体的柱状上皮，占5%～10%，其外观与鳞癌相似。

若腺癌与鳞癌并存时，称为宫颈腺—鳞癌；腺癌合并有鳞状上皮化生时，称为宫颈腺角化癌。

镜检时，根据细胞形态均可分为高分化、中分化和低分化三类，对于选择和制定具体治疗方案有参考价值。

（二）病程发展阶段

1. 不典型增生　属于癌前病变。表现为细胞分化不良、排列不齐、核深染等。

2. 原位癌　又称上皮内癌，宫颈上皮内癌，宫颈上皮全层被癌细胞所替代，但未穿透基底膜。

3. 浸润癌　早期浸润癌，是指癌细胞穿破基底膜，出现间质浸润，但深度不超过5mm，宽不超过7mm，无临床特征。若进一步发展则成为子宫颈浸润部。

（三）转移途径

1. 直接蔓延　向下方沿阴道黏膜蔓延是最常见的方式，其次为向上至子宫下段肌层，向两侧至阔韧带、阴道旁组织，甚至达骨盆壁。晚期可致输尿管阻塞，向前后可侵犯膀胱和直肠。

2. 淋巴转移　其发生机率与病程进展阶段有关，愈近晚期，转移率越高。首先受累的是宫颈旁，髂内、髂外及闭孔淋巴结，其次为骶前、髂总、腹主动脉旁及腹股沟淋巴结，晚期可转移至左锁骨上淋巴结。

3. 血行转移　多发生于晚期，癌组织破坏小静脉后，经体循环至肺、肾、脊柱等处。

三、临床分期

采用国际妇产科联盟（FIGO，2000年）修订的临床分期（表8－1）。

表8-1　宫颈癌的临床分期标准（FIGO，2000年）

期别	肿瘤范围
0期	原位癌（浸润前癌）
Ⅰ期	癌灶局限在宫颈（包括累及宫体）
Ⅰ$_A$	肉眼未见癌灶，仅在显微镜下可见浸润癌。
Ⅰ$_{A1}$	间质浸润深度≤3 mm，宽度≤7mm
Ⅰ$_{A2}$	间质浸润深度>3mm至≤5mm，宽度≤7 mm
Ⅰ$_B$	临床可见癌灶局限于宫颈，或显微镜下可见病变>Ⅰ$_{A2}$
Ⅰ$_{B1}$	临床可见癌灶最大直径≤4cm
Ⅰ$_{B2}$	临床可见癌灶最大直径>4cm
Ⅱ期	癌灶已超出宫颈，但未达盆壁。癌累及阴道，但未达阴道下1/3
Ⅱ$_A$	无宫旁浸润
Ⅱ$_B$	有宫旁浸润

期别	肿瘤范围
Ⅲ期	癌肿扩散盆壁和（或）累及阴道下1/3，导致肾盂积水或无功能肾
ⅢA	癌累及阴道下1/3，但未达盆腔
ⅢB	癌已达盆壁，或有肾盂积水或无功能肾
ⅣA	癌播散超出真骨盆或癌浸润膀胱黏膜或直肠黏膜
ⅣB	远处转移

四、临床表现

（一）症状

1. 早期宫颈癌　常无症状或仅有少量接触性出血，与慢性宫颈炎无明显区别。

2. 阴道流血　表现为性交后或妇科检查后的接触性出血以及阴道不规则流血。病灶较大侵蚀较大血管时，可出现致命性大出血。年老患者常表现为绝经后阴道流血。一般外生型癌出血较早，血量也多；内生型癌出血较晚。

3. 阴道排液　阴道排液增多，白色或血性，稀薄如水样或米泔样，有腥臭。

4. 晚期癌的症状　根据病灶侵犯的范围而出现继发性症状。病灶波及盆腔结缔组织、骨盆壁、压迫输尿管或直肠、坐骨神经等时，患者诉尿频、尿急、肛门坠胀、大便秘结、里急后重、下肢肿痛等。到了疾病末期，患者表现消瘦、发热、全身衰竭等。

（二）体征

宫颈原位癌，镜下早期浸润癌及极早期宫颈浸润癌，局部均无明显改变，宫颈光滑或为轻度糜烂。随着病变的进一步发展，可出现不同的体征。外生型患者可有息肉状、乳头状、菜花状赘生物，常被感染，质脆，触之易出血；内生型则见宫颈肥大，质硬，宫颈膨大如桶状，宫颈表面光滑或有结节。当晚期癌组织坏死脱落时可形成溃疡或空洞并有恶臭。阴道壁被侵及时则可见赘生物生长；宫旁组织受累时，妇检可扪及宫旁组织增厚、结节状、质硬甚或为冰冻盆腔。

五、实验室及其他检查

（一）宫颈刮片细胞学检查

这是普查采用的主要方法。刮片必须在宫颈移行带处。涂片后用巴氏染色，结果分为5级：Ⅰ级正常，Ⅱ级炎症引起，Ⅲ级可疑，Ⅳ级可疑阳性，Ⅴ级阳性。Ⅲ、Ⅳ、Ⅴ级涂片必须进一步检查明确诊断。

（二）碘试验

用于识别宫颈病变的危险区，以便确定活检取材的部位，提高诊断率。

（三）氦激光肿瘤固有荧光诊断法

用于癌前病变的定位活检。固有荧光阳性，提示有病变；阴性，提示无恶性病变。

（四）宫颈和宫颈管活体组织检查

这是诊断子宫颈癌的主要依据。但应注意有时因取材过少或取材不当，而有一定的假阴性，所以多采用在宫颈碘染色情况下，在着色与不着色交界处多点取活检。如宫颈刮片细菌学检查为Ⅲ级或Ⅲ级以上涂片，而宫颈活检为阴性者，应用小刮匙搔刮宫颈管，将刮出物送组织病理学检查。

（五）阴道镜检查

用特制的阴道镜，可将宫颈组织放大数十倍，借以发现肉眼所不能看见的早期宫颈癌的一些表面变化。对于凡宫颈刮片细胞学检查为Ⅲ级以上者，应立即在阴道镜检查下，观察宫颈表面有无异型上皮或早期宫颈癌病变，并提供活检部位，以提高活检阳性率。

（六）宫颈锥形切除检查

宫颈刮片多次阳性，阴道镜下活检又不能确诊者；或活检为重度异型增生，原位癌或镜下早期浸润者；无条件追踪或活检无肯定结论者，可做宫颈锥切术，并将切除组织分块做连续病理切片检查，以明确诊断。目前诊断性宫颈锥切术已很少采用。

六、诊断和鉴别诊断

（一）诊断

根据病史、临床表现和病理检查确诊。还需做周身的详细检查与妇科三合诊检查，确定病变范围及临床分期。

（二）鉴别诊断

应与子宫颈糜烂、宫颈息肉、宫颈乳头状瘤、子宫黏膜下肌瘤、宫颈结核、宫颈尖锐湿疣、宫颈子宫内膜异位症等鉴别，宫颈细胞学检查和活检是可靠的鉴别方法。颈管型宫颈癌应与Ⅱ期子宫内膜癌相鉴别。

七、治疗

宫颈癌的治愈率与临床期别、有无淋巴转移、癌肿的病理及治疗方法有关。根据宫颈癌的预后情况，早期手术与放疗效果相近，腺癌放疗不如鳞癌。无淋巴转移者预后好。早期诊断、早期治疗非常重要。宫颈癌治疗是以西医治疗为主的中西医结合治疗。采用中药辨证施治可减少放疗与化疗的不良反应并提高疗效。

（一）宫颈上皮内瘤样病变

确诊为CIN Ⅰ级者，暂时按炎症处理，每3～6个月随访刮片，必要时再次活检，病变持续不变者继续观察。确认为CIN Ⅱ级者，应选用电熨、激光、冷凝或宫颈锥切术进行治疗，术后每3～6个月随访1次。确诊为CIN Ⅲ级者，主张行子宫全切术。年轻患者若迫切要求生育，可行宫颈锥切术，术后定期随访。

（二）宫颈浸润癌

1. 手术治疗

（1）Ⅰa₁期：一般做筋膜外全子宫切除术。对年轻要求保留生育功能患者，若病灶没有累及淋巴、血管区，可做宫颈锥切术，只要锥切边缘正常，可不再做子宫切除术。

（2）Ⅰa₂、Ⅰb和Ⅱa期：广泛子宫切除术（子宫根治术）和双侧盆腔淋巴结清扫术。对年轻患者，卵巢若正常应予保留。

（3）Ⅱb、Ⅲ称Ⅳa期：可单独放疗，包括体外照射和腔内照射两种方法。腔内照射多用后装机，放射源为^{137}铯（^{137}Cs）、^{192}铱（^{192}Ir）等。体外照射多用直线加速器。^{60}钴（^{60}Co）等。早期病例以腔内照射为主，晚期病例以体外照射为主；也可以采用放疗配合手术治疗的方法。

（4）Ⅵb期：全盆腔放疗结合化疗控制症状。

2. 放射治疗　放射治疗适用于各期患者。但有阴道萎缩、狭窄、畸形或子宫脱垂等解剖结构异常，骨髓抑制，急、慢性盆腔炎，并发膀胱阴道瘘或直肠阴道瘘等病变，则不宜放疗。放疗时尽可能的保护正常组织和器官。子宫颈癌的放射治疗以腔内照射为主。晚期则除腔内之外，体外照射也非常重要。

3. 化学药物治疗　可作为综合治疗的一种手段，多用于晚期癌的姑息治疗，也可作为对手术或放疗的辅助治疗，如配合放疗，能增加放射敏感性。化疗药中以环磷酰胺、5-Fu的疗效较好，平阳霉素、阿霉素和消瘤芥亦有一定的缓解率。

（1）术前化疗：Ⅱb期子宫颈癌患者行术前化疗1～2个疗程后使宫颈瘤灶缩小，宫颈组织变软，可转为Ⅰa期，手术能顺利进行，特别是腺癌，对放疗不敏感，且适合于没有放疗条件的医院，经术前化疗后手术，避免了放疗引起的阴道狭窄等，提高了患者的生存质量。

1）去氧氟尿苷（氟铁龙）：学名叫"Dox - ifluridine"，简称5'- DFUR，由在肿瘤组织中具有高度活性的PYNPase酶分解，最终转化成氟尿嘧啶。

在基础实验中通过对宫颈癌细胞株细胞和卵细胞及卵巢癌细胞株的抑制肿瘤增殖实验，发现5'- DFUR的抗肿瘤效果比UFT和氟尿嘧啶好。进一步测定在手术中采集到的妇科肿瘤患者肿瘤组织的PYNPase活性，发现PYNse在肿瘤组织的活性要高于正常组织，特别是在宫颈癌的癌组织中显示了非常高的活性。

对于宫颈癌患者，术前每日给予5'-DFUR1200mg，连续7天口服后，测定组织内的氟尿嘧啶浓度，发现瘤组织内氟尿嘧啶高于其他的正常组织如子宫体部肌、子宫内膜、子宫旁组织、卵巢、淋巴结以及血液中氟尿嘧啶浓度临床有效率为20.6%。

2）术前介入治疗：长期以来，化疗被用于治疗晚期或复发性宫颈癌，处于辅助性和姑息性治疗的地位。近10年来，随着介入放射诊断学和治疗学不断发展，术前介入治疗在宫颈癌中应用越来越受到重视。

指征：①宫颈癌的手术和放疗是效果较为肯定的治疗方法，但对于局部肿瘤较大，有区域淋巴结转移者，复发及转移率较高，用术前化疗可以有效地消灭肿瘤细胞，使宫颈局部肿瘤缩小或消失；②宫颈局部感染随肿瘤缩小而减轻，增加了手术切除的彻底性，并可减低肿瘤细胞的活力，以免手术使肿瘤细胞扩散，减少了肿瘤的复发和转移；③介入动脉灌注局部浓度高，持续时间长，癌组织中的药物浓度较静脉化疗高2.8倍，杀伤肿瘤的能力增加10~100倍；④介入化疗不保留导管，患者不需要长时间卧床，减少了患者的痛苦与各种并发症；⑤顺铂是细胞毒性药物，进入体内有游离型和结合型两种，其抗癌作用主要是游离型，静脉给药时蛋白结合型高达75%~92%，而动脉灌注则大部分的游离型到达肿瘤部位，提高了抗癌效果；⑥介入动脉灌注给药毒性反应轻，除有轻度恶心、呕吐及骨髓抑制外，无其他毒性反应发生，且恢复快，不会因毒性反应而影响手术。

药物：顺铂（DDP）100mg，博莱霉素（BLM）30mg，丝裂霉素（MMC）20mg，多柔比星（阿霉素，ADM）或表柔比星（表阿霉素，EPI）50mg，长春新碱（VCR）2mg，甲氨蝶呤（MTX）20mg。

具体方案：

DDP+ADM +BLM

DDP +VCR

DDP +BLM+ MTX

DDP+ EPI

药物剂量随患者的情况酌量调整，药物分配按造影时肿瘤血供占优势侧而定。对于侵犯直肠病例加做肠系膜下动脉灌注。栓塞剂采用药物微球：即直径1mm的明胶海绵颗粒，MMC或ADM粉剂，造影剂充分混合，用量按肿瘤体积及其血管是否丰富而定，透视监控下栓塞，以防造影剂反流误栓其他脏器血管，明胶海绵具有相对较短的吸收期（10~30天），故便于重复治疗，介入治疗结束后，观察因肿块所致的阴道流血、流液，腰骶及下腹痛，肛门坠胀等症状，一般上述症状于介入治疗3~5天内不同程度地缓解。

不良反应与并发症：常见的不良反应：如发热、消化道反应、白细胞下降及肝功能一过性损伤，对症处理后2周可消失。下腹痛见于所有病例，是由于肿瘤组织化疗栓塞后缺氧及坏死所致，且化疗栓塞者较单纯化疗为重，对症处理可缓解。少数患者臀部皮肤瘀斑，是化疗药物反流到臀部血管引起软组织损伤所致，可热敷、理疗。极少数患者有便血、尿血，是由于药物损伤直肠及膀胱所致，经止血处理，数日内可停止。

介入性髂内动脉栓塞化疗为中晚期宫颈癌提供了一种安全而有效的治疗方法，能缩小原发病灶、提高局部治疗效果、预防周围淋巴结和脏器转移、提高手术切除率，具有重要的临床意义，也可作为综合治疗的一部分，配合其他治疗方法，可望提高其远期疗效。

（2）局部晚期宫颈癌的化疗：局部晚期宫颈癌的范围是指Ⅱb～Ⅳa期。

中华医学会妇产科学会在《妇科常见恶性肿瘤诊断与治疗规范草案（1998年）》中，推荐的化疗方案见表8-2，应用时按宫颈鳞癌或腺癌选择不同方案。

表8-2 宫颈鳞癌和腺癌的化疗方案

类别	方案	药物组成	剂量	途径	每疗程用药时间	备注
鳞癌	PVB	DDP	$50mg/m^2$	静脉注射	第1天（须水化）	每3周重复1次
		VCR	1mg	静脉冲入	第1天	共3个周期
		BLM	$20mg/m^2$	静脉滴注	第1～8天	
	BIP	BLM	15mg，G.N 1000ml	静脉滴注	第1天	此方案较上述方案有效率高
		IFO	$1mg/m^2$	林格液500ml静脉滴注	第1～5天	
		Mesna	$200mg/m^2$	静脉注射	第0,4,8小时（保护尿路）	
腺癌	PM	DDP	$50mg/m^2$	静脉注射	第1天	每3周重复1次
		MMC	$10mg/m^2$	静脉注射	第1，22天	每6周重复1次
	FIP	5-FU	$1500mg/m^2$	静脉滴注	第1天	分3天应用，每4周重复1次
		IFO	$38mg/m^2$	静脉滴注		
		DDP	$90mg/m^2$	静脉注射		

（3）近年来，有关宫颈癌化疗的新观念如下：

1）化疗在治疗宫颈复发、转移患者时，单独使用DDP、IFO、ADM等药物有一定疗效，联合化疗的疗效并不一定比单药的效果好。

2）新辅助化疗+手术治疗早期高危患者有一定作用。

3）盆腔动脉插管化疗可能优于全身化疗。

4）在放化疗中，羟基脲或DDP+5FU等对提高疗效有一定的作用。

5）激光治疗：激光不仅有杀伤癌细胞的作用，而且还能产生免疫性，并能提高化疗效果。宫颈癌早期，病灶局限的患者可做局部治疗。近年来，激光已被用于治疗宫颈细胞发育不良。

6）电灼治疗：局部电灼能使癌细胞加热坏死，并可提高癌对放射和化学药物的敏感性，以达到治疗目的。

7）冷冻治疗：适用于早期无转移的宫颈癌患者，常选用液氮快速致冷的方法。

围绝经期功能性子宫出血

功能失调性子宫出血（dysfunctional uterine bleeding，简称功血）是由于妇女更年期调节生殖的神经内分泌机制失常所引起的异常子宫出血。常见者为无排卵型。

一、病因

由于围绝经期卵巢功能衰退，卵泡几乎耗尽，卵巢对促性腺激素反应性降低。由于卵泡近于耗竭，雌激素分泌量锐减，对垂体的负反馈变弱，垂体分泌的促性腺激素水平升高，主要是促卵泡素升高明显，黄体生成素仍在正常范围。尽管促性腺激素水平增高，但仍不能形成排卵前高峰，卵巢不能排卵。促卵泡素及黄体生成素协同作用，使衰退的卵巢仍有部分卵泡生长发育，分泌一定量的雌激素，又因为卵巢不排卵，无黄体形成，缺乏孕激素，使子宫内膜仅有增生期改变而无分泌期变化，因此就发生了更年期无排卵性功血，其发病机制同青春期无排卵性功血。

二、病理

卵巢中可见发育不同阶段的卵泡，但无排卵现象及黄体。在雌激素的作用下子宫内膜可呈现不同程度的增生期改变。

1. 增生期子宫内膜较为多见，此时子宫内膜与正常月经周期中增生期内膜无区别，但在月经后半期甚至月经期仍表现为增生期。

2. 子宫内膜腺囊型增生过长，子宫内膜增厚，波及局部或全部，内膜呈息肉样增生。腺体增多，腺腔扩大，大小不一。

3. 子宫内膜腺瘤型增生过长，内膜腺体高度增生，数目增多，间质较少，称背靠背现象。如果腺瘤型增生的程度严重，或者腺上皮发生异型改变，需警惕有发生癌变的可能，应密切随访并积极治疗。

4. 萎缩型子宫内膜较少见，内膜菲薄，腺体少而小。上皮细胞呈立方形，低柱状，腺腔狭小，间质少而致密，血管少，胶原纤维相对增多。

三、临床表现

不规则子宫出血为其主要表现，特点是月经周期紊乱，经期长短不一，出血量时多时少，甚至大量出血。有时先有数周或数月停经，然后发生阴道不规则流血，血量往往较多，持续2~3周或更长时间，不易自止；有时则一开始即为阴道不规则流血，也可表现为类似正常月经的周期性出血。出血期无下腹痛或其他不适，出血多或时间长者常伴贫血。妇科检查子宫大小在正常范围，出血时子宫变软。

四、实验室及其他检查

（一）血象检查

如红、白细胞，血红蛋白，血小板，出凝血时间，以了解贫血程度及有无血液病。

（二）基础体温测定

无排卵型功血为单相型。

（三）宫颈黏液结晶检查

经前出现羊齿状结晶，提示无排卵。

（四）阴道脱落细胞检查

出血停止期间连续涂片检查反映有雌激素作用但无周期性变化，为无排卵型功血。如缺乏典型的细胞堆集和皱褶，提示孕激素不足。

（五）激素测定

如需确定排卵功能和黄体是否健全，可测孕二醇，如疑卵巢功能失调者，可测雌激素，睾酮，孕二醇，17羟、酮或HCG等水平。

（六）诊断性刮宫

为排除子宫内膜病变和达到止血目的，必须进行全面刮宫，搔刮整个宫腔。诊刮时应注意宫腔大小、形态，宫壁是否平滑，刮出物的性质和量。为了确定排卵或黄体功能，应在经前期或月经来潮6小时内刮宫；不规则流血者可随时进行刮宫。

子宫内膜病理检查可见增生期变化或增生过长，无分泌期出现。

五、治疗

治疗的原则是止血，调整周期，减少经量，纠正贫血。

（一）止血

可采用手术刮宫及药物性刮宫两种方法。

1. 手术刮宫　又称诊断性刮宫，即可立即制止阴道流血，又可通过子宫内膜病理检查，了解病变的性质，决定治疗方案。

2. 药物止血　可用黄体酮20mg/d，共5天，若估计患者出血量较多可加用丙酸睾丸素（丙酸睾丸酮）25～100mg/d，共3天，亦可用甲羟孕酮（安宫黄体酮）4～8mg/d，共7～10天。

（二）调整周期

1. 雌、孕激素合并应用，己烯雌酚0.5mg及甲羟孕酮（安宫黄体酮）4mg于出血第5天起两药并用，每晚1次，连服20天，撤药后出现出血，血量较少。

2. 口服复方避孕药，避孕药Ⅰ号、Ⅱ号均能有效控制月经周期。

（三）纠正贫血

轻度贫血给予铁剂及维生素C；重度贫血者宜少量多次输入新鲜血液。

六、预防

1. 认真记录月经卡，发现月经紊乱，及早进行医学咨询。

2. 避免精神过度紧张和过度劳累等因素，因为这些因素亦可能通过大脑皮质的神经递质影响下丘脑-垂体-卵巢轴之间的相互调节功能。

3. 注意营养，预防贫血。

卵巢肿瘤

卵巢肿瘤（ovarian tumor）是女性生殖系统常见肿瘤之一，可发生于任何年龄。卵巢肿瘤组织学类型多，分为良性、交界性及恶性。由于卵巢位于盆腔深部，卵巢肿瘤早期无症状，又缺乏早期诊断的有效方法，患者就医时，恶性肿瘤多为晚期。其死亡率已占妇科恶性肿瘤的第一位，严重地威胁着妇女生命和健康。

一、病因

卵巢肿瘤的病因至今还不清楚，近年来对卵巢癌临床研究中发现一些相关因素。

（一）环境因素

在高度发达的工业国家中的妇女，卵巢癌的发病率较高，如瑞典卵巢癌发病率为21/10万，美国为15/10万，而非洲为4/10万，印度为3/10万，故考虑某些化工产品及饮食中胆固醇高与卵巢癌的发病可能有关。

（二）内分泌因素

卵巢癌的发生可能与垂体促性腺激素水平升高有关，临床上见到在更年期和绝经期后卵巢癌的发病率增高，及动物的实验性卵巢肿瘤得到证实。但因发现乳腺癌、子宫内膜癌和卵巢癌的发病可随雌激素的替代疗法而增加，又不支持前述论点。

（三）病毒因素

有报道卵巢癌患者中很少有腮腺炎史，从而推断此种病毒感染可能行病学恰可深刻分析某些卵巢癌患者的高度家族倾向。

（四）遗传因素

有报道约2%～25%卵巢癌患者有家族史。近年发展起来的分子流行病学恰可深刻分析某些卵巢癌患者的高度家族倾向。

（五）致癌基因与抑癌基因

癌瘤的发生与染色体中的致癌基因受刺激，或抑癌基因的消失有关，此论点在目前卵巢癌的病因研究中也有所报道。

二、病理特点

（一）卵巢上皮性肿瘤

发病年龄多为30～60岁。有良性、临界恶性和恶性之分。临界恶性肿瘤是指上皮细胞增生活跃及核异型，表现为上皮细胞层次增加，但无间质浸润，是一种低度潜在恶性肿瘤，生长缓慢，转移率低，复发迟。

1. 浆液性肿瘤　占全部卵巢肿瘤的25%。肿瘤多为单侧，大小不一，表面光滑，囊内充满淡黄色清澈浆液。交界性肿瘤囊内有较多乳头状突起。恶性者多为双侧，体积较大，切面为多房，腔内充满乳头，质脆，可有出血坏死，囊液混浊。

2. 黏液性肿瘤　发病率仅次于浆液性肿瘤。黏液性囊腺瘤占卵巢良性肿瘤的20%，单侧、多房、瘤体大小不一，小如蚕豆，大的占据整个腹腔，达几十千克重。瘤体表现光滑，灰白色，切面有许多大小不等的囊腔，充满灰白色半透明黏液（含黏多糖），囊壁由单层柱状上皮覆盖。当囊瘤破裂后，瘤细胞种植于网膜或腹膜并分泌大量黏液形成黏液性腹腔积液，称腹膜黏液瘤。黏液性囊腺癌由黏液性囊腺瘤恶变而来，占卵巢上皮性癌的40%，多为单侧，切面半囊半实，癌细胞分化较好。

3. 子宫内膜样肿瘤　多为恶性，良性极少见，交界性也不多。良性和交界性肿瘤外观相似，肿瘤为单房，囊壁光滑或有结节状突起。恶性为囊实性或大部分实性，表面光滑或有结节状、乳头状突起，切面灰白色、脆，常有大片出血。镜下结构与子宫内膜癌相似，常并发子宫内膜癌，不易鉴别两者何为原发。

（二）卵巢生殖细胞肿瘤

发生率仅次于上皮性肿瘤。好发于儿童及青少年，青春期前占60%～90%。绝经后仅占4%。

1. 畸胎瘤　多数畸胎瘤由2～3个胚层组织构成，多为囊性，少数为实质性。其恶性倾向与分化程度有关。

（1）成熟性畸胎瘤：多为囊性，占畸胎瘤的95%，又叫皮样囊肿。单房，内壁粗糙呈颗粒状，有结节状突起，小骨块、软骨、皮脂、牙齿、毛发、肠管等。镜检可见到3个胚层衍化的各种组织，以外胚层多见。少数恶变为鳞状上皮癌。

（2）未成熟畸胎瘤：多见于青少年，单侧实性，体积较大，切面灰白色似豆腐渣或脑样组织，软而脆。该瘤主要是原始神经组织，转移及复发率均高。

2. 无性细胞瘤　属恶性肿瘤。主要发生于儿童及青年妇女。多为单侧表面光滑的实性结节，切面呈灰粉或浅棕色，可有出血坏死灶。

3. 卵黄囊瘤　极少见，肿瘤高度恶性。多见于儿童及青少年。绝大多数为单侧性，体积较大，呈圆形或分叶状，表面光滑，有包膜。切面以实性为主，粉白或灰白色，湿润质软，常有含胶冻样物的囊性筛状区。该瘤可产生甲胎蛋白，从患者的血清中可以检测到。

（三）卵巢性索间质肿瘤

来源于原始性腺中的性索及间质组织，占卵巢恶性肿瘤的5%～8%。一旦原始性索及间质组织发生肿瘤，仍保留其原来的分化特性，各种细胞均可构成一种肿瘤。

1. 颗粒细胞瘤　为低度恶性肿瘤，占卵巢肿瘤的3%～6%，占性索间质肿瘤的80%左右，发生于任何年龄，高峰为45～55岁。肿瘤能分泌雌激素，故有女性化作用。青春前期患者可出现假性性早熟，生育年龄患者出现月经紊乱，绝经后患者则有不规则阴道流血，常合并子宫内膜增生过长，甚至发生腺癌。多为单侧，双侧极少。大小不一，圆形或椭圆形，呈分叶状，表面光滑，实性或部分囊性，切面组织脆而软，伴出血坏死灶。镜下见颗粒细胞环绕成小圆形囊腔，菊花样排列，即Call-Exner小体。囊内有嗜伊红液体。瘤细胞呈小多边形，偶呈圆形或圆柱形，胞浆嗜淡伊红或中性，细胞膜界限不清，核圆，核膜清楚。预后良好，5年存活率为80%以上，少数在治疗多年后复发。

2. 卵泡膜细胞瘤　发病率约为颗粒细胞瘤的1/2，基本上属良性，但有2%～5%为恶性。多发生于绝经前后妇女，40岁前少见。多为单侧，大小不一，圆形或卵圆形。外表常隆起呈浅表分叶状。质硬或韧，切面实性，可有大小不一的囊腔。黄色、杏黄色的斑点或区域被灰白的纤维组织分割是其特征。

3. 纤维瘤　是卵巢实性肿瘤中较为常见者，占卵巢肿瘤的2%～5%，属良性肿瘤，多见于中年妇女。单侧居多，中等大小。表面光滑或呈结节状，切面实性灰白色、硬。若患者伴有腹腔积液和胸腔积液，称为Meigs（梅格斯）综合征，肿瘤切除后，腹腔积液和胸腔积液可自行消退。

（四）转移性肿瘤

约占卵巢肿瘤的5%～10%。乳腺、胃肠道、生殖道、泌尿道等部位的原发性肿瘤均可转移到卵巢。因系晚期肿瘤，故预后不良。Krukenberg（库肯勃）肿瘤是指原发于胃肠道，肿瘤为双侧性，中等大小，一般保持卵巢原状，肿瘤与周围器官无粘连，切面实性，胶质样，多伴有腹腔积液。预后极坏，多在术后1年内死亡。

三、恶性卵巢肿瘤的转移途径

卵巢恶性肿瘤的蔓延及转移主要通过下述途径进行扩散。

（一）直接蔓延

较晚期的卵巢癌，不仅与周围组织发生粘连，而且可直接浸润这些组织，如子宫、壁层腹膜、阔韧带、输卵管、结肠及小肠等。

（二）植入性转移

卵巢癌常可穿破包膜，癌细胞广泛地种植在直肠子宫窝、腹膜、大网膜及肠管等处，形成大量的结节状或乳头状转移癌，并引起大量腹腔积液。

（三）淋巴转移

淋巴转移是卵巢癌常见的转移方式，发生率为20%~50%，主要沿卵巢动、静脉及髂总淋巴结向上和向下转移。横膈是卵巢癌常见转移部位。

（四）血行转移

卵巢恶性肿瘤除肉瘤、恶性畸胎瘤及晚期者外，很少经血行转移，一般远隔部位转移可至肝、胸膜、肺及骨骼等处。

四、临床分期

卵巢恶性肿瘤的临床分期：见表8-3。

表8-3 原发性卵巢恶性肿瘤的分期（FIGO，2000）

Ⅰ期	肿瘤局限于卵巢
Ⅰ$_a$	肿瘤局限于一侧卵巢，包膜完整，表面无肿瘤，腹腔积液或腹腔冲洗液中不含恶性细胞
Ⅰ$_b$	肿瘤局限于两侧卵巢，包膜完整，表面无肿瘤，腹腔积液或腹腔冲洗液中不含恶性细胞
Ⅰ$_c$	Ⅰ$_a$或Ⅰ$_b$肿瘤伴以下任何一种情况：包膜破裂、卵巢表面有肿瘤、腹腔积液或腹腔冲洗液中含恶性细胞
Ⅱ期	一侧或双侧卵巢肿瘤，伴盆腔内扩散
Ⅱ$_a$	蔓延和（或）转移到子宫和（或）输卵管
Ⅱ$_b$期	蔓延到其他盆腔组织
Ⅱ$_c$期	Ⅱ$_a$或Ⅱ$_b$肿瘤，腹腔积液或腹腔冲洗液中含恶性细胞
Ⅲ期	一侧或双侧卵巢肿瘤，伴显微镜下证实的盆腔外的腹腔转移和（或）区域淋巴结转移。肝表面转移为Ⅲ期
Ⅲ$_a$	显微镜下证实的盆腔外的腹腔转移
Ⅲ$_b$	腹腔转移灶直径≤2cm
Ⅲ$_c$	腹腔转移灶直径>2cm和（或）区域淋巴结转移
Ⅳ期	远处转移，除外腹腔转移。（胸腔积液有癌细胞，肝实质转移）

注：Ⅰ$_c$及Ⅱ$_c$如细胞学阳性，应注明是腹腔积液还是腹腔冲洗液；如包膜破裂，应注明是自然破

裂还是手术操作时破裂。

五、临床表现

（一）卵巢良性肿瘤

生长缓慢，早期肿瘤较小，常无明显症状，肿瘤继续生长，可出现腹胀等不适感。盆腔检查时，可触及一侧或双侧球形肿物，囊性或实性，边界清楚，表面光滑，与子宫无粘连。当肿瘤大至占满盆腹腔时，可出现压迫刺激症状，如尿频、排尿困难、大便不畅等。同时可见腹部明显隆起，叩诊浊音，但无移动性浊音。

（二）卵巢恶性肿瘤

早期也常无症状，仅体检时偶然发现，患者自觉腹胀、腹痛、下腹肿块或腹腔积液等。肿瘤生长较快，压迫盆腔静脉，可出现下肢浮肿；若为功能性肿瘤，可出现下肢浮肿；若为功能性肿瘤，可出现相应的雌、孕激素过多的症状。晚期则出现消瘦、贫血等恶病质征象。三合诊检查，直肠子宫陷凹处常触及大小不等、散在硬结节，肿块多为双侧，实性或半实性，表面凹凸不平，固定不动，并常伴有腹腔积液。有时可在腹股沟区、腋下、锁骨上触及肿大淋巴结。症状轻重取决于肿瘤大小、位置、组织学类型及邻近器官、周围神经受侵程度。

六、并发症

卵巢肿瘤因早期均无症状，有的患者出现并发症时才发现。

（一）蒂扭转

为常见的妇科急腹症。约10%的卵巢肿瘤并发扭转。蒂扭转好发于瘤蒂长、中等大小、活动度大、重心偏于一侧的肿瘤（如皮样囊肿）。患者突然改变体位或连续扭转，卵巢肿瘤的蒂由骨盆漏头韧带、卵巢固有韧带和输卵管组成。发生急性扭转后，首先静脉回流受阻，瘤内高度充血或血管破裂，以致瘤体急剧增大，瘤内有出血，最后动脉血液也受阻，肿瘤发生坏死，变为紫黑色，易破裂或继发感染。

急性扭转的典型症状为突然发生一侧下腹剧痛，常伴恶心、呕吐，甚至休克，系腹膜牵引绞窄引起。妇科检查扪及附件肿块，张力较大，有压痛，以瘤蒂部位最明显，并可有腹肌紧张。有时扭转可自然复位，腹痛也随之缓解。蒂扭转一旦确诊，即应行剖腹手术，术时应在蒂根下方钳夹，将肿瘤和扭转的瘤蒂一并切除，钳夹前切不可回复扭转，以防栓塞脱落的危险。

（二）破裂

约3%的卵巢肿瘤会发生破裂。有外伤性破裂和自发性破裂两种，外伤性破裂常因腹部撞击、分娩、性交、妇科检查及穿刺等引起，自发破裂因肿瘤生长过速所致，多为肿瘤浸润性生长，穿破囊壁。症状的轻重取决于囊肿的性质及流入腹腔囊液的性质和量，以及有否大血管破裂。小的单纯性囊腺瘤破裂时，患者仅感轻度腹痛；大囊肿或成熟囊性畸胎瘤破裂后，常引起剧烈腹痛、恶心、呕吐，严重时导致内出血、腹膜炎及休克。妇科检查发现腹部压痛、腹肌紧张，或有腹腔积液征，原有肿块触不清或缩小瘪塌。凡确有肿瘤破裂，并有临术表现者，应立即剖腹探查。术中尽量吸净囊液，并涂片行细胞学检查，清洗腹腔及盆腔。如为黏液性肿瘤破裂，黏液不易清除时，可腹腔注入10%葡萄糖液使黏液液化，有利彻底清除。切除标本送病理检查，特别注意破口边缘有无恶变。

（三）感染

卵巢肿瘤感染较少见，多继发于肿瘤扭转或破裂后。感染也可来自邻近器官感染灶，如阑尾脓肿扩散。临床表现为发热、腹痛、肿块及腹部压痛、腹肌紧张及白细胞计数升高等。治疗应先用抗生素，然后手术切除肿瘤。若短期内不能控制感染，宜在大剂量抗生素应用同时进行手术。

（四）恶变

卵巢良性肿瘤均可发生恶变，恶变早期无症状，不易发现。如肿瘤生长迅速，尤其双侧性两侧肿瘤，应疑有恶变。如出现腹腔积液、消瘦，多已属晚期。因此确诊卵巢肿瘤者应尽早手术。

七、实验室及其他检查

1. 细胞学检查　腹腔积液及腹腔冲洗液、后穹窿穿刺吸液、细针吸取法，均可用于卵巢肿瘤的诊断，确定其临床分期。

2. B超检查　可显示大体轮廓、肿瘤密度和其分布及液体含量，从而对肿块的来源做出定位。提示肿瘤的性质、大小等。并能鉴别卵巢肿瘤、腹腔积液和腹膜炎。能帮助确定卵巢癌的扩散部位。

3. X线摄片　腹部平片对卵巢成熟囊性畸胎瘤，常可显示牙齿及骨质等。静脉肾盂造影可显示输尿管阻塞或移位。

4. 腹腔镜检查　可直接观察盆、腹腔内脏器，确定病变的部位、性质。可吸取腹腔积液或腹腔冲洗液，行细胞学检查，或对盆、腹腔包块、种植结节取样进行活检。并可鉴别诊断其他疾病。其在卵巢癌诊断、分期治疗监护中有重要价值。

5. CT检查　有助于鉴别盆腔肿块的性质，有无淋巴结转移。较清晰区分良恶性及鉴别诊断。

6. 核磁共振检查（MRI）　可判断卵巢癌扩展、浸润及消退情况。优点除同CT外，其图像不受骨骼干扰，可获得冠状及矢状断层图像，组织分辨力更清晰，还可避免X线辐射。

7. 淋巴造影（LAG）　诊断标准是以淋巴结缺如和淋巴管梗阻作为ALG阳性。可帮助确定卵巢癌的淋巴结受累情况，特别是了解局限的卵巢上皮性癌及无性细胞瘤的淋巴结转移情况，可以帮助临床分期，决定是否对淋巴结进行辅助放射治疗及放射治疗所用的面积范围。

8. 生化免疫测定　卵巢上皮性癌、转移性癌及生殖细胞癌患者的CA125值均升高。血清脂质结合唾液酸在卵巢癌患者80%均升高。此外血清超氧歧化酶、AFP、HCG的测定对卵巢癌的诊断也有一定意义。

八、诊断

结合病史和体征，辅以必要的辅助检查确定：

（1）盆腔肿块是否来自卵巢；

（2）卵巢肿块是肿瘤还是瘤样病变；

（3）卵巢肿瘤的性质是良性还是恶性；

（4）肿瘤的可能类型；

（5）恶性肿瘤的临床分期。

九、鉴别诊断

（一）良性卵巢肿瘤需与下列情况鉴别

1. 卵巢瘤样病变　临床上生育年龄的妇女易发生，其中滤泡囊肿和黄体囊肿最多见。多为单侧，直径< 5cm，壁薄，暂行观察或口服避孕药，2个月内自行消失。若持续存在或长大，应考虑卵巢肿瘤。

2. 子宫肌瘤　浆膜下肌瘤或肌瘤囊性变易与卵巢实性肿瘤或囊肿相混淆。肌瘤多有月经过多史，妇科检查肿瘤随宫体和宫颈活动，诊断有困难时，探针检查子宫大小及方向可鉴别肿块与子宫的关系，亦可行B超检查。

3. 子宫内膜异位症　当异位在附件及直肠子宫陷凹形成粘连性肿块和结节时，与卵巢癌难于鉴别。前者有进行性痛经、月经过多、不孕，经激素治疗后包块缩小，有助于鉴别。疑难病例可行B超、腹腔镜检查，有时需剖腹探查才能确诊。

4. 妊娠子宫　妊娠早期子宫增大变软，峡部更软，妇科检查宫颈与宫体似不相连，可把子宫体误认为卵巢囊肿，但妊娠妇女有停经史，通过问病史，妊娠试验与B超检查即可鉴别。

5. 盆腔炎性包块　有盆腔感染史，表现为发热、下腹痛，附件区囊性包块，边界不清，活动受限。用抗生素治疗后肿块缩小，症状缓解。若治疗后症状不缓解，肿物反而增大，应考虑卵巢肿瘤。B超检查有助于鉴别。

6. 结核性腹膜炎及肝硬化腹腔积液　卵巢肿瘤应与结核性腹膜炎及肝硬化腹腔积液相鉴别。

（二）恶性卵巢肿瘤需与下列情况鉴别

1. 卵巢子宫内膜异位症囊肿　有进行性痛经、月经过多、阴道不规则出血、不孕等症状。B型超声、腹腔镜检查有助鉴别，必要时剖腹探查。

2. 盆腔炎性肿块　有盆腔感染史，肿块触痛，边界不清，活动受限，抗炎治疗后可缓解。必要时腹腔镜检查或剖腹探查。

3. 结核性腹膜炎　多发生于年轻不孕妇女，有肺结核史、消瘦、乏力、低热、盗汗、食欲不振、月经稀少或闭经等症状，妇科检查肿块位置较高，不规则，边界不清、活动差，常合并有腹腔积液。结核菌素试验、B型超声、腹腔镜等有助鉴别，必要时剖腹探查。

4. 生殖道外肿瘤　与腹膜后肿瘤、直肠及结肠肿瘤等鉴别。

5. 转移性肿瘤　常与消化道转移性肿瘤相混淆。注意原发肿瘤的表现，转移性肿瘤常为双侧性，活动度好。必要时剖腹探查。

（三）卵巢良性肿瘤与恶性肿瘤的鉴别

见表8-4。

表8-4　卵巢良性肿瘤与恶性肿瘤的鉴别

鉴别内容	卵巢良性肿瘤	卵巢恶性肿瘤
病史	病程长，缓慢增大	病程短，迅速增大
体征	单侧多，活动，囊性，表面光滑，一般无腹腔积液	双侧多，固定，实性或囊实性，表面不平、结节状，常伴腹腔积液，多为血性，可找到恶性细胞
一般情况	良好	逐渐出现恶病质
B超	为液性暗区，可有间隔光带，边缘清晰	液性暗区内有杂乱光团、光点，肿块周界不清

十、治疗

（一）良性卵巢肿瘤的治疗

一经确诊，即应手术治疗。可根据患者的年龄、有无生育要求及对侧卵巢情况决定手术范围。年轻、单侧良性肿瘤可行卵巢肿瘤剥出术、卵巢切除术或患侧附件切除术。围绝经期妇女可行全子宫及双附件切除术。术中应区别卵巢肿瘤的性质，必要时做快速冷冻切片组织学检查以确定手术范围。

（二）恶性卵巢肿瘤的治疗

以手术为主，辅以化疗、放疗。

1. 手术治疗　是恶性卵巢肿瘤的首选方法。首次手术尤为重要。疑为恶性肿瘤者，应尽早剖腹探查；先吸取腹腔积液或腹腔冲洗液做细胞学检查；然后全面探查盆腔、腹腔，决定肿瘤分期及手术范围。早期患者一般做全子宫、双附件加大网膜切除及盆腔、腹主动脉旁淋巴结清扫术。晚期可行肿瘤细胞减灭术，即尽量切除原发病灶及转移灶，使残留病灶直径小于1cm，同时常规行腹膜后淋巴结清扫术。

2. 放疗　无性细胞瘤对放疗高度敏感，颗粒细胞瘤对放疗中度敏感，术后可辅以放疗。手术残余瘤或淋巴结转移可做标记放疗，也可采用移动式带形照射技术。放射性核素^{32}P等可用于腹腔内灌注。

3. 化学药物治疗　自Shay和Sun（1953年）以噻替哌治疗卵巢癌取得疗效后，临床应用增多。近10年来，由于分子生物学的深入研究，细胞增殖动力学的发展和抗癌药物不断出新，化学治疗进展很快。目前虽未达到根治的目的，但有半数晚期卵巢癌患者获得缓解，所以，在卵巢癌临床综合治疗中化疗的地位日益提高，已有超载放疗之势。

4. 免疫治疗　对恶性卵巢肿瘤近年提倡用的白细胞介素Ⅱ、LAK细胞、肿瘤坏死因子、干扰素、转移因子及单克隆抗体等，均有机体反应，但目前还难以实现其理想效果。

5. 激素治疗　研究表明，上皮性卵巢癌患者40%～100%激素受体阳性。给予De-postat 200mg肌内注射，每周1～2次，于确诊或术后立即开始，长期使用，可使症状改善显著，食欲、体重增加，可做辅助治疗。

6. 高剂量化疗　合并自体骨髓移植（ABMT）或外周血干细胞移植（PBSCT）治疗难治性卵巢癌。难治性卵巢癌是指以常规剂量、一二线化疗药物、放疗或手术均不能治疗者，对这些病例，大剂量的化疗可导致骨髓严重抑制，因此增加了感染、出血等并发症的发生率，自体骨髓支持治疗在白血病和恶性淋巴瘤治疗中的成功，已证明被移植骨髓干细胞的重建，加速了血液系统的恢复，明显降低了大剂量化疗的危险性，增加了安全性。大剂量化疗合并自体骨髓支持治疗也用于难治性卵巢癌，并已取得一定进展。近年文献报道发现，外周血干细胞和骨髓移植的干细胞对血液系统的恢复效果是相同的，但二者比较，血干细胞有其优点，易于采集，移植物受瘤细胞污染可能性小，含有大量淋巴细胞，有助于免疫功能恢复和抗癌作用，不需要全身麻醉，并发症少，可重复多次应用等，因此，多数用外周血干细胞移植替代自体骨髓移植。Shpall综合文献报道，200例晚期卵巢癌（对多种药物耐药）接受高剂量化疗，辅以自体骨髓支持治疗，缓解率明显提高达70%～82%（一般治疗为10%～20%）。Benedetti对20例Ⅲ、Ⅳ期卵巢癌进行大剂量DDP、CBDCA、VP16化疗，并用自体外周血干细胞支持或自体骨髓移植，5年生存率为60%，毒性反应尚可耐受。

7. 中医中药　术前给予中药扶正，兼以软坚消症以祛邪，可为手术创造条件。术后放、化疗期间给予中药健脾和胃，扶助正气，减轻毒副反应。化疗间歇期可给予扶正清热解毒，软坚消症的中药。以提高机体免疫功能，增强对外界恶性刺激的抵抗力，抑制癌细胞的生长，促进机体恢复，延长生命，以达到抗癌抑癌作用。中西医结合治疗既有利于标本兼治，又有利于提高生存率。

十一、预后

预后与临床分期、组织类型、细胞分化程度、年龄、治疗措施等有关。5年生存率：Ⅰ期为70%～80%，Ⅱ期以上只有40%左右。低度恶性肿瘤、残余瘤直径<2cm者疗效较好。年老患者疗效较差。

十二、随访

通过随访，可了解患者对治疗方案的直接反应，及早发现和迅速处理与治疗有关的并发症，早期发现未控或复发病变以对治疗方案做适当的更改。一般是术后2～3年内每3个月随诊1次，第3～5年每4～6个月复查1次，5年后每年复查1次。

十三、预防

1. 大力开展宣传教育　提倡高蛋白、富含维生素A的饮食，避免高胆固醇食物。高危妇女宜服避孕药预防。

2. 开展普查普治　30岁以上妇女应每年做妇科检查，高危人群每半年检查1次，配合B超检查、CA125及AFP检测等，及早发现或排除卵巢肿瘤。

3. 早期诊断及处理　卵巢实质性肿瘤或囊肿直径> 5cm者，应及时手术切除。盆腔肿块诊断不清或治疗无效者，应及早行腹腔镜检查或剖腹探查。

4. 对乳癌、胃肠癌等患者　治疗后应严密随访，定期进行妇科检查。确定有无卵巢转移癌的可能。

第九章　常用急救技术

第一节　心肺复苏术

　　心肺复苏(CPR)是针对心搏、呼吸骤停所采取的一系列及时、有序的抢救措施，即用按压心脏的方法形成暂时的人工循环并恢复心脏自主搏动和血液循环，用人工呼吸代替自主呼吸并恢复自主呼吸，达到恢复、苏醒和抢救生命的目的。为了最大限度地提高复苏成功率，美国心脏协会(AHA)提出"心搏骤停抢救的生命链"概念，旨在将影响存活的关键环节有机连锁，形成以"早"为核心的抢救程序。心搏骤停一旦发生，应立即按顺序启动这一程序。

　　2015年10月15日，美国心脏协会公布了《2015心肺复苏心血管急救(ECC)指南更新》，主要包括急救系统和持续质量改进、成人基础生命支持和心肺复苏质量（非专业施救者心肺复苏）、成人基础生命支持和心肺复苏质量[医护人员基本生命支持(BLS)]（表9-1、图9-1）、成人高级心血管生命支持、儿童高级生命支持等部分。

表 11 - 1 BLS 人员进行高质量 CPR 的要点总结

内容	成人和青少年	儿童 （1 岁至青春期）	婴儿 （不足 1 岁，除 新生儿以外）
现场安全	确保现场对施救者和患者均是安全的		
识别心 搏骤停	检查患者有无反应 无呼吸或仅是喘息（即呼吸不正常） 不能在 10s 内明确感觉到脉搏 （10s 内可同时检查呼吸和脉搏）		
启动应急 反应系统	如果您是独自一人且没有手机，则离开患者启动应急反应系统并取得 AED，然后开始心肺复苏；或者请其他人去，自己则立即开始心肺复苏；在 AED 可用后尽快使用	有人目击的猝倒：对于成人和青少年，遵照左侧的步骤 无人目击的猝倒：给予 2min 的心肺复苏；离开患者去启动应急反应系统并获取 AED；回到该儿童身边并继续心肺复苏；在 AED 可用后尽快使用	
没有高级气 道的按压与 通气比	1 名或 2 名施救者 30∶2	1 名施救者 30∶2 2 名以上施救者 15∶2	
有高级气道的 按压与通气比	以 100~120 次/min 的速率持续按压 每 6s 给予 1 次呼吸（每分钟 10 次呼吸）		
按压速率	100~120 次/min		
按压深度	至少 2 英寸（5cm）*	至少为胸部前后径的 1/3，大约 2 英寸（5cm）	至少为胸部前后径的 1/3，大约 1.5 英寸（约 4cm）
手的位置	将双手放在胸骨的下半部	将双手或一只手（对于很小的儿童可用）放在胸骨的下半部	1 名施救者：将 2 根手指放在婴儿胸部中央，乳线正下方 2 名以上施救者：将双手拇指环绕放在婴儿胸部中央，乳线正下方
胸廓回弹	每次按压后使胸廓充分回弹；不可在每次按压后倚靠在患者胸上		
尽量减少中断	中断时间限制在 10s 以内		

* 对于成人的按压深度不应超过 2.4 英寸（6cm）

AED：自动体外除颤器。

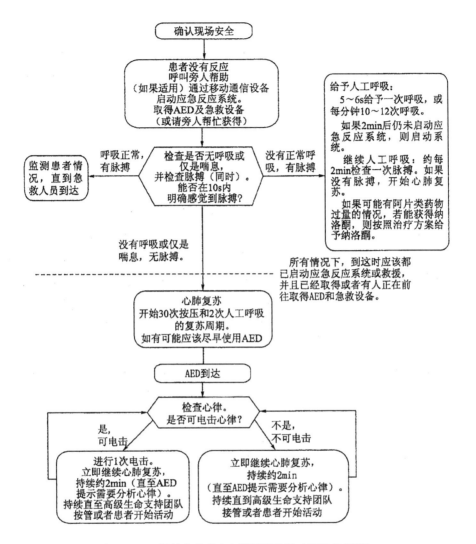

图 11-1 医护人员成人心搏骤停流程（2015 年更新）

一、识别和启动急救反应

心搏骤停常发生于院外，一经发现，需迅速做出正确的现场反应和紧急救援。据资料报道，每延迟抢救1min，存活率下降10%；延迟10～12min，生还者已不足20%。因此，"生命链"的启动必须争分夺秒。

（一）早期识别成人心搏骤停

一旦发现患者没有反应，医护人员必须立即就近呼救，但在现实情况中，医护人员应继续同时检查呼吸和脉搏，然后再启动应急反应系统（或请求救援）。

（二）启动急救反应系统

对社区来说，利用社会媒体技术，帮助在院外疑似发生心搏骤停的患者呼叫附近有愿意帮助并有能力实施心肺复苏的施救者是有一定合理性的。

二、建立人工循环

人工循环是指用人工的方法促使血液在血管内流动，并使经人工呼吸后的氧合血液从肺部流向心脏，再经动脉供应全身组织器官，以维持重要脏器的功能。建立有效人工循环的主要方法是胸外按压。具体方法如下：

1. 快速选择正确按压部位：双乳头连线的中点或胸骨下1/3交界处。

2. 操作者一手掌根部紧贴按压部位，另一手重叠其上，指指交叉，双臂关节伸直并与患者胸部呈垂直方向，用上半身重量及肩臂肌力量向下用力按压，力量均匀、有节律，使胸壁完全回弹，避免在按压间隙倚靠在患者胸壁上。

施救者应注重施行高质量CPR，注意事项如下：

(1)在识别心脏停搏后10s内开始按压。

(2)用力按、快速按，不要过深、过快，按压速率100～120次/min，按压深度成人至少5cm（不大于6cm），儿童约5cm，婴儿约4cm。

(3)每次按压后让胸部完全回弹，避免在按压间隙倚靠在患者胸部。

(4)尽可能减少按压中断（努力使中断时间<10s）。

(5)给予患者足够的通气（30次按压后2次人工呼吸，每次呼吸超过1s，每次须使胸部隆起），避免过度通气（呼吸次数太多，或呼吸用力过度）。

如果有多位施救者，应该每2min轮换一次。

三、开放气道

开放气道（用仰头抬颏或托颌法），随机人工呼吸能改善氧合通气。方法如下。

（一）去除气道内异物

舌根后坠（图9-2）和异物阻塞是造成气道阻塞的最常见的原因。开放气道时应先清除气道内异物。如无颈部创伤，清除口腔中的异物和呕吐物时，可一手按压打开下颌，另一手用食指将固体异物钩出，或用指套或手指缠纱布清除液体分泌物。

（二）仰头抬颏法

将一手小鱼际置于患者前额部，另一手置于患者下颏骨骨性部分向上抬颏，使下颏尖、耳垂连线与地面垂直（图9-3）。切记：勿用力压迫下颌部软组织（易造成气道梗阻）；头颈部损伤者禁用此法。

（三）托颌法

将肘部支撑在患者所处的平面上，双手放置在患者头部两侧并握紧下颌角，同时用力向上托起下颌（图9-4）。如患者紧闭双唇，可用拇指把其口唇分开。如需要进行辅助呼吸，则将下颌持续上托，用面罩将患者口鼻完全包严，紧贴患者的皮肤，以防漏气。对于怀疑有头颈部创伤的患者，此法更安全，不会因颈部动作而加重颈部损伤。

四、建立人工呼吸

球囊面罩（简易呼吸器）通气：用连接好的简易呼吸器完全覆盖患者的口鼻，一

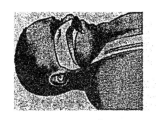 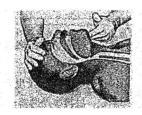 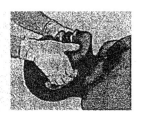

图 11-2 气道阻塞　　　图 11-3 仰头抬颏法　　　图 11-4 托颌法

手用力将面罩贴紧患者皮肤使之密闭（用力适度，以不漏气为宜），另一手挤压呼吸囊将气体送入（每次送气量可达500~1 000mL），然后松开，频率16~20次/min。亦可将简易呼吸器连接氧气，流量为8~10L/min，每次送气量为400~600mL，频率10~12次/min。

五、心脏按压与通气比

按压与通气比为30：2，即按压30次，送气2次。5个循环后以送气结束，重新检查循环体征，如未恢复，继续行CPR，无特殊情况不得中断按压。

六、早期除颤

早期除颤是心室颤动和无脉性室性心动过速的最基本的治疗方法，应尽量缩短心搏骤停与电除颤之间的时间间隔。

七、（成人）单人简易呼吸器心肺复苏操作流程

（一）目的

抢救突然发生呼吸心搏骤停的患者，为其恢复自主循环、呼吸功能及意识，保证重要脏器的血液供应。

（二）用物

清洁治疗盘1个、简易呼吸器及麻醉面罩1套、60mL注射器1支、手电筒1把、听诊器1副、弯盘2个、纱布2块、记录单、笔、快速手消毒液1瓶、污物桶1个，必要时备四头带、储氧袋、氧气装置。

（三）操作流程

1. 评估环境是否安全。

2. 判断意识：拍患者肩部，并呼唤"喂！你怎么了？"如患者无反应，立即呼救。

3.检查脉搏及呼吸：以食指和中指尖触及患者气管正中部，左右旁开两指，至胸锁乳突肌前缘凹陷处，触摸颈动脉搏动是否消失，同时观察胸廓是否起伏（时间5~10s），如果无呼吸或呼吸不正常（仅是喘息），颈动脉无搏动，立即启动院内急救系统。

4. 协助患者去枕平卧于硬板床或地上，解开其衣领及裤带。

5. 立即给予胸外心脏按压，给予高质量的CPR。

6. 开放气道：用仰头抬颏法或托颌法。

7. 建立呼吸：常用球囊面罩进行通气。

8. 胸外按压与通气的配合：单人法，成人或儿童30∶2（新生儿为3∶1），即按压30次，连续简易呼吸器通气2次，5个循环后以通气结束。判断自主呼吸与大动脉搏动是否恢复、瞳孔有无缩小、对光反射是否恢复，口唇、肤色、甲床有无转红润及血压有无回升。

9. 复苏成功者，为其擦净口鼻周围，头复位，穿好衣裤，盖好被子，继续给予高级生命支持及综合的心搏骤停后治疗。如未成功，继续进行CPR。

10. 整理用物，洗手，记录。

（四）注意事项

1. 操作熟练，沉着冷静，手法正确。

2. 关心、体贴患者。

3. 复苏有效(口述有效指征：心音及大动脉搏动恢复，自主呼吸恢复，瞳孔回缩、对光反射恢复，口唇、肤色、甲床转红润，收缩压≥60mmHg)。

4. 时间不超过3 min。

5. 全程做5个循环。

6. 用物处置符合要求。

八、急救配合流程

急救配合流程如图9-5、图9-6、图9-7所示。

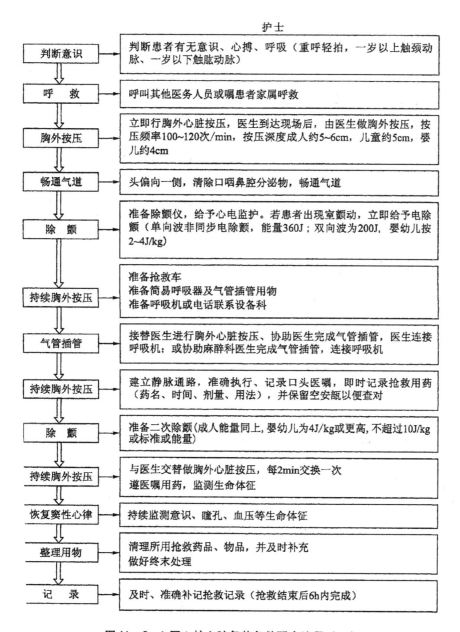

护士

| 判断意识 → | 判断患者有无意识、心搏、呼吸（重呼轻拍，一岁以上触颈动脉、一岁以下触肱动脉） |

| 呼　救 → | 呼叫其他医务人员或嘱患者家属呼救 |

| 胸外按压 → | 立即行胸外心脏按压，医生到达现场后，由医生做胸外按压，按压频率100~120次/min，按压深度成人约5~6cm，儿童约5cm，婴儿约4cm |

| 畅通气道 → | 头偏向一侧，清除口咽鼻腔分泌物，畅通气道 |

| 除　颤 → | 准备除颤仪，给予心电监护。若患者出现室颤动，立即给予电除颤（单向波非同步电除颤，能量360J；双向波为200J，婴幼儿按2~4J/kg） |

| 持续胸外按压 → | 准备抢救车
准备简易呼吸器及气管插管用物
准备呼吸机或电话联系设备科 |

| 气管插管 → | 接替医生进行胸外心脏按压、协助医生完成气管插管，医生连接呼吸机；或协助麻醉科医生完成气管插管，连接呼吸机 |

| 持续胸外按压 → | 建立静脉通路，准确执行、记录口头医嘱，即时记录抢救用药（药名、时间、剂量、用法），并保留空安瓿以便查对 |

| 除　颤 → | 准备二次除颤（成人能量同上，婴幼儿为4J/kg或更高，不超过10J/kg或标准或能量） |

| 持续胸外按压 → | 与医生交替做胸外心脏按压，每2min交换一次
遵医嘱用药，监测生命体征 |

| 恢复窦性心律 → | 持续监测意识、瞳孔、血压等生命体征 |

| 整理用物 → | 清理所用抢救药品、物品，并及时补充
做好终末处理 |

| 记　录 → | 及时、准确补记抢救记录（抢救结束后6h内完成） |

图11-5　1医1护心肺复苏急救配合流程（一）

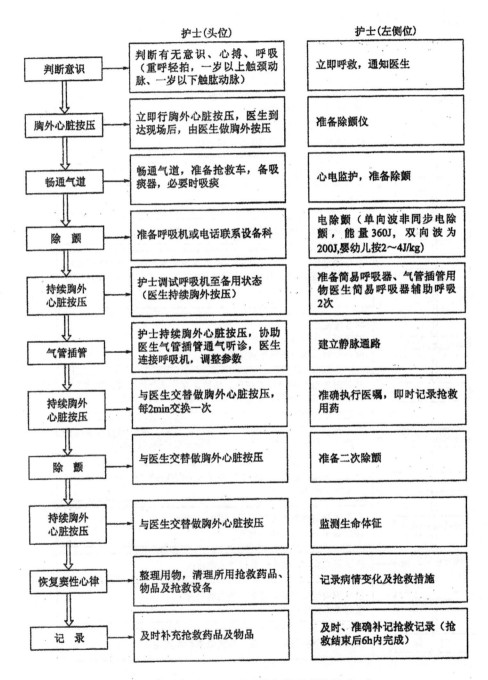

	护士(头位)	护士(左侧位)
判断意识	判断有无意识、心搏、呼吸（重呼轻拍，一岁以上触颈动脉、一岁以下触肱动脉）	立即呼救，通知医生
胸外心脏按压	立即行胸外心脏按压，医生到达现场后，由医生做胸外按压	准备除颤仪
畅通气道	畅通气道，准备抢救车，备吸痰器，必要时吸痰	心电监护，准备除颤
除颤	准备呼吸机或电话联系设备科	电除颤（单向波非同步电除颤，能量360J，双向波为200J,婴幼儿按2～4J/kg）
持续胸外心脏按压	护士调试呼吸机至备用状态（医生持续胸外按压）	准备简易呼吸器、气管插管用物医生简易呼吸器辅助呼吸2次
气管插管	护士持续胸外心脏按压，协助医生气管插管通气听诊，医生连接呼吸机，调整参数	建立静脉通路
持续胸外心脏按压	与医生交替做胸外心脏按压，每2min交换一次	准确执行医嘱，即时记录抢救用药
除颤	与医生交替做胸外心脏按压	准备二次除颤
持续胸外心脏按压	与医生交替做胸外心脏按压	监测生命体征
恢复窦性心律	整理用物，清理所用抢救药品、物品及抢救设备	记录病情变化及抢救措施
记录	及时补充抢救药品及物品	及时、准确补记抢救记录（抢救结束后6h内完成）

图 11-6　1 医 2 护心肺复苏急救配合流程（二）

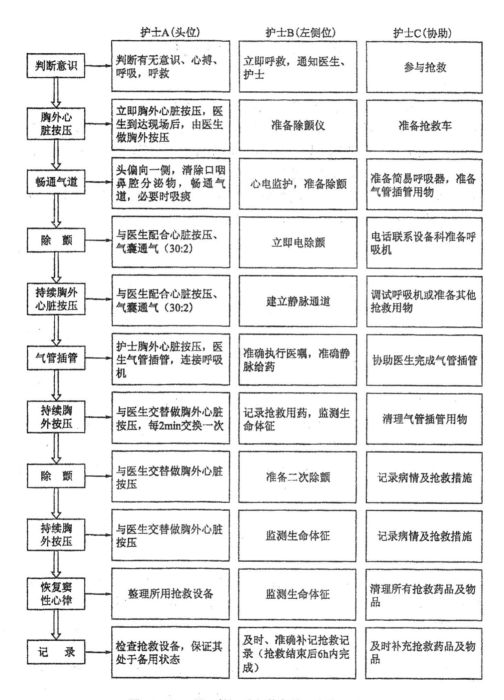

	护士A（头位）	护士B（左侧位）	护士C（协助）
判断意识	判断有无意识、心搏、呼吸，呼救	立即呼救，通知医生、护士	参与抢救
胸外心脏按压	立即胸外心脏按压，医生到达现场后，由医生做胸外按压	准备除颤仪	准备抢救车
畅通气道	头偏向一侧，清除口咽鼻腔分泌物，畅通气道，必要时吸痰	心电监护，准备除颤	准备简易呼吸器，准备气管插管用物
除颤	与医生配合心脏按压、气囊通气（30:2）	立即电除颤	电话联系设备科准备呼吸机
持续胸外心脏按压	与医生配合心脏按压、气囊通气（30:2）	建立静脉通道	调试呼吸机或准备其他抢救用物
气管插管	护士胸外心脏按压，医生气管插管，连接呼吸机	准确执行医嘱，准确静脉给药	协助医生完成气管插管
持续胸外按压	与医生交替做胸外心脏按压，每2min交换一次	记录抢救用药，监测生命体征	清理气管插管用物
除颤	与医生交替做胸外心脏按压	准备二次除颤	记录病情及抢救措施
持续胸外按压	与医生交替做胸外心脏按压	监测生命体征	记录病情及抢救措施
恢复窦性心律	整理所用抢救设备	监测生命体征	清理所有抢救药品及物品
记录	检查抢救设备，保证其处于备用状态	及时、准确补记抢救记录（抢救结束后6h内完成）	及时补充抢救药品及物品

图 11-7 1 医 3 护心肺复苏急救配合流程（三）

第二节　心脏电复律

心脏具有兴奋性、传导性和自律性。由于某种原因使这些特性发生异常时则可产生各种各样的心律失常。严重的心律失常可引起血流动力学障碍，导致心指数下降，临床上出现心力衰竭、心源性休克以及心源性脑缺血综合征等。电除颤和电复律的机制是将一定强度的电流直接或经胸壁作用于心脏，使全部或大部分心肌在瞬间除极，然后心脏自律性最高的起搏点（通常是窦房结）重新主导心脏节律的治疗过程。

一、电复律类型

（一）胸内和胸外

根据电极放置位置分为胸内与胸外两种。电复律时电极板置于胸壁者为胸外电复律。因部分电能消耗在心脏以外的其他部位上，故需要较大能量才能达到复律效果。电复律时将电极板置于心脏表面者称为胸内电复律，仅适用于开胸手术时，只要较低能量即能达到复律目的。

（二）同步与非同步

根据脉冲是否与心电图R波同步分为同步与非同步。电复律时放电时间不加选择，在心动周期的任一时间放电者称为非同步电复律，适于心室扑动及心室颤动。电复律时放电由R波触发者称为同步电复律。由于电脉冲落于R波降支，即心室肌绝对不应期，从而可避免造成心室颤动，主要适用于心房颤动与扑动、室性与室上性心动过速等。

二、适应证

（一）非同步电复律

心室颤动及心室扑动。

（二）同步电复律

1. 室性心动过速：室性心动过速不伴有血流动力学障碍时如经药物治疗无效或血流动力学受到严重影响时，应及时采用同步电复律；发生室性心动过速后临床症状严重，如伴有意识障碍、严重低血压、急性肺水肿、急性心肌梗死等，应首先同步电复律。

2. 室上性心动过速：阵发性室上性心动过速发作时，常规物理或药物治疗无效且伴有明显血流动力学障碍者，应采用同步电复律；预激综合征伴室上性心动过速者在药物治疗无效时，可行同步电复律。

3. 心房扑动：是一种药物较难控制的快速性心律失常，对于药物治疗无效或伴有心室率快、血流动力学恶化的患者，宜用同步电复律，成功率高(98%～100%)，且所用电能较小，因而是同步电复律的最佳适应证。

4. 心房颤动：是同步电复律最常见的适应证。符合下列情况者可考虑同步电复律：

(1)房颤时心室率快（＞120次/min）且药物控制不佳者；

(2)房颤后心力衰竭或心绞痛恶化和不易控制者；

(3)持续房颤病程在1年内，且房颤前窦房结功能正常，心功能Ⅰ～Ⅱ级，心脏无明显扩大，心胸比≤55%，左心房内径≤45mm，无左心房附壁血栓者；

(4)二尖瓣病变已经纠正6周以上者，因二尖瓣手术或人工瓣膜置换术后6周内部分患者可自行恢复窦性心律，且6周内常因手术创伤未完全恢复不易电击成功，也有人认为手术3个月后行同步电复律，此时左心房已经缩小，电复律后不易复发；

(5)预激综合征合并快速房颤者，如药物无效且存在血流动力学障碍，应尽快电复律；

(6)去除或有效控制基本病因（如甲状腺功能亢进、心肌梗死、肺炎等）后，房颤仍持续存在者。

三、禁忌证

（一）绝对禁忌证

下列情况时绝对禁用电复律：

1. 洋地黄中毒引起的快速性心律失常。
2. 室上性心律失常伴高度或完全性房室传导阻滞。
3. 持续性房颤在未用影响房室传导药物的情况下心室率已缓慢者。
4. 伴有病态窦房结综合征者。
5. 近期内有动脉栓塞或经超声心动图检查发现左心房内存在血栓而未接受抗凝治疗者。

（二）相对禁忌证

房颤患者有下列情况时为电复律的相对禁忌证：

1. 拟近期接受心脏外科手术者。
2. 电解质紊乱尤其是低血钾，电复律应在纠正后进行。
3. 严重心功能不全已纠正者，因转复后有发生急性肺水肿的可能。
4. 心脏明显扩大者，即使成功转复后，维持窦性心律的可能性也不大。
5. 甲状腺功能亢进伴房颤而未对前者进行正规治疗者。
6. 伴风湿活动或感染性心内膜炎而未控制的心脏病患者。
7. 转复后在胺碘酮的维持下又复发或不能耐受抗心律失常药物维持治疗者。
8. 房颤为阵发性，既往发作次数少、维持时间短，预期可自动转复者。因为电复律并不能预防其发作。

四、心房颤动或心房扑动择期复律前的准备

1. 如有心力衰竭，应先用洋地黄等强心类药物改善心功能，将心室率控制在

70~80次/min，复律前24~48h停用药物。长期使用利尿药者，最好停服1~2d。如有电解质紊乱，应先纠正。

2. 过去有栓塞史，超声心电图发现有心房内附壁血栓及人造生物瓣膜者，复律前两周应使用抗凝药，复律后继续使用。

3. 奎尼丁可提高复律的成功率，减少心房颤动的复发率，故复律前数天应做奎尼丁试验，对不能使用奎尼丁者，可改用胺碘酮。

4. 患者在复律当日早晨禁食，术前2h给予少量镇静药，术前排空大小便及去除义齿。

5. 记录12导联心电图，了解心律失常及ST段情况，以资对照参考。心室颤动、室性心动过速者，由于病情危急，一旦决定除颤，无禁忌证者应立即电击除颤，无须做上述准备。

五、电复律术后观察要点

心脏在转复为窦性心律后，还需要维持一定时间，才能达到巩固。在这段维持时间里要密切观察，以防止一些并发症的发生。

1. 转复窦性心律后，应密切观察患者的呼吸、心率及血压的变化，并监测血清肌酸磷酸激酶，确定有无心肌损伤。

2. 心房颤动复律后，仍应用奎尼丁或胺碘酮类药物维持疗效。心房扑动及阵发性室上性心动过速者，在复律后不一定用药物维持。预激综合征的心律失常在复律后需用胺碘酮或奎尼丁加普萘洛尔以防止复发。有附壁血栓者，术后应用抗凝药物4周。

3. 电复律后可能出现的并发症：

(1)心律失常：多数在复律后即刻出现，如为各种一过性的期前收缩，则无须处理。若出现频发、连发、多源性的室性期前收缩，或期前收缩的R波落在前一个T波上，则应尽早处理。如果出现房室传导阻滞、窦房阻滞或窦性停搏，应密切监视心电图变化，应用异丙肾上腺素、阿托品等药物加快心率，必要时安装临时起搏器。

(2)低血压：发生率为1%~3%。多见于用高能量电击后，可能与心肌损害有关，也与使用麻醉药品有关。若血压持续不升，则应采取措施。

(3)心肌损伤：发生率为3%。多因使用过大电击能量或反复多次电击所致。轻者密切观察，严重者给予相应处置，给予营养心肌药物等对症处理。

(4)呼吸抑制：与使用麻醉药有关。可行人工辅助呼吸。

(5)栓塞：发生率为1%~3%。可发生在电复律两周以后，多见于复律后24~48h。以往有栓塞史者，复律前宜予抗凝治疗。一旦发生，应积极采取抗凝或溶栓治疗。

(6)急性肺水肿或心脏扩大：常于电击后1~3h内发作，常因左心房、左心室功能不全所致。

(7)局部皮肤灼伤：较常见。主要与电复律操作时电极板按压不紧、导电糊涂得不均匀或多少有关。多数表现为局部红斑或轻度肿胀，一般无须特殊处理，可自行缓解。

六、电复律操作流程

（一）非同步电复律操作流程

1. 目的

纠正患者心律失常。

2. 用物

治疗车、除颤器1台、导电糊1瓶、除颤电极片7个、弯盘、干纱布2块、酒精纱布2块。

3. 操作流程

(1)衣帽整齐。

(2)检查及调试除颤器。

(3)将用物备齐，按使用顺序置于治疗车上，推至患者床旁，评估患者的病情，使患者平卧于硬板床上，暴露前胸，评估胸壁情况。

(4)接通电源，连接心电监护导联线，确认心电活动，确定除颤指征。

(5)迅速在电极板上均匀涂抹导电糊。

(6)打开除颤器电源，设置到非同步位置除颤，调节除颤器能量至所需读数，开始充电。

(7)正确放置电极板，心底部电极位于右锁骨下胸骨右缘，心尖部电极位于左腋中线第5肋间，用较大压力使胸壁与电极板紧密接触。

(8)充电至所需能量360J（单相波）或200J（双相波）后，再次观察心电示波，确实需要除颤时，嘱无关人员离开患者和病床，两手拇指同时按压手柄放电按钮进行除颤。放电结束后方可离开患者皮肤。

(9)除颤后立即进行心肺复苏（5个循环），并遵医嘱应用复苏药物；再次评估，如无效，可再次进行。

(10)放电完毕后，观察心电监护仪，评估患者心律，转为窦性时，除颤成功。

(11)将患者身上的导电糊擦拭干净，助其取舒适卧位，整理床单位。

(12)清洁电极板，消毒后归位。

(13)整理用物，洗手，记录。

4. 注意事项

(1)迅速对目击下心搏骤停的患者实施电除颤。

(2)除颤前确定患者除颤部位无潮湿、无敷料，如带有植入性起搏器，应注意避开起搏器部位至少10cm。

(3)除颤前确定周围人员无直接或间接接触患者。

(4)除颤时，电极板必须紧贴患者皮肤，不留空隙，以防皮肤灼伤。

(5)除颤仪的保养：

①及时充电，以备急用。②清洁前必须关掉电源。③用干净的软布擦拭机器，禁用腐蚀性物质。④每次用完须擦净电极板上的导电糊。

（二）同步电复律操作流程

1. 目的

纠正患者心律失常。

2. 用物

治疗车、除颤器1台、导电糊1瓶、除颤电极片7个、弯盘、干纱布2块、酒精纱布2块。必要时备气管切开包、吸引器、抢救车。

3. 操作流程

(1)衣帽整齐。

(2)检查及调试除颤器。

(3)将用物备齐，按使用顺序置于治疗车上，推至患者床旁，使患者平卧于硬板床上。

(4)评估患者的病情，心电图或心电示波确定同步电复律指征。

(5)患者取仰卧位，吸氧，床旁备好急救器材，如气管切开包、吸引器、抢救车等。建立静脉通道，以便麻醉用药及抢救时应用，患者卧硬板床或背部垫木板，空腹并排空小便。撤除患者身上连接的所有导线、电板，连接除颤器固有的心电监护电极。

(6)测试除颤器的同步性能。一般选择心电图上R波较高的导联来检查除颤器的同步功能。注意脉冲是否落在R波的下降支上。同时检查除颤器的记录、示波功能。

(7)用地西泮静脉麻醉，一般注射15～20mg。平时经常服用大剂量镇静催眠药者以及嗜酒者剂量宜加大。静脉注射时，患者跟随操作者报数，一直到报不下去或含含糊糊呈嗜睡状态时，即可行电复律。

(8)为除颤器充电，视心律失常的性质及患者的实际情况决定充电量。一般心房扑动为50～100J;心房颤动、室上性心动过速为100～150J。一次不成功者，可加大电量再次复律。

(9)迅速在电极板均匀涂抹导电糊，稍加压。

(10)正确放置电极板，心底部电极位于右锁骨下胸骨右缘，心尖部电极位于左腋中线第5肋间，用较大压力使胸壁与电极板紧密接触。

(11)接同步复律按钮，待心电图上R波触发放电，患者胸肌及上肢会有短暂的抽动。同时，心电记录仪即时开始描记心电图。观察心电图Vl导联，有无P波出现，若未转复，间歇2～3 min后再次行电击。

(12)患者心律转复后，将患者身上的导电糊擦拭干净，助其取舒适卧位，整理床单位。

(13)清洁电极板，消毒后归位。

(14)整理用物，洗手，记录。

4. 注意事项

同非同步电复律。

第三节　简易呼吸器使用技术

一、简易呼吸器的组成

简易呼吸器由面罩、球囊、储氧袋、接氧管四部分组成，共有单向阀、压力安全阀、呼气阀、储氧阀、进气阀、储气安全阀六个阀（图9-8）。

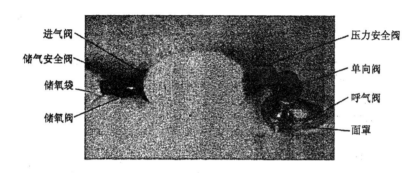

进气阀　储气安全阀　储氧袋　储氧阀　　压力安全阀　单向阀　呼气阀　面罩

图11-8　简易呼吸器的组成

二、简易呼吸器的组成简易呼吸器的工作原理

当挤压球体时产生正压，将进气阀关闭，内部气体强制性推动鸭嘴阀打开，并堵住呼气阀，球体内气体即由鸭嘴阀中心切口送向患者。如用氧气，则氧气随球体复原吸气动作暂存于球体内，在挤压球体时直接进入患者体内。

当被挤压的球体松开，鸭嘴阀即刻向上推，并处于闭合状态，以使患者吐出的气体由呼气阀放出。与此同时，进气阀受到球体松开所产生的负压，将进气阀打开，储氧袋内氧气进入球体，直到球体完全回复原状。

为避免过高的氧气流量及过少的挤压次数造成球体及储氧袋内压力过高，特设计储气安全阀释放出过量气体，以便保持低压氧气供应，保障患者的安全。

三、使用简易呼吸器的适应证

1. 在未行气管插管建立紧急人工气道时及辅助呼吸机突然出现故障时使用。

2. 急性呼吸衰竭时出现呼吸停止或呼吸微弱，肺通气量明显不足者；慢性重症呼吸衰竭；呼吸机使用前或停用时。

3. 各种原因引起的呼吸停止或呼吸衰竭抢救及麻醉期间的管理。

4. 在吸入100%氧气下，动脉血氧分压仍达不到50～60mmHg。

5. 严重缺氧和二氧化碳潴留引起意识、循环障碍。

四、使用简易呼吸器的禁忌证

1. 中等以上活动性咯血。

2. 心肌梗死。

3. 大量胸腔积液。

五、简易呼吸器的测试

（一）球体测试

取下储氧阀和储氧袋，挤压球体，将手松开，球体应很快自动弹回原状。

（二）压力安全阀测试

关闭压力安全阀，将出气口用手堵住，挤压球体时，将会发觉球体不易被压下，打开压力安全阀挤压球体时，部分气体自压力安全阀逸出。

（三）单向阀测试

挤压球体，鸭嘴阀会张开，有气体逸出。

（四）储气安全阀、储氧袋测试

将储氧阀和储氧袋接在一起，将气体吹入储氧阀，使储氧袋膨胀，将接头堵住，压缩储氧袋，气体自储氧安全阀逸出。

六、简易呼吸器操作中的注意事项

1. 连接氧源时要注意氧气管是否接牢，氧流量是否足够，以保证储氧袋充满氧气。无氧源的情况下要将储氧阀、储氧袋卸下，随时观察使用效果。

2. 有呼吸的患者尽量与自主呼吸同步。

3. 如人力足够，建议使用双人法，一人开放气道和密封面罩，另一人用双手挤压球囊。

4. 抢救人员应该使用成人型(1~2L)球囊，给约600mL的潮气量足以产生胸廓起伏，时间1 s以上。这个通气量足够氧合，使胃胀气的风险减到最小。抢救人员应确保用仰头举颏法充分开放患者气道，提起患者下颌，紧贴面罩，手持面罩紧贴患者面部，使之密闭。CPR期间，每30次胸外按压后短暂的（约3~4s）暂停期间给予2次呼吸（每次1s）。

5. 对于婴儿及需要防止气压伤的患者，应打开压力限制阀，挤压球囊，当压力超过45cmH_2O时，气体从压力安全阀泄漏，使施加于气道内的压力不至于过大。

6. 如果感到挤压球囊的压力很大，应再次检查是否需要清除口咽喉部的异物，或患者是否处于气道通畅的体位。

七、简易呼吸器通气的并发症

简易呼吸器通气能导致胃胀气，包括反流、误吸和肺炎等并发症。胃胀气使横膈抬高，限制肺活动和降低呼吸系统顺应性，影响肺通气。

八、简易呼吸器的清洁与保养

1. 将组件依次拆开，放入500mg/L含氯消毒液中浸泡半小时，用清水冲净残留消毒液，晾干备用。

2. 储氧袋用酒精擦拭（禁用消毒剂，因易损坏储氧袋）。

3. 检查组件是否完好，并将各组件依次安装完好备用。

九、简易呼吸器的操作流程

（一）目的

维持和增加机体通气量，纠正威胁生命的低氧血症。常用于：

1. 在未行气管插管建立紧急人工气道的情况下及辅助呼吸机突然出现故障时使用。

2. 急性呼吸衰竭时出现呼吸停止或呼吸微弱；肺通气量明显不足者；慢性重症呼吸衰竭；呼吸机使用前或停用时。

3. 各种原因引起的呼吸停止或呼吸衰竭抢救及麻醉期间的管理。

（二）用物

治疗车、护理盘、纱布2块、弯盘1个、简易呼吸器及麻醉面罩1套，60mL注射器1支、四头带、听诊器，必要时备氧气、吸痰器、速干手消毒剂。

（三）操作流程

1. 衣帽整齐，规范洗手，必要时戴口罩。

2. 将用物备齐，按使用顺序置于治疗车上，推至患者床旁，评估患者病情，了解患者有无自主呼吸、呼吸型态，呼吸道是否通畅，患者的意识、脉搏、血压、血气分析等情况，患者及其家属对人工呼吸的了解程度等。

3. 立即将患者去枕平卧。

4. 畅通气道：操作者站于患者右侧，将患者头偏向一侧，清除其口、鼻、咽部污物，有活动义齿者取出。

5. 打开气道：

(1)仰头抬颏法：左手置于患者的前额，掌根向后方施加压力，右手中指、食指向上向前提起下颏，使患者张口。

(2)托颌法：一手将患者头向后仰起，另一手拇指、示指分别放于患者下颌角处同时向上提起。

6. 检查用物，打开面罩充气（或检查有无漏气），迅速连接呼吸囊。

7. 操作者站在患者右侧肩部或头顶部，一手以"CE"手法固定面罩，用拇指及食指固定面罩(C)，其余手指将下颏抬起(E)，将连接好的简易呼吸器面罩完全覆盖患者的口鼻，用力将面罩贴紧患者皮肤使之密闭（用力适度，以不漏气为宜）；另一手挤压呼吸囊将气体送入(每次送气量可达500~1 000mL)，然后松开，频率16~20次/mm;亦可将简易呼吸器连接氧气，流量为8~10L/min，每次送气量为400~600mL，频率8~10次/min。

8. 呼吸停止者重复进行6次后判断自主呼吸是否恢复（听呼吸音，用颊部感受气流，看胸部是否有呼吸动作），仪器到达后，立即连接呼吸机继续进行人工辅助呼吸。

9. 整理患者床单位及用物，规范洗手，记录。

（四）注意事项

1. 操作熟练，沉着冷静，手法正确。

2. 操作中关心、体贴患者。

3. 面罩要紧扣住患者的面部，避免漏气。患者有自主呼吸时，应注意与其同步。

4. 简易呼吸器要定时检查、测试、维修和保养；使用后将呼吸活瓣、接头、面罩分离并清洗消毒，晾干，装配好备用。弹性呼吸囊不宜挤压变形后放置，以免影响弹性。

5. 根据患者情况选择合适的呼吸囊及面罩，挤压呼吸囊时，压力不可过大，一般挤压呼吸囊的1/3 ~ 2/3为宜。

6. 注意观察胸部起伏、面色及甲床末梢循环情况。

第四节 口咽通气管使用技术

口咽通气管(oropharyngeal airway)又称口咽通气道，是一种非气管导管性通气管道，是最简单、有效且经济的气道辅助物。可用于没有咳嗽或呕吐反射的无意识（无反应）的患者，在临床急救时及全麻术后复苏中应用广泛。

一、材料与结构

（一）材料

口咽通气管是一种由弹性橡胶或塑料制成的硬质扁管形人工气道，呈弯曲状，其弯曲度与舌及软腭相似。目前有四种系列、两种类型。四种系列分别是柔软的口咽通气管（规格：55~115 mm）、口对口急救口咽通气管（规格：成人80~105mm）、半硬式口咽通气管(规格：40~110mm)、双通道半硬式口咽通气管（规格：40~100mm）。两种类型即橡胶型和塑料型：橡胶型为黑色，柔软，中央有腔，具有方便吸痰、改善通气两种功能；塑料型为白色，半硬，分中央有腔和两侧有腔两种，具有改善通气的功能，但吸痰不方便。因此，用橡胶制成的口对口急救口咽通气管较为实用，其在通气、吸痰、固定、进行口对口人工呼吸时减少交叉感染等方面均优于其他类型。

（二）结构

目前使用的口咽通气管有两种形状，一种是"S"形，另一种呈"？"形，由翼缘、牙垫部分、咽弯曲度三部分组成（图9 -9）。

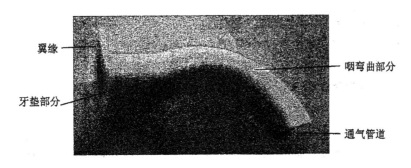

图 11 -9　口咽通气管的结构

二、型号的选择

（一）型号的选择

口咽通气管有多种型号（图9 - 10），大小不等，在使用时要因患者具体情况选择合适的型号，口咽通气管长度相当于从门齿至耳垂或下颌角的距离。合适的口咽通气管应该满足：口咽通气管末端位于上咽部，将舌根与口咽后壁分开，使下咽部到声门的气道通畅。因此，较为安全的选择方法是：宁长勿短，宁大勿小，因为口咽管太短不能经过舌根，起不到开放气道的作用，口咽管太小容易误入气管。口咽通气管应有足够宽度，以能接触上颌和下颌的2~3颗牙为最佳。

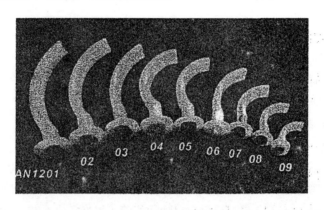

图 11 - 10　口咽通气管的各种型号

（二）置管的方法

分为两种：一种为直接放置，即将口咽通气管的咽弯曲沿舌面顺势送至上咽部，将舌根与口咽后壁分开；另一种为反向插入法，即把口咽管的咽弯曲部分贴近硬腭插入口腔，当其内口接近口咽后壁时（已通过悬雍垂），即将其旋转180°，借患者吸气顺势向下推送，弯曲部分下面压住舌根，弯曲部分上面抵住口咽后壁，放置于口腔中央位置。虽然后者比前者操作难度大，但在开放气道及改善通气方面更为可靠（图9-11）。

三、口咽通气管的适应证

1. 气道梗阻。

2. 急性中毒洗胃时患者不配合。

3. 气道分泌物增多（便于吸引）。

4. 癫痫发作或抽搐（保护舌齿免受损伤）。

5. 同时有气管插管（取代牙垫的作用）。

四、口咽通气管的禁忌证

1. 呼吸肌麻痹或中枢性呼吸衰竭。

2. 下气道梗阻。

3. 患者需要进行机械通气。

4. 喉头水肿、气管内异物、哮喘、咽反射亢进。

5. 前四颗牙具有折断或脱落的高度危险。

下面压住舌根，弯曲部分上面抵住口咽后壁，放置于口腔中央位置。虽然后者比前者操作难度大，但在开放气道及改善通气方面更为可靠（图11-11）。

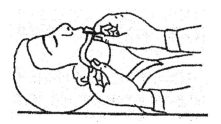

1. 选择合适的口咽通气管，患者取平卧位，头后仰，使口、咽、喉成一条直线

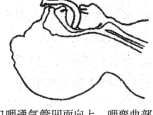

2. 口咽通气管凹面向上，咽弯曲部分抵住舌，轻轻放入口腔，然后贴近硬腭直接放入

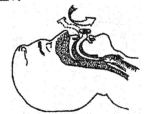

3. 旋转口咽通气管使凸面朝向头部并继续向前推进，直达咽部

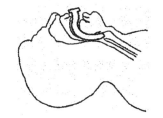

4. 检查，确定气流通畅后用胶布妥善固定

图11-11 口咽通气管的置管方法

五、口咽通气管的护理

（一）保持气道通畅

及时吸痰，清理气道，防止误吸甚至窒息，吸痰前后给予高浓度氧气吸入。

（二）加强气道湿化

口咽通气管外口盖一层生理盐水纱布，既可湿化气道又可防止吸入异物和灰尘，也可适时经口咽通气管直接滴入蒸馏水，或在吸痰时将5~10mL生理盐水缓慢滴入，然后吸出，也能达到湿化目的。

（三）口腔护理

昏迷者，口咽通气管可持续放置于口腔内，每隔2~3h更换位置，每隔4~6h清洁口腔及口咽通气管1次，防止痰痂堵塞。每天更换口咽通气管一次，换下的口咽通气管浸泡消毒后，晾干备用。

（四）监测生命体征

严密观察病情变化，随时记录，并备好各种抢救物品和器械，必要时配合医生行气管插管术。

六、口咽通气管置管流程

（一）目的

防止昏迷患者舌后坠，便于清除气道分泌物，保持气道通畅。

（二）用物

口咽通气管一个，弯盘一个，胶布，必要时备压舌板、开口器、舌钳、吸痰器、一次性吸痰管数根。

（三）操作流程

1. 衣帽整齐，规范洗手，必要时戴口罩。

2. 备齐用物，按使用顺序置于治疗车上，推至患者床旁，评估患者的病情、生命体征、意识及合作程度，并向患者做好解释，以取得其配合。

3. 评估并清洁患者的口腔，评估患者咽部及气道分泌物情况，检查有无活动义齿。

4. 协助患者取平卧位，头偏向一侧，抬起患者下颌角，使其保持气道通畅。

5. 根据患者的年龄大小选择合适的口咽通气管型号。

6. 置管：方法分为两种：

(1)为直接放置，即将口咽通气管的咽弯曲沿舌面顺势送至上咽部，将舌根与咽后壁分开；

(2)为反向插入法，即把口咽管的咽弯曲部分贴近硬腭插入口腔，当其内口接近口咽后壁时（已通过悬雍垂），即将其旋转180°，借患者吸气顺势向下推送，弯曲部分下面压住舌根，弯曲部分上面抵住口咽后壁。虽然后者比前者操作难度大，但在开放气道及改善通气方面更为可靠。

7. 对于意识障碍、牙关紧闭、抽搐、躁动者，操作者用一手的拇指与示指将患者的上唇齿与下唇齿分开，另一手将口咽通气管从患者后臼齿处插入，操作时注意动作轻柔、准确。

8. 测试人工气道是否通畅。将手掌放于口咽通气管外侧，于呼气期感觉是否有气流呼出，或将少许棉絮放于口咽通气管外，观察其随呼吸运动的幅度，此外还应观察患者胸壁运动幅度和听诊双肺呼吸音。

9. 检查口腔，以防止舌或唇夹置于牙和口咽通气管之间。

10.固定：方法有两种：

(1)用胶布交叉固定于面颊两侧；

(2)在口咽管翼缘两侧各打一个小孔，用绷带穿过这两个小孔，将绷带绕至患者颈后部固定。

11. 口腔分泌物、呕吐物、血液多时可用吸痰管由口咽通气管两侧插入，轻轻将口咽部的分泌物吸净，使口腔清洁，保持有效通气。痰多时送吸痰管到气管深部，由下到上旋转式吸痰，便于清理气道深部的痰液。

12.整理用物，洗手。

（四）注意事项

1. 根据患者切牙到耳垂或下颌角的距离选择适宜的口咽通气管型号。

2. 禁用于意识清楚、有牙齿折断或脱落危险和浅麻醉的患者（短时间应用的除外）。

3. 牙齿松动者，插入及更换口咽通气管前后应观察有无牙齿脱落。

4. 口腔内及上下颌骨创伤、咽部气道占位性病变、咽部异物梗阻患者禁忌使用口咽通气管。

5. 定时检查口咽通气管是否通畅。

第五节　心电监护技术

心电监护是指对被监护者进行持续或间断的心电监测，它是心脏监护的重点。对患者实施持续或间断的心电监测，能早期发现心电改变及心律失常。

一、心电监护仪的作用及应用范围

1. 心电监护仪24h连续监测患者的生理参数，检出变化趋势，显示临危情况，为医生提供应急处理和进行治疗的依据。

2. 常用于手术中、手术后、外伤护理、冠心病、危重患者、新生儿、早产儿、高压氧舱、分娩室等。

二、电极安置要求

安置电极贴膜时应清洁皮肤，有胸毛者要脱毛，用酒精棉球涂擦脱脂后贴牢电极贴膜片。对于皮肤过敏者来说，应选用透气性较好的抗过敏电极，且每天清洁局部皮肤，更换电极贴膜，注意观察粘胶处有无皮疹。

三、主要观察指标

1. 定时观察并记录心率和心律。

2. 观察是否有P波，P波的形态、高度和宽度如何。

3. 测量PR间期、QT间期。

4. 观察QRS波形是否正常，有无"漏搏"。

5. 观察T波是否正常。

6. 注意有无异常波形出现。

四、造成心电监测伪差的原因

（一）交流电干扰

病房内各类电器可能对心电监测造成干扰。在有电极脱落、导线断裂及导电糊干扰等情况时则更易发生。

（二）肌电干扰

各种肌肉震颤可引起细小而不规则的波动，掺杂在心电图波形内，可被误认为心房颤动。患者精神紧张、因输液反应或低温疗法而常用急救技术打寒战，也可发生肌肉震颤，影响观察和记录。

（三）线路连接不良

电极片与皮肤接触不好，导线连接松动或断裂，可使基线不稳，大幅度漂移或产生杂波。

（四）电极放置位置不当

正负电极距离太近，或两个电极之间正好放在心肌梗死部位的体表投影区，会导致QRS波群振幅减小。

（五）使用胸前心电监测电极的注意事项

1. 力求获得清晰的心电波形：若存在规则的心房活动，则应选择P波显示较好的导联。QRS波群振幅应>0.5 mV，以触发心率计数。

2. 电极的粘贴应避开除颤时电极板的位置：暴露胸前部，留出便于除颤的心底部和心尖部。

3. 心电监护不能代替常规心电图检查：心电监护只是为监测心率、心律的变化，不能用以分析ST段异常或诊断心脏器质性病变，如需更详细地分析心电变化，应及时做12导联心电图进行分析诊断。

五、心电监护流程

（一）目的

监测患者心率、心律、血压、呼吸及血氧饱和度的变化。

（二）用物

器械车、多功能监护仪1台、电源线、导联线、电极片7个（其中2个备用）、弯盘2个、干纱布2块、生理盐水纱布1块、记录本、笔、脱毛膏。需要时备配电盘。

（三）操作流程

1. 衣帽整齐，洗手，必要时戴口罩。

2. 连接导联线，将无创血压的充气管插入监护仪的无创血压袖带套接口，血氧探头电缆线一端的连接器与监护仪的SpO$_2$接口连接，检查监护仪性能。

3. 将用物备齐，按使用顺序置于器械车上，推至患者床旁，核对患者的床号、姓名。评估患者的病情及皮肤情况，告知清醒患者或其家属操作的目的、方法和配合要点，询问患者的需要并协助解决。

4. 评估周围环境、室内温度、光照情况及有无电磁波干扰等。

5. 接通电源，开启并再次检查监护仪，将电极片连接在监护导联线上。

6. 根据病情协助患者取平卧位或半卧位，暴露胸部，有胸毛者予以脱毛。

7. 选择粘贴电极片部位，用生理盐水纱布清洁局部皮肤并用干纱布擦干。粘贴部位：左、右两侧锁骨中点外下方，左、右两侧腋前线第6肋间及剑突下偏左心前区处。

8. 按导联线标志粘贴电极片：

(1)RA，右侧锁骨中点外下方；

(2)LA，左侧锁骨中点外下方；

(3)V，剑突下偏左心前区处；

(4)RL，右侧腋前线第6肋间；

(5)LL，左侧腋前线第6肋间。

9. 连接手指血氧探头，将无创血压袖带缠于患者上臂或大腿上。

10.根据医嘱或病情调整各参数，设置合理的指标、报警界限，出现正常心电示波信号后开始监护，按无创血压按键开始第一次自动测量。

11.协助患者取舒适卧位，整理床单位，向清醒患者或其家属交代注意事项。

12. 整理用物，洗手，记录。

13. 停止监护：

(1)核对患者的床号、姓名，向患者说明原因，观察监护仪上的监测数据，测量血压后关闭机器，摘除电极片，分离导联线、血氧探头和血压连线并放置在器械车上，用干纱布擦拭患者粘贴电极片处皮肤，连同纱布及电极片放入污物桶。

(2)协助患者穿好衣服，取舒适卧位，整理床单位。

(3)拔下电源线，整理用物，洗手，记录。

（四）注意事项

1. 操作中以患者为中心。

2. 保证检测波形清晰、无干扰，密切观察各种监测数据，有干扰或电极及其他导连线脱落时要及时处理，每1~2 h记录一次。

3. 确定设定报警界限，不能关闭报警设置。

4. 定期观察患者粘贴电极片处皮肤的反应，定时更换电极片及其位置。

5. 对躁动患者，应当固定好电极和导线，避免电极脱位以及导线打折、缠绕。

6. 血压袖带宽度及缠绕的松紧度要适宜，不能在静脉输液或置有导管的肢体上放置袖带，应保证连接血压袖带和监护仪的充气管道通畅，不能缠结。

7. 监测血氧饱和度时，不能把传感器放在有动脉导管或静脉注射管的肢体上；血氧探头的电缆线应该置于手背，确保指甲正对血氧探头光源射出的光线。

8. 勿将血氧探头与血压袖带放在同一肢体上，因为血压测量过程中血流闭塞会影响血氧饱和度的读数。

9. 注意观察指端皮肤的变化，如有过敏、变红、起疱、坏死等情况，应及时更换测量部位。

10.对患者用过的各种物品都要进行擦拭消毒、整理、分类，存放备用。

第六节　机械通气技术

机械通气是借助机械通气机或人工呼吸器的机械力量，使患者产生呼吸动作，或辅助患者的呼吸动作，从而增强或改善呼吸功能的一种治疗措施或方法。机械通气的合理使用，能纠正缺氧及二氧化碳潴留。机械通气是治疗各种类型呼吸衰竭最直接而有效的方法。

一、常用呼吸机与患者的连接方式

（一）面罩

主要适用于神志清醒、合作、气道分泌物少、气道无阻塞患者的通气。

优点：使用方便，无创伤。

缺点：容易漏气，有可能造成胃肠胀气，患者自觉面部压迫不适，易造成面部压疮。

（二）经口气管插管

适用于除口腔、喉部无严重损伤导致气管插管无法插入且呼吸机治疗时间较短期的患者。

优点：易于操作，管腔大，便于吸引呼吸道分泌物。

缺点：此操作会使意识清楚者感到非常痛苦，气管插管不易固定，难以维持，影响口腔护理，使患者不能进食，插管保留时间短。

（三）经鼻气管插管

对多数患者适用，可反复应用，对痰多、吸引困难或鼻腔病变者不宜。

优点：易于固定，便于口腔清洁，患者易耐受，能经口腔进食，便于口腔护理，插管留置时间较长。

缺点：管腔较小，不易吸痰，气道阻力大，易发生鼻窦炎等并发症。

（四）气管切开插管

适用于需长期通气者、有气管内插管禁忌或插管困难者。

优点：便于吸引气道分泌物，患者易耐受，能经口腔进食，便于口腔护理，插管留置时间可长达数月或数年。

缺点：创伤大，可发生切口出血和感染，痊愈后颈部留有瘢痕，可造成气管狭窄。

二、机械通气的应用

（一）适应证

1. 心肺复苏。

2. 各种原因引起的和各种类型的呼吸衰竭。

3. 重度急性肺水肿（包括ARDS）。

4. 重度哮喘持续状态。

5. 神经肌肉病变（吉兰—巴雷综合征、重症肌无力）引起的呼吸麻痹。

6. 大手术中和手术后呼吸支持。

（二）禁忌证（相对）

存在这些问题需先进行处理后再应用机械通气。

1. 肺大疱、肺囊肿。

2. 气胸、纵隔气肿未引流。

3. 支气管胸膜瘘；大量胸腔积液。

4. 大量咯血后气道未通畅。

5. 气管食管瘘。

6. 低血容量性休克未补充血容量者。

（三）应用指征

1. 经积极治疗后病情恶化或发生意识障碍。

2. 呼吸形式严重异常：如呼吸频率小于6次/min或大于35次/min，呼吸节律异常或自主呼吸微弱或消失。

3. 吸氧情况下血气分析：$PaO_2 < 50 \sim 60mmHg$或$PaCO_2$进行性升高或pH值动态下降。

4. 严重肺水肿。

（四）常用机械通气模式

1. 间歇正压通气(IPPV)：也称机械控制通气(CMV)。应用此通气模式时，不管患者自主呼吸的情况如何，呼吸机均按照预置的容量、压力为患者间歇正压通气。适用于无自主呼吸或呼吸微弱者，或镇静、麻醉和肌肉松弛患者。

2. 辅助／控制通气(A／C)：吸气时，呼吸机产生正压，预设容量或压力的气体送入肺内；呼气时，胸肺弹性回缩，肺内气体排出体外。患者自主呼吸不能触发时，呼吸频率和潮气量均由机器决定；当患者自主呼吸触发常用急救技术时，呼吸频率由患者主导，潮气量由机器决定。适用于无自主呼吸或自主呼吸微弱但频率不能过快的患者。

3. 同步间歇指令通气(SIMV)：机器按每分钟指令的次数和预定的潮气量辅助患者呼吸，指令部分潮气量和频率由机器决定，非指令部分潮气量和频率由患者决定，通过触发窗来实现同步性。允许患者在两次指令呼吸间自由呼吸，用于脱机患者时可逐渐减少辅助次数。

4. 压力支持通气(PSV)：适用于自主呼吸力量不足者，呼吸频率由患者决定，在吸气时给予压力，能帮助患者克服气道阻力及胸肺顺应性，效果是增加潮气量，减少呼吸做功，潮气量由患者和机器共同决定。多在撤机、协调人机对抗时选择，常与SIMV联合使用。

5. 持续气道内正压(CPAP)通气：用于自主呼吸患者，在吸气和呼气相均给予一定的正压设定值，呼吸频率和潮气量均由患者决定，机器仅在一定的吸入氧浓度和正压下送气，可以使塌陷的肺泡复张，改善氧合，改善吸气触发做功及心脏功能。

上述为临床常用的几种通气模式，有时依据患者具体情况及呼吸机的型号，还可以选用如分钟指令通气(MMV)、反比通气(IRV)、压力调节容量控制通气(PRVC)、容量支持通气(VS)、气道压力释放通气(APRV)、成比例通气(PAV)、适应性支持通气(ASV)等。

（五）参数设置

要根据患者的原发病和病理生理状态设置机械通气参数，以获得合适的通气，保持适宜的氧分压和二氧化碳分压，防止呼吸机相关性损伤的发生。

1. 潮气量(V_T)：成人5 ~ 10mL/kg，儿童5 ~ 6mL/kg，避免过大导致气伤。

2. 呼吸频率(RR)：成人12 ~ 20次/min，一般新生儿40 ~ 50次/min，婴幼儿30 ~ 40次/min，年长儿20 ~ 30次/min。

3. 分钟通气量(MV)：由呼吸频率与潮气量决定，即$MV = V_T \times F$。

4. 呼吸比(I／E)：呼吸功能正常者多选择1：(1.5 ~ 2.0)；阻塞性通气功能障碍者选择1：(2.0 ~ 2.5)；限制性通气功能障碍者选择1：(1.0 ~ 1.5)；ARDS时可以为(2 ~ 3)：1（反比通气）。机械通气早期一般应慎用反比呼吸，以后可根据动脉血气分析指标，兼顾心功能状况，再做调整。

5. 吸入氧浓度(FiO_2)：一般选用30% ~ 45%，不宜超过60%，长时间吸入高浓度氧会导致氧中毒。一般维持PaO_2在70 ~ 80 mmHg，SpO_2在91% ~ 94%，保证基本通气，避免$PaCO_2$降低过快以致pH值过度升高。

6. 吸气流速(FLOW)：20 ~ 60L/min，根据患者病情和人机协调性而调整。

7. 吸气时间(Ti)：0.8 ~ 1.2s。

8. 吸气触发（Trigger）：流量触发，1 ~ 3L/min;压力触发，-2 ~ 1cmH$_2$O。一般情况下，流量触发优于压力触发，因为流量触发可以降低吸气触发做功。

9. 呼气末正压(PEEP)：作为通气模式的一种辅助功能，可以应用于任何通气模式中，但不能单独应用。PEEP的生理作用与CPAP相同。一般从3 ~ 5cmH$_2$O开始应用，可逐步增高，一般最多不高于15cmH$_2$O，病情好转时逐步降低（过高的PEEP对循环影响大，也易造成气压伤）。

（六）常用参数调节

调节各项参数的主要依据是动脉血气分析指标，其次要兼顾患者的心脏功能和血流动力学状况，最后应尽可能避免肺组织气压伤。

1. 动脉血气分析指标：是调节机械通气各项参数的最可靠的依据。通常在机械通气治疗20 ~ 30min后，常规进行动脉血气分析监测。情况平稳的患者，每日复查动脉血气1～2次，病情有剧烈变化者随时做血气监测。主要参考指标是PaO_2和$PaCO_2$，通常以PaO_2作为低氧血症是否被纠正的标准，$PaCO_2$是判断呼吸性酸、碱中毒的主要指标。呼吸性酸中毒提示通气不足，呼吸性碱中毒提示通气过度。$PaCO_2<35mmHg$提示过度通气；$PaCO_2>50mmHg$提示通气不足。条件许可时应持续进行SaO_2和$PaCO_2$监测。

2. 心功能和血流动力学状况：如心力衰竭和血压下降等，应该慎用某些机械通气功能，如PEEP、吸气延长、吸气末屏气和反比通气。

3. 肺组织气压伤：

(1)患者因素，如先天或后天肺大疱、肺损伤。

(2)机械因素，如选用PEEP、PSV、高容量等通气功能和模式。

4. 通气效果监测：患者安静，末梢循环良好，无大汗，自主呼吸<20次/min。无辅助呼吸肌剧烈收缩，两肺呼吸音适度，胸廓稍有起伏，血压、心率平稳，说明通气效果满意，否则可能有通气不足或呼吸衰竭纠正不理想。

（七）报警设置

1. 容量(TV或MV)报警：是预防呼吸机管道或人工气道漏气和患者与机器脱离引起通气不足的主要结构。一般TV或MV的高水平报警限设置与所设置的TV或MV相同，低水平报警限以能维持生命的最低TV或MV水平为准。

2. 压力（高压和低压）报警：分上限和下限，主要用于对气道压力的监测。一般高压设定在正常气道最高压（峰压）上5～10cmH₂O水平；低压下限设定在能保持吸气的最低压力水平。

3. 低PEEP或CPAP水平报警：设置报警参数时，以所应用的PEEP或CPAP水平为准。

4. FiO₂报警：根据病情，一般可高于或低于实际设置FiO₂的10%～20%。

机械通气时呼吸机各项报警参数的设置和调节，是保障机械通气治疗正常进行的有效措施，报警装置功能的正常与否和参数设置得是否合理，直接关系到机械通气的临床疗效和患者的生命安危。合理设置各项参数，方能充分发挥报警装置的作用。

（八）报警监护

呼吸机使用期间，出现机器故障及应用故障均有声鸣和相应的灯闪烁。常见原因及简要处理方法如下。

1. 气道高压报警：

(1)人机对抗（咳嗽，自主呼吸与呼吸机不协调）：因机体耗氧量增加及二氧化碳产生增多引起者，可通过调整呼吸模式和参数等解决；对于烦躁、疼痛、精神紧张引起的对抗，可给予镇静、镇痛药物应用；对于自主呼吸频率过快、潮气量小的患者，适量使用非去极化型肌肉松弛药（维库溴铵、阿曲库铵等）对抗自主呼吸。

(2)分泌物沉积、痰栓形成：及时吸出气管内分泌物，必要时取出气管内套管清洗或更换气管插管。加强气道湿化，协助患者翻身、叩背，鼓励患者咳嗽排痰。

144

(3)呼吸机螺旋管内积水：及时清除积水，将积水器放置于最低位。

(4)气道痉挛：应用解痉药。

(5)气管插管插入过深至支气管：调整气管插管位置。

(6)气管套管外气囊堵塞气管导管口：根据情况给予调整或更换。

2. 气道低压报警：

(1)管道漏气：仔细检查各管道，必要时更换。

(2)管道连接部位脱落：检查所有呼吸管路接头是否连接紧密，确保连接良好。

(3)气管套管气囊充气不足：测压仪定时（每4~6 h）测压充气。

(4)气管套管气囊破裂（充气后又很快漏气）：更换气管插管或气管套管。

(5)呼吸压力下限报警值设置过高：调节报警参数。

3. 通气不足报警：管道和气道因素，如管道漏气、连接部位脱落、气管套管气囊破坏、气道低压报警敏感。

4. 呼吸频率过快报警：

(1)人工气道不适应，恐惧心理。

(2)气道分泌物多，咳嗽。

(3)呼吸模式、参数设置不当。

(4)发热、耗氧增加。

(5)支气管痉挛、气胸、胸腔积液。

(6)心功能不全、容量不足。

(7)病情加重，缺氧。

(8)其他报警未及时处理均可导致呼吸频率加快。

5. 气道温度过高：

(1)湿化器内液体量不足：加入蒸馏水至湿化罐标示范围。

(2)患者体温过高：对症处理。

6. 吸氧浓度报警：供氧气源压力不足，氧气探头故障。请工程师排除机械故障，对症处理。

7. 呼吸机工作压力不足报警：压缩泵工作故障或中心供气障碍，及时给予对症处理。异常报警时应及时通知医生，无法处理报警时，应立即使患者脱机并吸氧，或用简易呼吸器球囊辅助呼吸，必要时更换呼吸机。

三、人工气道管理

（一）吸入气体的加温和湿化

气道有复杂而完善的防御系统，无论是经口插管还是经鼻插管或气管切开，由于患者的上气道被导管所代替，下气道直接与外界相通，使得上气道对吸入气体的加温、湿化、过滤功能缺失。加之长时间吸入高流量、干燥气体，不仅会使气道分泌物变稠、干燥，耗损肺泡表面活性物质，致使气道的纤毛上皮细胞受损，妨碍纤毛活动，延长了排痰时间，还会导致气道阻塞，引起肺不张和继发感染等，加重肺部感染。如湿化充分，即使患者咳嗽反射不复存在，辅以气道吸引，仍可保证有效地清除气道分泌物。

1. 湿化方法：

(1)采用地面洒水及使用空气加湿器等方法使室内空气相对湿度达到50%左右，室温保持在20~24℃为宜。

(2)机械通气时吸入气直接、被动湿化，呼吸机湿化器内加适量蒸馏水，湿化罐内水的温度到达口腔时控制在37℃，相对湿度在100%。

(3)雾化吸入，临床常用雾化器有电动超声雾化器和氧气驱动雾化器。对于缺氧明显患者，适宜选用氧气驱动雾化。

(4)一般停机期间建议在气管套管外口或气管切开导管外口连接一个人工鼻，它是模拟人体解剖湿化系统机制，可循环呼出热和水分，即吸收呼气阶段的热和湿度，在下次吸气时释放，达到水分重吸入的作用，也可直接连接加温加湿仪进行气道加温加湿。

2. 湿化液及湿化量的调节：视临床情况可选择生理盐水或蒸馏水。

蒸馏水稀释黏液的作用较强，但刺激较大，宜用于分泌物稠厚、量多、需要积极排痰的患者。0.45%生理盐水适宜用于维持正常气道黏膜的功能。通常临床根据患者病情和分泌物的性状，雾化吸入时配置含有化痰、解痉或抗感染药物的雾化液。

气道湿化必须以患者全身不失水为前提，特别是应用各种脱水药时。如果机体液体摄入量不足，即使气道湿化足量，其水分也会进入到失水的组织而使气道处于失水状态，分泌物黏稠，易形成痰痂。痰液黏稠度和吸引是否通畅是衡量湿化的可靠指标。如果分泌物稀薄，能顺利通过吸引管，没有结痂或黏液块咳出，说明湿化效果较好；如果痰液过分稀薄，而且咳嗽频繁，听诊肺部和气管内痰鸣音多，需经常吸痰，则提示湿化过度，应适当减少湿化量。为保证患者充分休息，晚间一般应减少湿化量，可在清晨加强湿化以减轻分泌物黏稠，使之便于清除。

（二）人工气道护理

1. 气管插管的护理：

(1)应观察和记录插管深度，观察吸痰时吸痰管进入是否顺畅等，防止不慎滑脱或插入过深超过气管隆嵴造成单侧通气。导管固定要牢靠，避免导管随呼吸运动上下滑动，以损伤气管黏膜。漏气时因气流反流可听到声带的振动声。

(2)协助患者头部稍微后仰，以减轻导管对咽、喉的压迫。

(3)1~2h转动、变换头部位置，避免体表压伤及导管对咽喉的压迫。

(4)气囊护理：理想的气体压力为有效封闭气囊与气管间隙的最小压力。应定时检查气囊充盈度，维持高容低压套囊压力在25~30cmH$_2$O。最好应用带声门下吸引的气管插管，可定时或持续进行声门下吸引；使用不带声门下吸引的气管导管时，应定时进行声门下吸引。

2. 气管切开的护理：

(1)固定导管的布带要松紧适当，以能容纳一手指为度。

(2)导管与呼吸机管道相连后应适当支撑管道，不要把重力压于导管，以免压迫气管造成局部坏死。

(3)切口周围的纱布要定时更换，每日1~2次，保持清洁干燥，经常检查切口及其周围皮肤有无感染、湿疹。

(4)若使用金属套管，其内套管每4h取出消毒1次。

为防止脱管，要随时密切观察患者的病情变化，注意其头部位置。翻身、叩背、吸痰时至少应两人合作，以保持患者头颈部与气管导管活动的一致性，注意将气管套管的压力减至最小，尤其应注意螺纹管长度应适宜，必要时将导管与呼吸机脱开。对于躁动不合作的患者，可适当辅以保护性约束带固定其肢体。

（三）心理支持

插管技术带有一定的创伤性，加之气道非常敏感，故清醒患者对气管内留置导管难以忍受，易自行拔管。自行拔管时，除充盈的套囊可造成气道损伤外，还可使病情迅速加重、恶化，甚至造成死亡。

为避免意外拔管，插管后应注意有效固定患者双上肢，同时做好患者的心理护理，消除其思想顾虑及恐惧感。患者插管后不能进行语言交流，护士应尽量通过各种示意方法或写字板与其进行文字沟通，了解患者的想法和要求，满足其需要。

三、成人有创呼吸机操作流程

（一）目的

增强或改善呼吸功能，纠正缺氧及二氧化碳潴留。

（二）用物

呼吸机、呼吸机管路、湿化罐、模拟肺、听诊器、输液器1根、无菌注射用水1瓶、棉签、碘伏、快速手消毒剂、治疗车1辆、弯盘1个。

（三）操作流程

1. 衣帽整齐，操作前洗手、戴口罩。

2. 所有物品有序地摆放于治疗车上，检查电源、气源。

3. 将备用物推至患者床旁，核对患者床头卡及腕带上的床号、姓名等信息。

4. 评估患者的神志、生命体征、呼吸频率及节律、用氧及SpO_2情况，评估患者气管插管的深度和固定情况。向清醒患者说明操作的目的、方法及配合要点。

5. 快速手消毒，准备呼吸机：

(1)连接电源。

(2)连接气源。

(3)连接湿化罐。打开灭菌注射用水，消毒瓶口，打开输液器与湿化罐口连接，加灭菌注射用水至湿化罐标准水位。

(4)连接呼吸机管路。用单根短管路将呼吸机送气口与湿化罐进气口连接，将其余四根管路按要求连接形成呼吸回路，分别与湿化罐出气口、呼吸机出气口连接（积水杯处于最低位）。

(5)打开模拟肺外包装，将模拟肺与呼吸机Y管连接，将连接好的呼吸机管路用支架固定。

6. 开机自检，打开湿化器开关，调节湿化器湿度。

7. 根据患者具体情况和所选呼吸机机型设置呼吸模式(A/C、SIMV、PSV、CPAP等)及参数，设置模式。

8. 设置参数及报警值：

(1)潮气量：5~10 mL/kg。

(2)呼吸频率：12~20次／min。

(3)峰流速：20~60 L/min。

(4)呼吸比：正常成人1：(1.5~2.0)。

(5)吸入氧浓度：根据病情设置给氧浓度。可先初始给予100%，以后根据病情逐渐向下调节。

(6)压力支持：0~20cmH$_2$O。

(7) PEEP:0~5cmH$_2$O。

(8)峰压：20~40cmH$_2$O。

(9)触发灵敏度：流量触发，1~3L/min（压力触发，-2~-1cmH$_2$O）。

(10)低压报警：≥5cmH$_2$O。

(11)高压报警：≤50cmH$_2$O。

(12)低分钟通气量报警：3L/min。

(13)高分钟通气量报警：10 L/min。

9. 初始参数设置好后，使呼吸机处于工作状态或STAND BY，观察模拟肺充、放气情况，检查有无漏气、输气管道是否畅通、湿化瓶温度及报警功能，观察通气参数是否与设置相符。

10. 再次核实患者信息，对神志清醒的患者做好解释工作，取得其配合。

11. 给患者带机：如有分泌物，首先清理气道，去除模拟肺与气管插管连接，听诊两肺呼吸音是否对称，测试人工气道通畅与密闭情况。

(1)观察呼吸机是否正常工作、患者生命指标是否趋向正常。

(2)记录：上机时间、相应参数。

(3)根据患者的生命体征、SpO$_2$、意识状态、临床表现及血气等调整相关参数。

12. 将呼吸机与患者分离，关机，关湿化开关，切断气源、电源。

（四）注意事项

1. 开机要进行机器自检，保证各部件有效运行。

2. 呼吸机报警时要及时查看报警原因，红色高级报警时要立即查看并处理。

3. 患者床旁必须放置简易呼吸气囊以备紧急情况时使用。

4. 应用呼吸机时要密切观察患者的意识、面色、生命体征等情况。

5. 呼吸机湿化温度维持在患者入口端37℃。

6. 呼吸机管路每人每周更换一次，有污染时随时更换。

7. 定期对呼吸机进行清洗、消毒、维修。

8. 呼吸管路初步处理后送供应室消毒。呼吸机显示屏用75%酒精擦拭消毒，机身用0.5%含氯消毒剂消毒。

9. 呼吸机积水杯应处于管道的最低位，及时倾倒冷凝水于盛有消毒液的容器中。

第七节　吸痰术

一、定义

吸痰术是指用吸痰装置经口腔、鼻腔、人工气道将气道的分泌物及误吸的呕吐物吸出，以保持气道通畅，预防吸入性肺炎、肺不张、窒息等并发症发生的一种方法。

二、适应证

1. 直接听见或听诊器听见患者呼吸有痰鸣音。
2. 患者不能进行完整有效的自主咳痰。
3. 人工气道内可见痰液。
4. 呼吸机流量或压力曲线呈锯齿状振荡（排除呼吸机管路积水）。
5. 怀疑误吸。
6. 获取痰标本。

三、禁忌证

吸痰一般无禁忌证，颅底骨折患者禁经鼻腔吸痰。

四、并发症

1. 缺氧和低氧血症。
2. 气管、支气管黏膜损伤。
3. 心搏、呼吸骤停。
4. 心律失常。
5. 肺膨胀不全。
6. 支气管痉挛。
7. 感染。
8. 肺出血。
9. 颅内压增高。
10. 血压增高或降低。

（一）吸痰管分类

根据吸痰方法可将吸痰管分为一般吸痰管和密闭式吸痰管。吸痰管由无毒医用高分子材料制成，做防静电硅化处理，管径一般为1.67~6.00mm。吸痰管的选择要粗细、长短适宜，软硬适中，一般以年龄和人工气道的内径为标准，成人及儿童吸痰管最大外径不能超过气管插管内径的50%，婴幼儿不超过70%。对于高吸入氧浓度、高PEEP、氧储备差者，开放式吸痰可能导致低氧血症、呼吸道传染性疾病、痰液多且明显，需要反复多次吸痰。肺不张患者和婴儿等有人工气道者推荐使用密闭式吸痰管，需要注意的是，使用密闭式吸痰管不能降低呼吸机相关性肺炎(VAP)的发生率。

临床上常用5F～18F表示吸痰管的型号，常见吸痰管型号及其对应的内径见表9-9。

表9-9 常见吸痰管型号及其对应的内径

吸痰管型号(F)	5	6	8	10	12	14	16	18
吸痰管内径(mm)	1.67	2.00	2.67	3.33	4.00	4.67	5.33	6.00

（二）吸痰管插入深度

吸痰分浅层吸痰和深层吸痰。深层吸痰是指吸痰管插入直至遇到阻力，在负压吸引前向上提拉1cm；浅层吸痰是指吸痰管插入预先设定的深度，一般是人工气道加连接头的深度。

六、经气管切开或气管插管负压吸痰流程

（一）目的

清除气道分泌物，保持气道通畅，预防坠积性肺炎、肺不张、窒息等并发症的发生。

（二）用物

1. 负压吸引装置1套。

2. 治疗车、吸痰盘、生理盐水1瓶、塑杯2个（气管用、口腔用各1个）、一次性吸痰包数个（内有无菌手套1只）、空瓶1个（内盛消毒液）、弯盘、纱布1块、快速手消毒液1瓶、听诊器1个。

3. 必要时备护目镜、压舌板、开口器、舌钳、手电筒等。

（三）操作流程

1. 衣帽整齐，洗手，戴口罩。

2. 将用物备齐按顺序置于治疗车上，推至患者床旁，核对患者的床头卡及腕带上的床号、姓名等信息。

3. 评估患者的意识状态、生命体征、自主呼吸或呼吸机参数设置情况，听诊肺部痰鸣音。向清醒患者说明操作的目的、方法及配合要点。患者取适宜卧位，头偏向一侧。

4. 调节呼吸机，吸入纯氧2min。

5. 连接吸引装置，检查其性能是否良好，调节负压，一般成人40～53.3kPa，儿童<40kPa。

6. 手消毒。

7. 将生理盐水分别倒入气管用和口腔吸痰用塑杯中。

8. 检查吸痰管有效期后撕开外包装的前端，一手戴无菌手套，将吸痰管抽出盘绕在手中并与负压管连接。

9. 打开吸引器开关，用盐水试吸，检查导管是否通畅。

10. 使用呼吸机时，用非无菌手断开呼吸机接头放置于无菌纸巾上。

11. 将吸痰管轻轻插入气管插管或气切内套管内，深度适宜，手指封堵吸痰管侧孔，根据痰液黏稠度调节压力，手指轻捻吸痰管使之边旋转、边抽吸、边向上提拉，吸净痰液。

12.退出吸痰管，并在气管用塑杯内冲洗干净吸痰管及连接管。

13.用同样方法吸净口和鼻腔内分泌物。

14.吸痰完毕，关闭吸引器开关，分离吸痰管并置于医用垃圾袋内，将连接管前端置于盛有消毒液的容器内。

15. 立即接呼吸机，给予纯氧吸入2 min，观察呼吸机参数及患者生命体征。

16. 用纱布擦净患者气管插管处及口腔周围的分泌物，脱去手套，放入医用垃圾袋内。

17.听诊肺部，检查吸痰效果。

18. 协助患者取舒适体位，整理床单位，向清醒患者告知注意事项。

19.整理用物，洗手，记录。

（四）注意事项

1. 吸痰操作应轻柔、准确、快速，插入吸痰管时不可给予负压，吸痰时负压不可过大。

2. 吸痰时，切勿上下提拉吸痰管或将其固定在一点不动，每次吸痰时间不超过15s，两次吸痰间隔应大于3min，且间隔途中也需给予纯氧吸入，注意吸痰管插入是否顺利，遇到阻力时应分析原因，不可粗暴盲插，以免损伤气道。

3. 应在能够维持气道通畅、以利于引流痰液的前提下，采用最小的吸痰频率。

4. 吸痰前后均要进行手消毒，注意无菌操作，防止交叉感染。

5. 护理盘内的吸痰用物应每日更换，吸痰管应每次更换，不得重复使用，吸痰时先吸气管插管内痰液，后吸口和鼻腔。吸完口和鼻腔的吸痰管应弃之，不可再次插入气管插管内。一次性负压吸引瓶、吸痰器储液瓶内吸出液达到瓶体积的2/3时要及时更换或倾倒。

6. 吸痰过程中应当密切观察患者的病情变化，如患者生命体征有明显改变时，应当立即停止吸痰，接呼吸机通气并给予纯氧吸入。注意观察呼吸机各参数设定值的变化。

7. 吸痰过程中要观察痰液的性状、量、颜色。痰液黏稠时配合背部叩击、雾化吸入等，提高吸痰效果。

第八节　洗胃术

洗胃术是指向胃内灌入溶液，反复吸出和再注入，以冲洗并排出胃内毒物或潴留食物，达到减轻患者痛苦、避免毒物吸收、抢救患者生命目的的方法。

一、目的

1. 迅速清除胃内毒物或刺激物，避免毒物吸收。

2. 将胃内滞留的食物排出，减轻胃黏膜水肿。

3. 为胃肠道手术或检查做准备。

二、评估

1. 患者的生命体征、意识状态及瞳孔变化。

2. 患者中毒情况，如毒物的性质和量、中毒的时间及途径等，是否已采取催吐等措施，有无洗胃禁忌证，有无义齿，口、鼻腔黏膜情况及口中异味等。

3. 患者对洗胃的心理状态及合作程度。

三、洗胃液的选择

1. 对毒物性质不明的急性中毒者，应抽出胃内容物尽快送检验，然后洗胃，洗胃液选用温开水或等渗盐水，待毒物性质确定后，再采用对抗药物洗胃。

2. 一般用2%~4%碳酸氢钠溶液洗胃，常用于有机磷农药、拟除虫菊酯类药物、氨基甲酸酯类药物、香蕉水及某些重金属中毒。但敌百虫中毒时禁用，因敌百虫在碱性环境中能变成毒性更强的敌敌畏。

3. 高锰酸钾溶液为强氧化剂，一般用浓度为1:(2 000~5 000)的溶液，常用于急性巴比妥类、苯二氮卓类、阿片类、氰化物或砷化物以及毒蕈类中毒。但有机磷农药对硫磷(1605)中毒时，不宜用高锰酸钾溶液洗胃，因能使其氧化成毒性更强的对氧磷(1600)。

4. 茶叶水含有丰富的鞣酸，具有沉淀重金属及生物碱等的作用，故可用于重金属及生物碱中毒。

5. 目前国内普遍使用清水洗胃，洗胃液的温度应适宜，一般为25~38℃。温度过高可使血管扩张，并加速血液循环，有可能促使毒物吸收；温度过低，易导致寒战、胃痉挛等。

四、方法

（一）口服催吐法

1. 适应证

(1)意识清醒、具有呕吐反射，且配合的急性中毒患者，应首先鼓励其口服催吐药、洗胃。

(2)口服毒物后2h以内者用本法效果最好。

(3)在现场自救无胃管时。

2. 禁忌证

(1)意识障碍者。

(2)抽搐、惊厥未控制时。

(3)患者不合作、拒绝饮水者。

(4)服腐蚀性毒物及石油制品等急性中毒者。

(5)合并有上消化道出血、主动脉瘤、食管静脉曲张等。

(6)孕妇及老年人。

3. 物品准备治疗盘、橡皮围裙、水桶、清水。

4. 操作流程

(1)首先向患者做好解释工作，具体说明操作方法及要求，取得患者配合，以利于操作顺利进行。

(2)患者取坐位，穿好橡皮围裙，水桶放置于患者前面。

(3)嘱患者自饮大量洗胃液，引发呕吐，不易引发时可用压舌板压患者舌根刺激引发呕吐，如此反复多次，直至吐出的洗胃液清亮无异味为止。在此过程中要注意患者的一般情况，询问其感受，并予以必要的协助，观察呕吐物，注意有无出血等。

(4)协助患者漱口、擦脸，必要时帮其更换衣服，取舒适体位。

(5)记录洗胃液的名称及量，呕吐物的颜色、气味及量，必要时将呕吐物送检。

5. 注意事项

(1)催吐洗胃后，要立即送往附近医院，酌情施行胃管洗胃术。

(2)催吐洗胃要当心误吸，因剧烈呕吐可能诱发急性上消化道出血。

(3)要注意饮入量与吐出量大致相等。

(4)选用吗啡皮下注射催吐时，注射前应口服1~2杯温水，但5岁以下小儿，阿片类中毒及出现严重呼吸抑制者禁用此种催吐法。

（二）插胃管洗胃术

胃管洗胃术是将胃管从鼻腔或口腔插入，经食管到达胃内，经胃管先吸出毒物后再注入洗胃液，并将胃内容物排出，以清除毒物的一种洗胃方法。口服毒物的患者有条件时应尽早插胃管洗胃。对口服大量毒物后4~6h者，因排毒效果好且并发症较少，故应首选此种洗胃方法。由于部分毒物即使超过6h，仍可滞留胃内，因此，多数此类患者仍有洗胃的必要。

1. 适应证

(1)催吐洗胃法无效或有意识障碍、不合作者。

(2)留取胃液标本进行毒物分析者应首选胃管洗胃术。

(3)凡口服毒物中毒且无禁忌证者均应采用胃管洗胃术。

2. 禁忌证

(1)吞服强酸、强碱及其他对消化道有明显腐蚀作用的毒物中毒，切忌洗胃，以免造成穿孔。

(2)伴有上消化道出血、食管静脉曲张、主动脉瘤、严重心脏疾病等患者。

(3)中毒诱发惊厥未控制者。

(4)酒精中毒者，因呕吐反射亢进，插胃管时容易发生误吸，所以慎用胃管洗胃术。

（三）全自动洗胃机洗胃术

全自动洗胃机洗胃术操作流程如下：

1. 目的

(1)通过洗胃抢救中毒者，清除胃内容物，减少毒物吸收，利用不同的洗胃液中和解毒。

(2)将胃内滞留的食物排出，减轻胃黏膜水肿，预防感染。

2. 用物

(1). 治疗盘：内盛胃管、镊子、纱布、弯盘、压舌板、水温计、棉签、担料围裙或橡胶单、液状石蜡、手电筒、胶布、听诊器、50mL注射器，必要时备张口器、牙垫、舌钳，放于治疗碗内。

(2)水桶：2只，分别盛洗胃液、污水，根据医嘱备洗胃液（毒物不明者用等渗盐水或温开水）。

3. 操作流程

(1)衣帽整齐，洗手，必要时戴口罩。

(2)将用物备齐推至患者床旁，核对患者的床号、姓名，评估患者的病情，了解患者口、鼻腔黏膜有无损伤及炎症，向清醒患者告知操作的目的、方法、注意事项及配合要点；拒绝洗胃或烦躁的患者，给予适当的约束。

(3)打开电源开关、洗胃机开关，检查机器性能，关闭洗胃机开关。

(4)将进水管、接胃管、排水管分别与洗胃机各相应管口连接。

(5)患者取坐位或半坐位，中毒较重者取左侧卧位。昏迷患者取平卧位，头偏向一侧，防止呕吐时造成误吸。有活动义齿者应取下，弯盘放于患者的口角处。

(6)检查胃管是否通畅，并用液状石蜡润滑胃管，以减少插入时的摩擦力。

(7)常规插胃管的深度为45～55cm，婴幼儿为14～18cm，临床上可用胃管测量患者前额发际到剑突水平长度，或自鼻尖经耳垂至剑突的距离，并做好标记。根据患者的实际情况，选择经口腔或经鼻插胃管。

(8)胃管插至咽部（经鼻插入14～15cm，经口腔插入10～15 cm）时，嘱患者头略低并做吞咽动作，插入至所需长度。患者如出现剧烈恶心、呕吐，可暂停插入，嘱患者深呼吸，休息片刻后再插管。在插入胃管过程中如遇患者剧烈呛咳、呼吸困难、面色发绀，应立即拔出胃管，待患者休息片刻后再插，避免误入气管。为昏迷患者插胃管时，先使患者头稍向后仰，当胃管插入约15cm（咽喉部）时，左手托起患者头部，使其下颌靠近胸骨柄，将胃管沿咽后壁滑行徐徐插入至预定长度。

(9)胃管插入至所需长度后，可先用注射器抽吸胃内容物，如抽出胃液，说明胃管已在胃中。如未抽出胃液，可用以下方法证明胃管是否在胃内：第一，向胃内注入少量空气，同时将听诊器置于上腹部听诊，如听到气过水声，表示胃管在胃内。第二，可将胃管外端浸入一碗水中，如无气泡逸出，表示胃管在胃内；如有气泡冒出，且与呼气一致，表示胃管误入气管内，应立即拔出重插。

(10)确认胃管在胃内后，固定胃管，与洗胃管连接。

(11)打开洗胃机开关，洗胃机进行自动抽吸冲洗，反复冲洗至吸出液体澄清为止（洗胃中要注意观察患者的反应、生命体征，如有腹痛、吸出血性液体或有休克征象时要立即停止洗胃）。

(12)洗胃完毕，可根据病情从胃管内注入解毒药、药用炭、导泻药物等。如无须保留胃管，应先反折胃管，而后将其拔出，注意动作轻柔。特别是拔至声门处时动作应迅速，以防胃管内残留液体误入气管，造成误吸。

(13)协助患者漱口，擦净患者面部污物，整理床边用物，安置患者于舒适体位，并交代患者及其家属注意事项，继续严密观察病情变化。

(14)整理用物，洗手，记录洗胃液的名称、量，洗出液的量、颜色、气味、性质等，必要时留取标本送检。

(15)操作后评估有无损伤胃黏膜，患者胃内毒物清除状况，中毒症状有无缓解。

(16)用后物品处置：清理洗胃机，将进液管、洗胃管和排污管放人配置的消毒液中，按"自动"键循环冲洗，做机内消毒。再将其放人清水中，循环冲洗3次，做机内清洗。机器内的水完全排净后，按"停机"键关机。其余物品处理应符合消毒隔离要求。

4. 注意事项

(1)插管时动作要迅速，手法要轻柔，切勿损伤食管黏膜或误入气管，遇患者出现呛咳，应立即拔管，休息片刻后再插。

(2)当中毒物质不明时，应抽胃内容物及时送检。洗胃液选择温开水或等渗盐水，待毒物性质明确后，再用对抗剂洗胃。

(3)洗胃时宜取左侧卧位，保持气道通畅，昏迷患者头偏向一侧，以免发生吸入性肺炎。

(4)洗胃过程中要随时观察血压、脉搏和呼吸的变化，如患者感到腹痛，有血性洗出液或出现休克现象时，应立即停止操作，并通知医生进行处理。注意观察洗出液的性质、颜色、气味和量，并记录。

(5)要注意每次灌入量与吸出量的基本平衡,每次灌入量不宜超过500mL。灌入量过多可引起急性胃扩张,使胃内压上升,促使毒物吸收,或因迷走神经兴奋而引起心搏骤停等不良反应。

(6)幽门梗阻患者,洗胃宜在饭后4～6h或空腹时进行,并记录胃内潴留量,以了解梗阻情况,供补液参考。

(7)电动洗胃机洗胃时抽吸负压不宜过大,以免损伤胃黏膜。

(8)用自动洗胃机洗胃,使用前应检查机器各管道衔接是否正确、紧密,运转是否正常。勿使水流至按键开关内,以免损坏机器,使用完毕后要及时清洗,避免污物堵塞管道。

(9)凡呼吸停止、心脏停搏者,应先做心肺复苏,再行洗胃术。洗胃前应检查生命体征,如有缺氧或气道分泌物过多,应先吸取痰液,保持气道通畅,再行胃管洗胃术。

(10)估计服毒时间在6h内者要进行洗胃,但目前均不受此时间限制,虽超过6h仍应洗胃,对于洗胃不彻底者应重新洗胃。

第九节 包扎、止血、固定、搬运技术

一、止血

正常成人全身血量占体重的7%～8%。体重60kg的人，全身血量为4 200～4 800mL。若失血量≤10%(约400mL)，可有轻度头昏、交感神经兴奋症状；失血量达到20%(约800mL)，可出现失血性休克的症状，如血压下降、脉搏细速、肢端厥冷、意识模糊等；失血量≥30%，将出现严重失血性休克，如不及时抢救，短时间内可危及生命或发生严重的并发症。因此，止血是救护中极为重要的一项措施，必须迅速、准确、有效地进行止血。

（一）外伤出血的分类及判断

1. 内出血：体表见不到，血液由破裂的血管流入组织、脏器或体腔内。一是吐血、咯血、便血、尿血，可判断相关内脏有无出血；二是出现全身症状，如面色苍白、出冷汗、四肢厥冷、脉搏细速、昏迷、呕吐、胸腹部肿痛，可判断肝、脾、胃及脑等重要脏器有无出血。

2. 外出血：在体表可见到，血管破裂后血液经皮肤损伤处流出体外。分为三种：

(1)动脉出血。血液呈鲜红色，随心脏的收缩，以喷射状大量涌出，失血量多，危害性大，若不立即止血，可危及生命。

(2)静脉出血。血液呈暗红色，出血速度缓慢，出血量逐渐增多。

(3)毛细血管出血。血液呈水珠状渗出，颜色从鲜红变暗红，失血量少，多能自动凝固止血。

（二）止血基本方法

1. 指压止血法：是一种简单有效的临时性止血方法。它根据动脉的走向，在出血伤口的近心端，通过用手指、手掌或拳头压迫血管，使血管闭合而达到临时止血的目的，然后再选择其他的止血方法。指压止血法适用于头、颈部和四肢的动脉出血。

(1)头面部出血：可压迫一侧面动脉（同侧下颌骨下缘、咬肌前缘）、颞浅动脉（同侧前方颧弓根部），以止同侧头面部出血。

(2)颈部出血：可压迫一侧颈总动脉（同侧气管外侧和胸锁乳突肌前缘中点之间），用力向后压，将其压向第5颈椎横突上。禁忌同时压迫两侧的颈总动脉，以免造成脑缺血、缺氧，继而导致昏迷。颈总动脉压迫止血时间也不能太长，以免引起化学感受器和压力感受器反应而危及生命。

(3)上臂出血：根据出血部位不同，可选择腋动脉或肱动脉压迫止血。腋动脉压迫可从腋窝中点压向肱骨头，肱动脉压迫可从肱二头肌内侧沟中部将动脉向外压向肱骨

干。

(4)下肢出血:根据出血部位不同,分别在大腿根部腹股沟中点稍下、腘窝中部及踝关节前后方压迫股动脉、腘动脉及胫前后动脉。

2. 加压包扎止血法:是最常用的止血方法,常用于四肢、头颈、躯干等。用无菌纱布、敷料或急救包,覆盖在伤口上,再用纱布或绷带加压包扎,以增大压力达到止血的目的,必要时可将手掌放在敷料上均匀加压,一般20min后即可止血,同时抬高患肢以避免静脉回流受阻而增加出血量。此法应用普遍,效果也佳。若伤处有骨折时,须另加夹板固定。关节脱位及伤口内有碎骨存在时不用此法。

3. 屈肢加垫止血法:当前臂或小腿出血时,可在肘窝或腘窝内放以纱布垫、棉花团或毛巾、衣服等物品,屈曲关节,用三角巾、绷带或领带等做"8"字形固定。此方法存在不利因素,如可能压迫血管、神经等组织;伤肢合并骨关节伤时则可能加重损伤;不利于搬运。故尽量不采用此法。

4. 填塞止血法:用无菌敷料填入伤口内,压住破裂的血管,伤口外用大块敷料加压包扎。一般只用于大腿根部、腋窝、肩部等难以行一般加压包扎的较大出血、实质性脏器的广泛渗血、继发感染出血、恶性溃疡出血、鼻出血等。填塞的敷料不能长久留于体内,一般3~5d开始慢慢取出,过早可能发生再出血,过晚则易引起感染。

5. 止血带止血法:一般只用于四肢大动脉出血或采用加压包扎后不能有效控制的大出血,因为使用不当会造成严重的出血或肢体缺血坏死。常用的两种止血带为充气止血带和橡皮止血带。充气止血带由于有压力,压力作用平均,效果较好。在紧急情况下也可用绷带、布带、三角巾等代替。使用止血带时一定要用衬垫保护局部软组织。

6. 结扎止血法:直接封闭出血血管断端以阻断血流的方法。活动性出血于清创的同时应给予结扎止血。而大血管出血则按伤情和条件进行血管修补术、血管吻合术、血管移植术等处理。

7. 药物止血法:根据伤者的具体情况,采用各种止血药物和输入新鲜血液或各种凝血因子,以提高凝血作用。局部药物可采用明胶海绵、止血粉敷贴创面止血。

8. 充气式抗休克裤:有助于腹部、盆腔和下肢出血的止血。适应于转运时间在15min以上的休克患者;需要用间接压迫方法以减少或控制出血者;需要固定盆腔和下肢骨折的患者。禁用于肺水肿患者。

(三)注意事项

1. 指压止血法为简便而有效的急救措施,但不能持久,故同时应做伤口的加压包扎、钳夹或结扎止血。

2. 在没有止血带的情况下,应选用较宽的代替品,因为止血带越窄,越易造成神经和软组织的损伤。不能用绳索、电线、铁丝等代替止血带。止血带过紧会压迫、损伤神经或软组织,过松反而增加出血。

3. 止血带的标准压力,上肢为33.3~40.0kPa,下肢为40.0~66.7kPa,无压力表时观察伤部以刚好止住活动性出血为好。止血带的位置应靠近伤口的近心端，不必强调"标准位置"，上臂扎止血带时，不可扎在中1/3处，以防损伤桡神经。

4. 在使用止血带期间，应每隔1h放松止血带一次，放松时可用指压法压迫动脉止血或用敷料加压包扎伤口止血，放松2～3min，再在稍高的平面上扎止血带，不可在同一平面上反复包扎。

5. 放松止血带时不可过急过快，防止机体突然血流增加，影响血液重新分布，引起血压下降。在停用止血带之前，要先输液或输血，补充有效血容量，打开伤口前，先准备好止血用器材，再松开止血带。如仍有出血，改用钳夹血管结扎止血。

6. 使用止血带时间不能超过5h（冬天时间可适当延长），因止血带远端缺血、缺氧，有大量组胺类毒素产生，突然松解止血带，毒素吸收，可发生"止血带休克"或急性肾衰竭。如使用止血带已超过5h，但肢体有挽救的希望，应做深筋膜切开术引流，同时观察血液循环情况。时间过长且远端肢体已有坏死征象时，应立即行截肢术。

7. 钳夹止血应避免盲目乱夹，以防损伤神经和正常血管。

8. 若为大血管损伤，影响肢体存活和功能者应尽早做血管的修补、吻合、移植和再植等手术。

二、包扎

包扎应就地取材，利用最便捷的方法，采用最快的速度，对伤口或伤肢进行包扎，起到局部加压、保护、固定和扶托作用，使患者感到舒适安全，减轻患者痛苦。常用材料有绷带、三角巾、毛巾、被单、丝巾、衣服等，还有一些特制材料如四头带、多头带、丁字带等。

（一）基本方法

1. 绷带基本包扎法：常用的有6种，根据部位、形状的不同，采用相适应的方法。

(1)环形包扎法：最基本、最常用。适用于包扎开始和结束时，或包扎粗细相等部位的小伤口，如颈、腕、胸、腹等处。绷带环形重叠缠绕，从内向外，由下至上，下圈必须覆盖上圈，结束时用胶布固定尾端，或将带尾分成两头，打结固定。打结、扣针固定应在伤口的上部，肢体的外侧。

(2)螺旋形包扎法：适用于包扎直径基本相同的部位，如上臂、躯干、大腿等。先将绷带缠绕数圈，然后将绷带以斜行方式缠绕，每圈覆盖上一圈的1/3～1/2。

(3)螺旋反折包扎法：适用于包扎直径大小不等的部位，如前臂、小腿等。由细处向粗处缠，每缠绕一圈反折一次，每圈覆盖上一圈的1/3～1/2，反折部位应相同，使之成一直线。

(4)蛇形包扎法：适用于固定敷料或夹板。要求与螺旋包扎法相似，但每圈互补覆盖。

(5)"8"字形包扎法：适用于包扎踝关节、肘关节、肩关节等。将绷带从伤处上端或下端开始，向另一端缠绕，再缠绕回到起始端，在组成关节的两端中互相交叉包扎，重复做"8"字形旋转缠绕，每圈遮盖住上一圈的1/3～1/2。

(6)回返包扎法：适用于包扎有顶端的部位，如头部或断肢残端。第一圈从中央开始，来回返折，一直到该端全部包扎后，再做环形固定。

2. 三角巾包扎：

(1)头顶部包扎法：

①顶部包扎法：三角巾底边反折，正中放于伤员前额，顶角经头顶垂于枕后，然后将两底角经耳上向后扎紧，压住顶角，在枕部交叉再经耳上绕到前额打结固定。最后将顶角向上反折嵌入底边内。

②风帽式包扎法：将顶角打结放在额部，在底部中点也打结放在枕部，然后将底边两端拉紧向外反折，再绕向前面将下颌部包住，最后绕到颈后在枕部打结。

③面具式包扎法：将三角巾顶角打结套在下颌部，罩住面及头部拉到枕后，将底边两端拉紧交叉后到额部打结，在眼、鼻、口部开窗。

④单侧面部（或眼部）包扎法：将三角巾对折两层或剪开用单层。一手将顶角压在健侧眉上固定，另一手将底边的一半经健侧耳上绕至头后部，用底角与顶角部打结，然后将底边的另一半反折向下包盖面部，并绕颌下用底角与底边在耳边部打结。

(2)胸背部包扎：将三角巾顶角放在伤侧肩部，使三角巾底边中央正位于伤部下侧，将底边两端围绕躯干在背后打结，再用顶角上小带将顶角与底边连结。

(3)腹部及臀部包扎：

①一般包扎法：将三角巾顶角放在腹股沟下方，取一底角绕大腿一周与顶角打结，然后将另一底角围绕腰部与底边打纽扣结。此法也可包扎臀部创伤。

②双侧臀部包扎法：多用蝴蝶巾式打结包扎，打结部放在腰骶部，将底边的各一端在腹部前后打结，另一端则各由大腿后方绕向前与其底边打纽扣结。

(4)肩部包扎法：沿三角巾顶角偏左或偏右的位置到底边中点将其折叠成燕尾状，称为燕尾巾。把燕尾巾夹角朝上，放在伤侧肩上。向后的一角略大并压住向前的一角，燕尾底边包绕上臂上部打结，然后将两燕尾角分别经胸、背拉到对侧腋下打结。

(5)全手、足包扎法：将手或足放在三角巾中央，指（趾）尖对顶角，底部位于腕（踝）处，将顶角提起反盖于全手或足背上，将左右两底角交叉压住顶角，绕回腕（踝）部，于掌侧或背部打结固定。

（二）注意事项

1. 根据伤口大小及位置选择合适的包扎材料和方法。

2. 包扎前伤口必须先覆盖无菌敷料，避免直接接触伤口。

3. 包扎时适当添加衬垫物，防止局部皮肤受压，并注意保持肢体的功能位。

4. 包扎松紧适宜，注意露出肢体的末端，以便随时观察血液循环。

5. 特殊伤的处理：

(1)颅脑伤：颅脑损伤脑组织膨出时，可用保鲜膜、软质的敷料盖住伤口，再用干净的碗扣住脑组织，然后包扎固定，伤员取仰卧位，头偏向一侧，保持气道通畅。

(2)开放性气胸：应立即封闭伤口，防止空气继续进入胸腔，用不透气的保鲜膜、塑料袋等覆盖伤口，再垫上纱布、毛巾包扎，伤员取半卧位。

(3)异物插入：无论异物插入眼球还是插入身体其他部位，严禁将异物拔出，应将异物固定好，再进行包扎。

三、固定

主要针对的是骨折患者。目的是防止骨折端移动，减轻患者的痛苦，并减少对血管、神经周围组织及重要脏器的损伤。常用材料是夹板，包括铁丝夹板、木质夹板、塑料制品夹板、充气式夹板。紧急时可就地取材，用树枝、木棒、竹竿、镐把、枪托等代替。另需备纱布、绷带、三角巾、毛巾、衣物等。

（一）骨折的种类

1. 闭合性骨折：骨折处皮肤完整，骨折断端与外界不相通。

2. 开放性骨折：外伤伤口深及骨折处或骨折断端刺破皮肤露出体表。

3. 复合性骨折：骨折断端损伤血管、神经或其他脏器，或伴有关节

4. 不完全性骨折：骨的完整性和连续性未完全中断。

5. 完全性骨折：骨的完整性和连续性完全中断。

（二）骨折的症状

疼痛、肿胀、畸形、骨擦音、功能障碍、大出血。

（三）固定的基本方法

1. 自体固定法：适用于下肢骨折，将伤肢固定于健肢，两足并齐，将伤肢拉直，注意用棉垫或其他软织物置于关节处和填塞于两腿间的空隙，分段包扎固定。

2. 夹板固定法：根据骨折的部位、性质不同选择合适的夹板，用绷带、棉垫、纱布或三角巾固定。

3. 特殊骨折固定：

(1)骨盆骨折：患者仰卧，在其两膝关节、两踝关节处放衬垫后，将踝、膝、髋关节等以绷带固定。

(2)脊柱骨折：协助患者俯卧于硬板上，避免移动；必要时，将其用绷带固定。

（四）注意事项

1. 上夹板固定前，先检查并处理伤口，不可将外露的骨折端回纳伤口，以免感染。若有休克，及时抗休克治疗。

2. 夹板的长度适宜，必须超过骨折部位上下两个关节。

3. 夹板和皮肤不能直接接触，必须有衬垫，防止皮肤磨损和固定不牢。

4. 固定松紧适宜，以免影响血液循环；固定时，一定要露出趾（指）端，以便随时观察血液循环情况。

四、搬运

搬运伤员的原则是及时、安全、迅速地将伤员搬至安全地带，以免延误抢救治疗时机，并可防止其再次受伤。

（一）搬运伤员的要求

1. 搬运前应先进行初步的急救处理。

2. 搬运时要根据伤情灵活地选用搬运工具和搬运方法。

3. 按伤情选择搬运的体位，动作要轻而迅速，避免震动，尽量减少伤员的痛苦，并争取在短时间内将伤员送往医院进行抢救治疗。

（二）搬运方法

常用的搬运有徒手搬运和器械搬运两种。可根据伤者的伤势轻重和运送的距离远近而选择合适的搬运方法。徒手搬运法适用于伤势较轻且运送距离较近的伤者；担架搬运适用于伤势较重，不宜徒手搬运，且转运距离较远的伤者。

1. 单人徒手搬运：

(1)扶持法：适用于病情轻、可站立行走的患者。

(2)抱持法：救护者站在患者一侧，一手托其背部，一手托其大腿，将其抱起。患者若有知觉，可让其一手抱住救护者颈部。

(3)背负法：救护者背起患者。

2. 双人徒手搬运：

(1)椅托式：两名救护者相对而立，单膝跪地，各以一手伸入患者大腿下相互握紧，另一手彼此交错支持患者背部。

(2)拉车式：两名救护者，一名站在患者头侧，双手通过腋下抱住患者，另一名站在患者两足间，抱住其双腿，两人步调一致慢慢抬起。

(3)平抱或平抬法：两人并排，将患者平抱，也可一前一后、一左一右将患者平抬。

3. 三人搬运或多人搬运法：可以三人并排抱起患者，四人以上可以面对面站抱起患者。

4. 器械搬运法：适用于病情较重又不适于徒手搬运的患者。常用器械有帆布担架、绳网担架等。就地取材，采用简易架担如椅子、门板、毯子、衣服、绳子、梯子等。

(1)患者采取的体位：一般说来，急症患者应以平卧为好，全身舒展，上下肢放直。再根据不同的病情，做一些适当的调整。例如，高血压脑出血患者，头部可适当垫高，减少头部的血流；昏迷者，可将其头部偏向一侧，防止呕吐物或痰液等流出造成吸入；外伤出血，处于休克状态的患者，可将其头部适当放低些；至于心脏病患者出现心力衰竭、呼吸困难者，可采取坐位，使呼吸更顺畅。

(2)抬担架方法：救助者站在伤员一侧，水平托起伤员将其放在担架上，头部在后，走步要交叉，即前左后右，冬季要保暖，夏季要防暑，途中注意尽量保持担架水平与平衡，并观察伤员情况。

（三）注意事项

1. 搬运途中，要随时观察患者的伤情变化。

2. 昏迷或有恶心、呕吐者，应采取侧卧位或俯卧位，头转向一侧，以利于气道通畅。

3. 对于脊柱损害者，应先固定颈部，再用硬板搬运，保持脊柱伸直，坚持"圆柱"状搬运。

4. 对于骨盆损伤者，用大块包扎材料将骨盆做环形包扎后，协助仰卧于硬板或硬质担架上，膝部微屈，下面加垫。

5. 对于腹部内脏脱出者，可用大小适宜的碗扣住脱出部分，并用三角巾包扎固定，令其双腿屈曲，腹肌放松。严禁回纳脱出的内脏，以免引起感染。

6. 身体带有刺入物者，先包扎伤口并固定刺入物，应避免挤压、碰撞；外露刺入物应有专人负责保护，途中严禁震动，以防刺入物脱出或深入。

第十节　脉搏指示连续心排血量
(PICCO)监测技术

一、定义

脉搏指示连续心排血量(pulse index continuous cardiac output，PICCO)监测技术，是利用经肺热稀释技术和脉搏波形轮廓分析技术相结合的监测方法，不但可以连续测量心排血量(CO)和动脉血压，还可以测量胸腔内血容量(ITBV)和血管外肺水(EVLW)等参数，以指导临床医生更好地进行容量管理。

二、基本原理

PICCO监测仪采用热稀释方法测量单次的心排血量，并通过分析动脉压力波形曲线下面积来获得连续的心排血量(PCCO)，同时可计算胸腔内血容量和血管外肺水。胸腔内血容量已被许多学者证明是一项可重复、敏感且比肺动脉阻塞压(PAOP)、右心室舒张末期压(RVEDV)、中心静脉压(CVP)更能准确地反映心脏前负荷的指标。

三、适应证

任何原因引起的血流动力学不稳定，或存在可能引起这些改变的危险因素，并且任何原因引起的血管外肺水增加，或存在可能引起血管外肺水增加的危险因素，均为PICCO监测的适应证。PICCO导管不经过心脏，尤其适用于肺动脉漂浮导管部分禁忌患者，如完全左束支传导阻滞、心脏附壁血栓、严重心律失常患者和血管外肺水增加的患者(如急性呼吸窘迫综合征(ARDS)、心力衰竭、水中毒、严重感染、重症胰腺炎、严重烧伤以及围手术期、大手术患者等)。

四、禁忌证

PICCO没有绝对的禁忌证，由于监测方式是有创的，因此，如果患者的动脉置管部位不适合置管，则不能使用。PICCO只应该应用于预期结果与风险相比是值得的患者，接受主动脉内球囊反搏治疗的患者，不能使用本设备的脉搏轮廓分析方式进行监测。

五、常用参数正常值及其意义

PICCO可利用脉搏轮廓分析技术连续监测下列参数：每搏输出量(PC- CO)及指数(PCCI)、动脉压(ABP)、心率(HR)、每搏量(SV)及指数(SVI)、每搏量变化(SVV)、外周血管阻力(SVR)及指数(SVRI)、左心室收缩指数 （dPmx ）。

PICCO可利用热稀释法测定以下参数：心排血量(CO)及指数(CI)、胸腔内血容量(ITBV)及指数(ITBVI)、全心舒张末期容量(GEDV)及指数(GEDVI)、血管外肺水(EVLW)及指数(ELWI)、心功能指数(CFI)、全心射血分数(GEF)、肺血管通透性指数(PVPI)。见表9 – 12。

表 11 - 12　PICCO 常用参数正常值及其意义

参数	正常值	意义
心指数（CI）	$3.5 \sim 5.5$ L/ （min · m²）	低于 2.50 L/（min · m²）时可出现心力衰竭，低于 1.8 L/（min · m²）并伴有微循环障碍时为心源性休克
胸腔内血容量指数（ITBVI）	$850 \sim 1\,000$ mL/m²	小于低值为前负荷不足，大于高值为前负荷过重
全心舒张末容量指数（GEDVI）	$680 \sim 800$ mL/m²	小于低值为前负荷不足，大于高值为前负荷过重
血管外肺水指数（ELWI）	$3 \sim 7$ mL/kg	大于高值为肺水过多，将出现肺水肿
肺血管通透性指数（PVPI）	$1 \sim 3$	反映右心室后负荷大小
每搏变化 SVV/脉压变异 （PPV）	$\leqslant 10\%$	反映液体复苏的反应性
外周血管阻力指数 （VRI）	$1\,200 \sim 2\,000$ dyn * s * cm $^{-5}$ * m²	反映左心室后负荷大小；体循环中小动脉病变，或因神经体液等因素所致的血管收缩与舒张状态，均可影响结果
左心室收缩指数（dPmx）	$1\,200 \sim 2\,000$ mmHg/s	反映心肌收缩力

六、PICCO的护理

（一）置管前准备

1. 签知情同意书，选择合适的穿刺部位（左或右股动脉及一右侧中心静脉），患者取合适卧位。

2. 准备好所需物品（PICCO及深静脉穿刺套组各一套）及药品。

3. 穿刺者准备。

（二）置管中配合

1. 协助医生进行皮肤消毒及插管等操作。

2. 密切观察患者生命体征变化，发现问题及时处理。

3. 协助置管者清理用物。

（三）股动脉及中心静脉导管测压及护理

1. 严格遵守无菌操作原则，严格手卫生。

2. 正确连接，保持管路连接紧密、无气泡。

3. 妥善固定，记录导管长度；班班交接，保持导管通畅；使用加压袋肝素盐水持续冲洗，保持测压系统密闭。

4. 在患者安静状态下，将换能器置于正确位置（平卧患者腋中线第4肋间），测压前调零。

5. 穿刺部位尽量选择无菌、透明、透气性好的敷料覆盖，定期更换。更换时间：无菌纱布为1次/d，无菌透明敷料为1~2次／周，如果纱布或敷料出现潮湿、松动或污染时应当立即更换。消毒时选择酒精及碘伏由内向外以同心圆方式消毒皮肤，直径10~15cm。

6. 观察穿刺点，出现红肿、脓性分泌物时及时告知医生，留取标本，必要时拔管。尽量避免由中心静脉及动脉导管采血。

7. 持续监测股动脉压力波形及数值，及时发现异常并处理。

（四）并发症监测

疼痛和炎症；出血；空气栓塞；局部血肿；气胸；心律失常；感染等。

（五）拔管后护理

1. 遵医嘱留取导管标本送检。

2. 充分按压穿刺点，动脉导管按压30min以上，有出血倾向者适当延长按压时间，并在按压结束后局部覆盖无菌敷料，用弹力绷带包扎，沙袋压迫，继续观察有无出血征象。

七、PICCO监测技术操作流程

（一）目的

准确有效地监测血流动力学，保证PICCO置管的顺利完成，减少并发症的发生。

（二）用物

1套PICCO专用套装（内含股动脉穿刺热稀释导管和温度传感器），压力传感器2套，PICCO模块或PICCO监测仪，导线，低温生理盐水(4~8℃)，持续肝素盐水冲洗液（生理盐水500mL+肝素3 125U）和加压袋2个，穿刺消毒物品，抢救物品及药品等。

（三）操作流程

1. 核对患者，置患者于去枕平卧位，头侧向穿刺对侧。

2. 遵医嘱使用镇静剂。

3. 正确连接各管道，压力传感器排气备用。

4. 右侧中心（锁骨下／颈内）静脉穿刺成功后，配合医生置入深静脉导管，妥善固定，连接PICCO专用测温传感器探头。

5. 配合医生行股动脉穿刺，穿刺成功后置入PICCO专用动脉导管，妥善固定，连接测压及测温传感器电缆。

6. 穿刺过程中须连续监测患者的生命体征变化，观察呼吸和氧饱和度变化，持续监测心率、心律及血压变化。

7. 股动脉压力换能器和中心静脉压力换能器分别校零。

8. 行PICCO定标，即CO定标。定标前中心静脉停止输液30s以上，经中心静脉内快速注射(4s内匀速注入)低于15℃(4~8℃)的生理盐水10~15mL。

9. 观察监视屏上各种数值及中心静脉压和股动脉压力波形的变化。

10.持续监测记录CO、CI、SV、SVR、ITBV、EVLW、CVP等的变化，由监测结果来决定输液速度、输液量及输液种类。

11.记录导管置入长度，妥善固定，保证监测期间应用加压袋，压力保持在300mmHg，持续给予肝素盐水冲洗管道。

12. 拔管后护理：

(1)拔管后按压股动脉穿刺点30min以上，并用无菌敷料覆盖；

(2)用弹力绷带加压包扎，然后以1.0~1.5kg沙袋压迫止血6~8h；

(3)置管侧肢体拔管后要直腿平卧24h。

13. 操作后：

(1)安置患者；

(2)用物终末处理；

(3)洗手，记录（CO、CI、SV、SVR、ITBV、EVLW、CVP等的变化）；

(4)做好导管的日常维护。

（四）注意事项

1. 严格遵守无菌操作原则，预防导管相关性感染的发生。

2. 患者穿刺侧的肢体应保持伸直，避免弯曲，保持管路通畅，注意观察肢体皮肤的温度、足背动脉搏动情况、肢体活动度的情况。

3. 凝血功能差的患者要适当延长按压及应用沙袋的时间。

4. 翻身时要避免导管移位或滑脱，应由专人固定导管后再行翻身。

5. PICCO导管有3F、4F、SF三种型号可供选择，可置于股动脉、肱动脉或腋动脉，一般多选择股动脉。3F导管用于儿科患者，置于股动脉。

6. 导管尖端不能进入主动脉。

7. 换能器压力调零：平卧位时将换能器置于腋中线第4肋间平齐心脏水平。一般每6~8h进行一次调零。

8. 每次动脉压修正后，都必须通过热稀释测量法对脉搏指示重新进行分析。

9. 注意选择合适的注射液温度和容积，注射液体容量必须与心排血量仪器预设液体容积一致，注射时间在5s以内。

10. 有主动脉瘤存在时，ITBVI和CEDVI数值不准确。

11. 动脉导管留置时间一般不超过10d，如出现导管相关性感染征象，应及时将导管拔除并且留取血标本进行培养。

12.长时间留置动脉导管，注意肢体局部缺血和栓塞。

13.接受主动脉内球囊反搏治疗的患者，脉搏轮廓分析法不能准确监测各项指标。

14.冷盐水注射注意事项：

(1)注射液温度常规为4~8℃；成人10~15 mL，儿童3~5 mL，单次不能超过20mL。

(2)注射速度应快速、均匀，以不超过5s为佳；3次测量时间控制在15min内。

(3)注入冷盐水时，手不要触及温度容纳仓及中心静脉导管。

(4)冷盐水注入通道严禁使用血管活性药物。

(5)温度容纳仓与中心静脉导管间不能加延长管。

第十一节 主动脉内球囊反搏(IABP)技术

一、定义

主动脉内球囊反搏（intra-aortic balloon pumping，IABP）是一种用于减少心肌消耗，同时增加心排血量和冠脉血流量的机械装置。1968年首次应用于临床，早期主要用于心脏围术期血流动力学不稳定、心源性休克或心力衰竭患者的循环支持，通常需要外科手术切开血管植入主动脉内球囊。20世纪80年代经皮穿刺技术的出现使IABP具有创伤小、并发症少以及操作简便等优点，目前IABP已广泛应用于高危经皮冠状动脉介入治疗(PCI)患者的循环支持。

二、基本原理

将一圆柱形气囊置于主动脉内起反搏作用，通过电脑控制，使球囊在心脏收缩前一瞬间（主动脉瓣开放时）放气，降低主动脉内舒张末压，减少左心室做功，降低后负荷，减少心肌耗氧量；在心脏舒张前一瞬间（主动脉瓣关闭时）充气，增加舒张期冠脉灌注，增加心肌供氧量，以达到降低左室前后负荷，减轻心脏负荷的目的。

三、适应证

1. 各种原因引起的泵衰竭：①急性原因引起的心泵衰竭；②围手术期发生的心肌梗死；③体外循环后低心排血量综合征；④心脏挫伤；⑤中毒性休克；⑥病毒性心肌炎。

2. 急性心肌梗死后发生的机械性并发症：①室间隔穿孔；②乳头肌断裂致二尖瓣关闭不全；③左心室室壁瘤。

3. 内科治疗无效的不稳定型心绞痛。

4. 心肌缺血而致的室性心律失常及难治性心律失常。

5. 进展性心肌梗死。

6. 围手术期对重症患者的支持和保护措施：

(1)严重心肌缺血患者做冠状动脉造影、经皮腔内冠状动脉成形术(PTCA)、溶栓术、麻醉诱导；

(2)高危重症患者做心导管检查、心脏手术、普外手术。

7. 心脏移植前后的辅助治疗。

8. 人工心脏的过渡治疗。

9. 手术中产生搏动性血流。

四、禁忌证

1. 主动脉瓣关闭不全。

2. 主动脉瘤或主动脉血管性的疾病。

3. 动脉粥样硬化与严重的周围血管疾病。

4. 严重凝血机制障碍。

5. 脑死亡患者。

6. 疾病终末期，如癌症转移。

五、IABP导管型号选择

IABP导管型号选择见表9 – 14。

表9 – 14　IABP导管型号选择

型号	30CC	40CC	50CC
身高	<162cm	<182cm	>182cm

六、IABP的护理

（一）保证充足的氦气供应

术前注意打开氦气瓶总开关和小开关，并检查氦气表。IABP使用期间，要随时检查压力表，当指针指向红线时要及时更换氦气瓶。

（二）确保球囊位置正确

1. 术前预测量待置入球囊的长度，球囊位置在左锁骨动脉以下2～3cm（第2肋间）和肾动脉开口之间的降主动脉内。

2. 术后立即拍床旁胸片定位，确保球囊位置正确，观察导管尖端是否位于第2～3肋间。

（三）采取正确舒适的卧位，避免导管弯曲、打折

1. 严格卧床休息，适当限制术肢的活动，病情允许者床头摇高不超侧卧位时不超过40°，术肢伸直，避免屈曲。

2. 下肢做被动功能锻炼，即肢体按摩、拍打。加强皮肤护理，预防压疮。

（四）密切观察病情

1. 注意患者心率、心律、有创动脉压、反搏压的变化，如出现心律失常而致反搏比例不当，及时报告医生。在医生指导下，适当调整反搏比例或球囊充气和放气时间。

2. 术后患者需要达到全身肝素化[活化凝血时间(ACT) 250～300s，凝血酶原时间(PT) (18±2s)]，防止血栓形成。注意伤口出血情况及皮肤黏膜有无出血、尿液中有无血等。

3. 常见并发症有肢体缺血、血栓形成、出血、感染、动脉损伤、血小板减少、球囊破裂及血栓等。注意观察IABP常见并发症的临床表现，如每小时尿量、24h出入水量、双侧足背动脉搏动情况等。

（五）保证管道的通畅及密闭性

1. 注意导管各连接处有无松动、脱开及血液反流等情况出现。各接口紧密衔接，妥善固定有创动脉导管并保持其通畅，每小时用肝素盐水（生理盐水500mL+肝素5 000U）冲管。

2. 保证压力换能器位置始终与心脏平齐，注意定时校正零位，确保测压值正确反映患者情况及IABP使用效果。

3. 注意保护导管，严禁经导管抽血或进行其他治疗，以免损伤球囊导管。

（六）确保反搏触发信号清晰

触发模式有心电触发、压力触发、起搏（信号）触发、固定触发，以心电触发最常见。确保心电图信号清晰，须做到以下几点：

1. 固定好电极片。

2. 心电图导联选用标准肢体导联中R波高尖、T波低平的导联。

3. 操作时要注意心电图情况，防止心电导联线及电极脱落。必要时在操作时将心电触发改为压力触发，同时注意观察反搏波形。

（七）观察指标

使用IABP期间，密切观察反搏波形及其振幅、球囊充气和放气时间是否正确。

（八）拔管指征

多巴胺用量< 5μg/（kg·min）；心指数>2.5L/(min·m²)，平均动脉压>80mmHg;尿量>1mL/(kg·h)；手足暖，末梢循环好；减慢反搏频率时，上述指标稳定。

七、IABP技术操作流程

（一）目的

1. 降低心脏后负荷，增加心排血量。

2. 增高舒张压，增加冠脉灌注。

（二）用物

1. IABP机器及机器用氦气、IABP导管、穿刺包、1∶10肝素盐水（生理盐水500mL+肝素钠5 000U）、加压袋(保持压力300mmHg)。

2. 消毒物品：碘酒、酒精、无菌手套

3. 局部麻醉物品：麻醉药、无菌洞巾及无菌单。

（三）操作流程

1. 核对患者，置患者于平卧位。

2. 连接主机的电源。

3. 连接电极片，选择并且连接触发反搏的心电图电极。

(1)电极片应当放在患者体表能够获得最大R波并且其他波形和伪波最小的位置。

(2)有两套心电图信号：一套足球囊反搏泵主机上为获得控制触发的心电图信号；另一套是外接床旁监护仪上（外接线一头接监护仪左侧"ECG Deilb"孔，另一头接IAPB泵的"IN ECC"孔）的心电图信号。

4. 打开反搏泵。

5. 将监测主动脉压力的传感器与主机相连接：

(1)冲洗系统与压力传感器相连接，并且应保证系统的密闭性。

(2)中央腔与压力导管连接。

6. 配合医生行股动脉穿刺，穿刺成功后置入IABP专用动脉导管，妥善固定。

7. 连接压力监测装置，进行换能器归零（传感器对大气，选择屏幕左侧"动脉压／监护仪"键至动脉压屏幕下方出现TRANSDUCER ZERO按一次）。

8. 连接氦气管：

(1)打开氦气开关，确认氦气的工作压力符合要求。

(2)连接固定氦气管的Y形端。

9. 调试各种需要的参数：

(1)选择最可靠的触发模式；

(2)球囊反搏的气体容量从比较低的水平开始，逐渐增加到所需要的容量；

(3)调节反搏比例[开始选择1∶(1～2)]；

(4)按充气键"INFLATE"和放气键"DEFLATE"，调节充、放气时间。

（四）注意事项

1. 长时间不使用时请注意充电，2周一次，每次12h。

2. 使用前注意检查氦气剩余量，不用时关闭阀门。

3. 置管优先选择导管室操作；紧急状况下也可床旁操作，注意无菌原则。

4. 穿刺操作前请先测量患者身高，选择合适（球囊长度）的导管规格，按照标准流程操作。

(1)穿刺针角度不要超过45°。

(2)置入导丝时避免频繁回抽。

(3)导管不要打折。

(4)导管置入前请先抽真空，并将止血鞘撕去。

(5)导管置入过程中全程导丝牵引。

(6)导管到位后，中央腔接三通压力延长管，回抽后注入肝素盐水。

5. 电极片要贴牢固，保证良好的心电波形。

6. 避免和其他仪器共用一个接线板。

7. 加压袋保持300mmHg，冲洗中央腔1次/h，保持中央腔通畅。

8. 对压力参数有疑问时，可手动校零。

9. 监测患者凝血状况。

10.定时检查下肢和左上肢血供状况。

11.如果发现透明氦气管内有血，立即更换整个导管。

12. 有报警时，先要看是什么报警，处理后依次按"RESAT"及"ON"键。

13.按"PUMP STANDBY"键，机器可处于待机状态，停泵时间不要超过30min时，否则容易形成血栓。

14. 拔管时机器要在"OFF"状态，拔管前球囊先放气，拔管后穿刺点按压30min后予以加压包扎，沙袋压迫6~8h，直腿平卧12h。

15.影响主动脉内球囊反搏使用的因素：反搏触发信号；患者自身因素，如心率>120次/mm的窦性心动过速、心房颤动；心房起搏信号干扰；严重低血压；球囊大小；球囊位置；氦气压力；导管曲折；管道密闭性。

第十二节 体外膜肺氧合(ECMO)技术

一、定义

体外膜肺氧合(extracorporeal membrane oxygenation,ECMO)是将血液从体内引到体外,经膜肺氧合后再用血泵或体外循环机将血液灌入体内,对一些呼吸或循环衰竭的患者进行有效支持的技术。它可使心、肺得到充分的休息,为心功能和肺功能的恢复赢得宝贵时间。

二、基本原理

ECMO的本质是一种改良的人工心肺机,最核心的部分是膜肺和血泵,分别起人工肺和人工心脏的作用。ECMO运转时,血液从静脉引出,通过膜肺吸收氧、排出二氧化碳。经过气体交换的血,在泵的推动下可回到静脉(V-V通路),也可回到动脉(V-A通路)。前者主要用于体外呼吸支持;后者因血泵可以代替心脏的泵血功能,既可用于体外呼吸支持,又可用于心脏支持。当患者的肺功能严重受损,对常规治疗无效时,ECMO可以承担气体交换任务,使肺处于休息状态,为患者的康复赢得宝贵时间。同样患者的心功能严重受损时,血泵可以代替心脏泵血功能,维持血液循环。

三、适应证

1. 主要用于病情严重(预期病死率在80%以上),但有逆转可能的疾病,如新生儿呼吸窘迫综合征、胎粪吸入综合征、顽固性肺动脉高压(超过2/3的收缩压)、先天性膈疝、重症肺炎。新生儿行ECMO的指征:年龄>32周,体重>1.5kg,且没有颅内出血(一级以上)和凝血功能障碍,机械通气时间<2周,吸入纯氧时间>4h,PaO_2仍<40mmHg。

2. 成人或儿童因为气体交换不良所致的顽固性低氧血症,氧合指数(动脉氧分压/吸入氧浓度)<100mmHg;肺的静态顺应性<0.5mL(cmH$_2$O·kg);肺内分流分数>30%;吸入纯氧持续2h,指脉氧饱和度<90%;PEEP增加时肺顺应性和PaO_2均没有改善,机械通气时间<7d。常用于重症肝炎、手术后、创伤或全身感染引起的急性呼吸窘迫综合征、哮喘持续状态、吸入性肺损伤、肺栓塞、全身重症感染。

3. 成人与儿童因心肺功能障碍引起的顽固性低心排血量,给予最优化的药物治疗,仍然无法改善,血乳酸水平持续增高,持续性低血压或术后脱离体外循环机失败。

4. 心脏手术后右心衰竭,并发肺动脉高压危象,此肺动脉高压危象是可逆性的。

5. 心脏手术后,暂时性左心功能丧失。

6. 为准备心脏重大手术或心脏移植前的桥梁。

7. 可逆性的心脏病变,如心肌炎。

四、禁忌证

1. 禁忌抗凝者。

2. 没有救治希望的终末期患者。

3. 潜在的中、重度慢性肺部疾病。

4. 高龄多脏器功能衰竭综合征。

5. 无法控制的代谢性酸中毒。

6. 中枢神经系统损伤。

7. 重度免疫抑制。

五、ECMO的类型

（一）V–A ECMO：

血液从静脉端引流出来，经过血泵和氧合器，从动脉端导入。减轻心脏工作量，减少血管活性药物和强心药的使用，增加组织灌注。

（二）V–V ECMO：

血液从静脉端引流出来，经过血泵和氧合器，从静脉端导入。减轻肺的工作量，提供氧气，去除二氧化碳，使肺避免高氧和机械损伤。

六、ECMO治疗的目标

1. 维持患者的血红蛋白≥80g/L，血细胞比容≥24%。

2. 血小板计数?50 000×10^9/L。

3. 肝功能检查结果正常。

4. 保温，鼻咽温度36～37℃。

5. ACT在160～220s或活化部分凝血活酶时间(APTT)维持在50～80s。

6. 可以接受的血气分析结果。

7. 平均动脉压≥65mmHg。

8. 中心静脉压维持在8～12mmHg。

9. 尿量≥ImU(kg·h)。

七、ECMO的护理

（一）ECMO的护理操作配合

安装前充分做好准备，严格消毒隔离；备好各种抢救药品、物品和设备；安装进行时，严格执行无菌操作；适当镇静、镇痛；患者取仰卧位；插管过程中密切监测生命体征；插管完成后，X线确定插管位置；严密观察局部有无渗血，常规监测血气、血生化、m常规、胶体渗透压；配合灌注医生调节辅助流量，直到循环稳定，酸碱、电解质恢复平衡。

（二）ECMO支持阶段的护理

1. 严密监测生命体征变化。

2. 密切观察血流动力学的变化。

3. 气道管理：采用肺保护性通气策略，监测动脉血气（每4h一次），持续监测动、静脉血氧饱和度，适度镇静、镇痛，定时进行镇静水平评估，加强护患沟通和心理护理，避免人机对抗，床头抬高30°，采用密闭式吸痰。

4. 严密监测凝血功能：每天监测凝血功能，给予肝素静脉泵入，ACT维持在160～180s。每天监测血常规，必要时可进行输血。监测肾脏功能：记录每小时尿量，维持尿量> 1mL/(kg·h) [肾功能受损时，尿量<0.5mU(kg·h)]，观察尿液颜色，注意有无溶血。

5. 严防管道移位和脱落。

（三）撤机标准

1. 肺功能：

(1)呼吸机$FiO_2 \leqslant 60\%$；(2)$PEEP \leqslant 5cmH_2O$;(3)动脉血氧饱和度> 90%，$PaCO_2 < 50mmHg$；(4)肺顺应性$\geqslant 0.5mL (cm^2 \cdot kg)$。

2. 心脏功能：

(1)最小剂量的正性肌力药物，肾上腺素$\leqslant 2\mu g/min$；(2)心室辅助流量$\leqslant 1 L/min$；(3)心排血指数$> 2.0L/(min \cdot m^2)$；(4)肺毛细血管楔压和（或）中心静脉压< 16mmHg。

八、并发症的护理

ECMO的并发症主要包括两部分，即患者机体并发症和ECMO系统的异常。患者机体常见并发症有手术创面及插管部位的出血、栓塞、神经系统功能异常、心肌顿抑、肾功能不全、溶血、感染以及末端肢体缺血等。ECMO系统异常包括氧合器不良、血浆渗漏及泵失灵等。

（一）患者机体并发症

1. 出血：

是ECMO最为常见的并发症，包括手术区域的出血和其他重要脏器的出血，如导管留置处的出血，心脏创面出血导致的心脏压塞等，而重要脏器的出血则以脑出血最为严重。导致出血的主要原因为：

(1)手术技术的缺陷、管道固定不可靠、患者清醒时带管活动均可能造成手术区域的出血。

(2)ECMO治疗中必须采用全身肝素化，以避免血液凝固和血栓形成，但长期肝素化可使出血的风险增加。

(3)运用ECMO时血小板消耗严重。

(4)血细胞损伤所致的血小板功能下降、凝血酶活物的匮乏以及纤溶亢进。

处理方案：

(1)提高手术的可靠性，管道固定切实可靠。

(2)使用用经皮血管穿刺的方法安置ECMO，既可以节约操作时间，也能明显减少出血并发症的发生率。

(3)监测ACT应在120～180s，避免抗凝过度引起致命的出血。

(4)尽可能使用有肝素涂层的ECMO管道，这样可以减少肝素的使用量。如果辅助时间较长，则应相应减少肝素的用量。

(5)辅助期间血小板消耗较为严重，一般应维持血小板水平在5×10^9/L，必要时输注血小板补充。

(6)ECMO支持期间适当使用前列环素类或抑肽酶等药物，以减少血栓形成，同时保护血小板功能。

(7)如考虑存在活动性出血，应积极行外科手术处理。

(8)对于较长时间使用肝素抗凝的患者，单纯监测ACT并不敏感，应监测肝素浓度或抗Xa因子活性等以明确凝血状态。

2. 栓塞：

其原因可能为长时间ECMO支持导致大量血液成分破坏、全身炎症反应以及抗凝不充分等。而ECMO流量过大，造成左心血流不足、流速缓慢，则可能导致左心内血栓形成。

处理方案：

(1)辅助期间适当增加肝素的用量，可以有效地降低与ECMO相关的潜在致命性血栓栓塞的发生率。

(2)如果使用有肝素涂层的循环管道，则尽可能不在手术室用鱼精蛋白中和静脉肝素。

3. 神经精神系统并发症：

主要表现为脑出血及脑栓塞所引起的中枢神经系统异常，以及撤离ECMO后的抑郁躁狂状态。引起神经系统并发症的原因包括低氧血症、栓塞及出血。常见的诱因有：

(1)安置ECMO插管至辅助开始的一段时间，低氧血症直接危害神经系统。

(2)气体微栓及动脉微血栓均可导致脑栓塞。

(3)血流动力学不稳定及机体的低血压状态是脑损伤的危险因素。

(4)脑血管自身调节系统依赖于搏动性血流灌注，而V-A ECMO脑部为非搏动性血流灌注，将加重脑水肿。

(5)V-A ECMO辅助时，上半身重要脏器的血供含氧量低，低氧直接导致神经系统损害。

(6)术前有脑血管畸形也是神经系统功能恶化的重要原因。

处理方案：

(1)V-A ECMO辅助同时联合使用主动脉内球囊反搏(IABP)，通过球囊反搏作用创造出搏动性血流，改善脑部灌注。

(2)在患者心功能好转的情况下，尽可能使用V-V ECMO辅助，因为V-V ECMO只产生氧合作用，自身心脏工作产生搏动性血流，同时肺组织相当于微栓过滤器，能过滤掉体循环中的微小栓子。

4. 心肌顿抑：

临床上可见ECMO辅助早期患者自身的收缩压下降，脉压减小，心排血量极大程度地依赖ECMO的流量。超声心动检查显示心肌收缩无力，左心室扩张。ECMO导致心肌顿抑的可能原因有：

(1)心肌缺血再灌注损伤。

(2)ECMO提高左心室的后负荷，从而增加左心室壁张力，增加心肌的氧耗。

(3)ECMO系统对左心室的引流不充分，导致左心室前负荷增加，室壁张力增高。

(4)冠状动脉灌注血氧分压低造成的心肌缺氧。

常见于使用经股动静脉建立V–A ECMO辅助时，经膜肺氧合的富氧血主要供应下半部分躯体，而冠状动脉的灌注则由经自身肺氧合的低氧血供应，氧供不足，造成心脏收缩无力，当患者肺功能不全时此现象更为明显。

处理方案：

(1)保证手术中心肌的完全再血管化。

(2)联合使用IABP可降低左心室后负荷。

(3)采用经右上肺静脉插管至左心房进行左心引流的方法，以降低左心室前负荷。

(4)在患者自身心功能允许的情况下，及时将V–AECMO转换为V–V ECMO才能改善上半身重要脏器的血供。

5. 肾功能不全：

也是ECMO常见的并发症之一。可能与溶血、血栓栓塞、非搏动性灌注、全身炎症反应等因素有关，肾功能不全的主要病变是急性肾小管坏死，常为可逆性改变，通过积极治疗，多数患者肾功能可恢复正常。ECMO期间发生肾功能不全的患者需进行连续性肾脏替代治疗，也可采用腹膜透析的方法治疗。

6. 溶血：

患者表现为血红蛋白含量下降，血红蛋白尿，血浆游离血红蛋白水平升高，严重者造成急性肾衰竭。引起溶血常见的原因有：

(1)静脉端引流不良，造成泵前负压过大，引起红细胞机械性破坏。

(2)离心泵轴心处产生血栓，造成泵的转动不平衡或血栓在泵内的转动，直接破坏红细胞。

(3)泵的转动及管道内表面的直接破坏。

处理方案：

(1)在满足流量的情况下，尽可能使静脉引流的负压绝对值最小。

(2)适当碱化尿液，减少肾小管堵塞的危险。

(3)发生严重血红蛋白尿时需进行血浆置换。

7. 感染：

ECMO期间感染发生率较高，主要与手术时间过长、手术创伤过大有关，ECMO过程增加了感染的机会。

处理方案：

(1)在进行ECMO的过程中各个环节严格无菌操作，注意环境的清洁。

(2)合理使用抗生素，尽可能缩短ECMO的辅助时间。

(3)尽早恢复患者进食，减少静脉用药。

8. 末端肢体缺血：

其中以股动脉置管行ECMO辅助时下肢末端缺血最为常见。血栓、栓塞、留置的导管口径太大所致的血流阻塞，均可造成肢体缺血。

处理方案：

(1)目前主张打开伤口置放管道，根据血管的口径选择适合尺寸的导管，在流量允许的情况下，管道的口径尽可能小。

(2)切开暴露股动脉时，若股浅动脉的口径较大，尽可能使用股浅动脉向股动脉插管。

(3)关闭伤口前可先测量末端动脉压，若小于50mmHg，则应置放远端肢体的灌注管。

(4)多关闭伤口前可使用多普勒超声血流仪探测患肢的足背动脉及胫后动脉，如均未探及血流信号，则应置放远端肢体的灌注管。

(5)ECMO辅助期间，如果出现肢体缺血，可重新打开伤口，从动脉灌注导管侧支连接一小口径导管(8. SFr)至受阻动脉的远端，以恢复肢端的血供。

(6)如远端肢体已出现缺血所致的骨筋膜室综合征，则应在恢复血供的基础上及时行骨筋膜室切开术，以挽救缺血的肢体。

（二）ECMO系统异常

1. 氧合器氧合不良：

氧合器支持时间过长，氧合能力将下降，需要更换氧合器。主要表现为氧合器的气体交换功能下降，膜肺氧合后血氧分压下降及CO_2分压升高，影响机体的氧供。

处理方案：当氧合器气体交换功能下降，氧供难以维持时，应及早更换氧合器。解决此问题的根本办法是改善氧合器的有效氧合时间。

2. 膜肺血浆渗漏：

氧合器出气孔有血浆样液体流出，伴氧合器氧合能力的下降，可出现跨膜肺压力的升高。

处理方案：

(1)ECMO支持期间尽可能减少脂肪乳剂静脉输注。

(2)注意勿使渗出的血浆将出气口堵塞。

(3)如果氧合器功能下降，则更换氧合器。

3. 泵失灵：

ECMO支持时间过长，则可能出现泵头工作的失灵。表现为泵头检测系统报警，轴心转动不平衡。

处理方案：泵头失灵是较为紧急的情况，一旦出现，应及时更换泵头。

九、ECMO技术操作流程

（一）目的

保证机体有足够的氧供，替代自体心肺功能，使其得到休息而恢复。

（二）用物

离心泵、氧合器、管道支架系统、体外循环管道、动静脉穿刺导管、乳酸林格液、肝素、白蛋白、肾上腺素、单采红细胞、新鲜冷冻血浆、血小板（新鲜冷冻血浆和血小板在血库保存，需要时解冻）。

（三）人员

灌注师（协助医生连接和预冲管道，并在床边指导ECMO正常运转）、护理人员（处理静脉内输液或给药并监测患者的生命体征变化）、ICU医生和（或）外科医师（进行穿刺或建立动静脉通路）。

（四）操作流程

1. 向患者及其家属解释操作的目的及过程，评价患者。

2. 标准预防：戴口罩、帽子，外科洗手，穿手术衣，戴无菌手套。

3. 选择体外膜肺氧合的模式和穿刺部位，建立循环通路，保证患者在全身肝素化之前完成动脉穿刺和中心静脉导管的放置及功能完整，保证患者的血红蛋白含量不低于80g/L。

4. 连接并安装体外循环管道，用2 000U/L的肝素生理盐水预冲管道，将空氧混合气体管道连接到氧合器上，固定各连接处，检查是否渗漏。

5. 患者全身肝素化，ACT维持在160～220s。

6. 连接患者。

7. 根据患者氧合和循环改善的情况，将呼吸机的条件调整至肺损伤最小的状态。

8. 整个治疗期间适当镇静，密切观察患者的生命体征并根据需要进行检查。

9. 评估患者是否符合撤离标准，撤离体外膜肺。

10. 回血并给予鱼精蛋白中和肝素。

11. 停止血泵，拔出静脉内引流管和静脉（动脉）内的回血管。

12. 穿刺部位加压包扎。

13. 密切观察患者的生命体征和穿刺侧远端的血运情况。

（五）注意事项

1. 体外膜肺氧合最常见的并发症是出血，新生儿最常见的是颅内出血，成人最常见的是胃肠道出血和手术切口出血，因此在治疗期间要密切监测患者的凝血功能，如果出现出血并发症，调整肝素剂量，维持ACT在160~180s，并将血小板计数校正到10 000×10^9/L。

2. 治疗期间要密切监测患者的血红蛋白、胆红素和尿的颜色变化情况，如果出现严重的贫血、高胆红素血症和血红蛋白尿，要注意保护肝肾功能，必要时进行血液净化治疗。

3. 严格执行无菌操作，全身使用抗生素防治重症感染，如果出现全身炎症反应综合征，立即采集血液、痰和尿的标本并进行培养。

4. 禁止在体外循环的管道上输注脂肪乳，以免影响氧合器的使用效果。

第十章　急性呼吸系统疾病

第一节　大咯血

咯血是指喉及喉以下呼吸道或肺组织的血管破裂出血，血液随咳嗽动作从口腔排出。咯血者常有胸闷、喉痒和咳嗽等先兆症状，咯出的血多数鲜红，混有泡沫或痰，呈碱性。咯血常见的诱因有用力、屏气、剧烈咳嗽、食用或饮用过热的食物、在温度过高的环境下服用某些抗凝药物。

一、评估要点

（一）病因评估

咯血主要由呼吸系统疾病引起，也可见于循环系统及其他系统疾病。在我国，引起咯血的前三位病因是肺结核、支气管扩张和支气管肺癌。青壮年咯血常见于肺结核、支气管扩张、二尖瓣狭窄等。

（二）症状、体征评估

1. 判断咯血的严重程度

（1）小量咯血：24小时咯血量<100mL（痰中带血）。常见于支气管炎、肺炎、支气管肺癌患者。

（2）中等量咯血：24小时咯血量在100～500mL。常见于支气管异物、外伤、急性肺水肿、支气管扩张、肺结核患者。

（3）大咯血：如一次咯血量>300mL、24小时咯血量>500mL。主要见于空洞性肺结核、支气管扩张和慢性肺脓肿患者。持续咯血需输液以维持血容量，注意预防因气道阻塞而发生的窒息。

2. 观察咯血的颜色　因肺结核、支气管扩张、肺脓肿和出血性疾病所致咯血，其颜色为鲜红色；铁锈色血痰可见于典型的肺炎球菌肺炎，也可见于肺吸虫病和肺泡出血；砖红色胶冻样痰见于典型的肺炎克雷白杆菌肺炎；二尖瓣狭窄所致咯血多为暗红色；左心衰竭所致咯血为浆液性粉红色泡沫样痰；肺栓塞引起的咯血为黏稠暗红色血液。

3. 判断是否发生窒息　窒息是咯血直接致死的主要原因，窒息发生时患者可表现为咯血突然减少或终止，表情紧张或恐惧，大汗淋漓，两手乱指或指喉头（示意空气吸不进来），继而出现发绀、呼吸音减弱、全身抽搐，甚至心搏呼吸停止而死亡。

4. 判断有无再咯血的征象 如胸闷、烦躁、面色苍白、出冷汗、呼吸音减弱、粗糙或有湿啰音、管状呼吸音等。

（三）心理评估

突然大量咯血可使患者产生恐惧不安、精神紧张、悲观失望等不良心理反应，反复咯血可能导致焦虑。应评估患者的心理反应、对疾病的认识程度、有无对治疗失去信心和不合作现象等。

二、急救护理

（一）严密观察病情

1. 密切观察患者咯血的量、颜色、性质及出血的速度，观察患者生命体征及意识状态的变化，有无胸闷、气促、呼吸困难、发绀、面色苍白、出冷汗、烦躁不安等窒息征象，有无阻塞性肺不张、肺部感染及休克等并发症的表现。

2. 观察治疗效果，特别是药物不良反应，根据病情及时调整药物滴速。

3. 观察有无并发症的表现，如有，应及时处理。对大咯血伴休克的患者，应注意保暖。

（二）防止窒息

1. 做好抢救窒息的准备，注意患者是否有咯血窒息的前驱症状。

2. 保持正确的引流体位，护理时尽量减少翻动患者，鼓励患者轻微咳嗽，将血液咯出，以免滞留于气道内。

3. 痰液黏稠咳嗽无力者，可经鼻腔吸痰。进行吸引时，避免用力过猛，应适当转动导管。若吸引过程中导管阻塞，应立即抽出导管，此时可带出导管顶端吸住的血凝块。

4. 患者咯血时轻轻拍击其健侧背部，嘱患者不要屏气，以免诱发喉头痉挛，使血液引流不畅形成血块，导致窒息。

5. 一旦患者出现窒息征象，应立即取头低脚高、45°俯卧位，头偏向一侧，轻拍背部，迅速排出气道和口咽部的血块，或直接刺激咽部以咳出血块。必要时用吸痰管进行负压吸引。给予高流量吸氧。做好气管插管或气管切开的准备及配合工作。

（三）休息与卧位

小量咯血者以静卧休息为主，大咯血者应绝对卧床休息，尽量避免搬动患者。取患侧卧位，可以减少患侧胸部的活动度，既可以防止病灶向健侧扩散，同时又有利于健侧肺通气。

（四）饮食护理

大咯血者应禁食，小量咯血者宜进少量温流质饮食，因过凉或过热食物均可诱发或加重咯血。多饮水，多食富含纤维素的食物，以保持排便通畅，避免排便时胸腔内压力增加而引起再度咯血。避免饮用浓茶、咖啡等刺激性饮料。

（五）对症护理

安排专人护理，保持病房安静，使患者得到充分休息。保持口腔清洁，防止口咽部异物刺激引起剧烈咳嗽而诱发咯血。稳定情绪，避免精神过度紧张而加重病情。对于精神极度紧张、咳嗽剧烈的患者，可给予小剂量镇静药或镇咳药，如地西泮；禁用吗啡、哌替啶等抑制呼吸的药物。大咯血患者夜间慎用催眠药，防止熟睡中咯血不能及时排出而引起窒息。

（六）其他

因大量咯血而出现紧张、恐惧、沮丧等心理反应的患者，告知其安静休息有利于止血，并给予心理安慰。抢救工作应迅速而不忙乱，以减轻患者的紧张情绪。患者大咯血时应有人陪伴患者，使其有安全感。

三、健康教育

1. 适当锻炼　在稳定期应适当进行体育锻炼。可以按照床上运动、床边运动、室内走动的顺序慢慢增加活动量，逐步过渡到行走、慢跑、做家务等，不可操之过急。不可过度劳累，避免剧烈咳嗽。

2. 在大咯血时应暂禁食　病情稳定及少量咯血者，可给予温热的高蛋白、高热量、高维生素、易消化流质或半流质饮食，避免饮用浓茶、咖啡等刺激性饮料。避免受凉，预防呼吸道感染。保持大便通畅。

3. 保持室内环境清洁、安静、空气流通，一般温度18～25℃，湿度50%左右。

4. 备急救小药箱，尤其是备足止咳药物，一定要戒烟限酒，以减少咯血的诱因。

5. 定期随访　患者应定期到医院复查，如有不适，及时就诊。

第二节　急性呼吸窘迫综合征

急性呼吸窘迫综合征（acute respiratory distress syndrome，ARDS）是指由各种肺内和肺外致病因素所导致的急性弥漫性肺损伤和进而发生的急性呼吸衰竭。主要病理特征是炎症导致的肺微血管通透性增高，肺泡腔渗出性肺水肿及透明膜形成，常伴肺泡出血，主要病理生理改变是肺容积减少、顺应性降低和严重通气／血流比例失调。临床表现为呼吸窘迫、顽固性低氧血症和呼吸衰竭，肺部影像学表现为双肺渗出性病变。

一、评估要点

（一）病因评估

既往有无休克、创伤、感染、吸入有毒气体、误吸、药物过量、代谢紊乱、肝功能衰竭、尿毒症、糖尿病酮症酸中毒、血液系统疾病等。

（二）症状、体征评估

1. 通常在受到发病因素攻击（严重创伤、休克、误吸等）后12～48小时发病，偶有长达5日者。一旦发病，很难在短时间内缓解，因肺损伤的病理改变通常需要一周以上的时间。

2. 呼吸窘迫　是ARDS最常见的症状，主要表现为气促和呼吸频率增快、严重的进行性呼吸困难，呼吸频率增快可达30～50次／分钟，鼻翼扇动，辅助呼吸肌运动增强，呼吸音增强，有时可闻及哮鸣音或少量湿啰音。

3. 难以纠正的低氧血症　主要表现为发绀，常伴有烦躁、焦虑、出汗，患者常感到胸廓紧缩、严重憋气及呼吸窘迫，不能被氧疗所改善。严重氧合障碍者，口唇、甲床明显发绀。

4. 肺部体征　常不如症状明显，胸部X线早期只表现为肺纹理增粗，常迅速出现一侧弥漫性浸润性阴影。

5. 并发症　呼吸道继发感染、细菌性肺炎和氧中毒、消化道出血、心力衰竭、休克等。

6. 检查手段　胸部X线检查、肺活量测定、肺顺应性测定、动脉血气分析、肺泡-毛细血管膜通透性测定、血流动力学监测、血管外肺水指数测定。

二、急救护理

（一）病情监测

1. 呼吸状况　观察呼吸频率、节律和深度，使用呼吸机辅助呼吸的情况，呼吸困难的程度。

2. 缺氧及二氧化碳潴留情况　观察有无发绀、球结膜水肿，肺部有无异常呼吸音及啰音。

3. 循环状况　监测心率、心律及血压，必要时进行血流动力学监测。

4. 意识状况及精神神经症状　观察有无肺性脑病的表现，昏迷患者应观察瞳孔、肌张力、腱反射及病理反射。

5. 液体平衡状态　观察和记录每小时尿量和液体出入量，有肺水肿的患者需适当保持负平衡。

6. 试验检查结果　监测动脉血气分析和生化检查的结果，了解电解质和酸碱平衡情况。

7. 痰的观察与记录　注意观察痰的色、质、量、味及痰液的实验室检查结果，并及时做好记录。

（二）给氧

I型呼吸衰竭和ARDS患者需吸入高浓度（FiO_2>50%）氧气，使氧分压迅速提高到60mmHg或血氧饱和度>90%。II型呼吸衰竭的患者一般在氧分压< 60mmHg时才开始氧疗，应低浓度（FiO_2<35%）持续给氧，使氧分压控制在60mmHg或血氧饱和度在90%或略高。

（三）保持气道通畅，促进痰液引流

在氧疗和改善通气之前必须采取各种措施，使气道保持通畅。具体做法如下。

1. 指导并协助患者进行有效地咳嗽、咳痰。

2. 每1～2小时翻身1次，并给予拍背，促进痰液排出。

3. 对于病情严重、意识不清的患者可经鼻或经口进行负压吸引，以清除口咽部分泌物，并刺激咳嗽，利于痰液排出。

4. 饮水、口服或雾化吸入祛痰药可湿化并稀释痰液，使痰液易于咳出或吸出。

（四）用药护理

按医嘱及时准确给药，并观察疗效和不良反应。患者使用呼吸兴奋药时应保持气道通畅，适当提高吸入氧流量，给药速度不宜过快。注意观察呼吸频率和节律、神志以及动脉血气的变化，以便调整剂量。遵医嘱应用抗生素，预防感染。

（五）心理护理

患者因呼吸困难可能危及生命等，常会产生紧张、焦虑情绪。应多了解患者的心理状况，指导患者放松，以缓解紧张和焦虑情绪。

（六）气管插管和机械通气的准备

1. 确保氧供　多数需进行机械通气的患者常在紧急情况下实施，患者常处于严重低氧血症甚至生命垂危状态，因此，在等待气管插管、建立人工气道和机械通气之前，需保持气道通畅，需用面罩和简易呼吸器接高浓度氧源进行手动通气，以维持适当氧供和通气，确保患者生命安全。

2. 心理准备　由于严重呼吸困难、生命垂危、对机械通气的效果和安全性不了解等因素，清醒患者常有焦虑和恐惧心理。因此，护士应以温和、冷静、自信、专业的态度来对待患者，需用简单易懂的语言向患者解释气管插管和机械通气的重要性，并指导患者如何配合及如何以非语言方式表达其需要。有家属在场时，需注意向家属进行必要的解释，缓解家属的焦虑情绪。

（七）机械通气的护理

1. 病情监测

（1）呼吸系统：①监测血氧饱和度，了解机械通气的效果。②监测有无自主呼吸，自主呼吸与呼吸机是否同步，呼吸的频率、节律、深度、类型及两侧呼吸运动的对称性。③仔细观察气道分泌物的色、质、量和黏稠度，为肺部感染的治疗和气道护理提供重要依据。④血气分析是监测机械通气治疗效果最重要的指标之一，有助于判断血液的氧合指标、指导呼吸机参数的合理调节和判断机体的酸碱平衡情况，结合呼吸状态可判断肺内气体交换的情况。

（2）循环系统：机械通气患者可出现血压下降、心率改变及心律失常，因此，应严密监测血压、心率和心律的变化。

（3）体温：机械通气患者因感染机会增加，常可并发感染，使体温升高。由于发热又可增加氧耗和CO_2的产生，故应根据体温升高的程度酌情调节通气参数，并适当降低湿化器的温度以增加气道的散热作用。

（4）意识状态：机械通气后患者意识障碍程度减轻，表明通气状况改善；若有烦躁不安、自主呼吸与呼吸机不同步，多为通气不足；如患者病情一度好转后突然出现兴奋、多语甚至抽搐，应警惕呼吸性碱中毒。

（5）液体出入量：尿量能较好地反映肾脏向血液灌注，间接反映心排血量的变化，如尿量增多，水肿逐渐消退，说明经机械通气后低氧血症和高碳酸血症缓解，肾功能改善。

2. 呼吸机参数监测

（1）通气参数：ARDS的患者机械通气推荐采用肺保护性通气策略，主要措施包括合适水平的PEEP和小潮气量，注意检查呼吸机各项通气参数与医嘱要求设定的参数值是否一致，呼吸机能否正常运转，至少每2小时检查1次。

（2）报警参数：每班检查各项报警参数的设置是否恰当，报警器是否处于开启状态。报警时，及时分析报警的原因并进行有效的处理。

3. 气道管理

（1）吸入气体的温湿化：机械通气时需使用加温加湿器，保持吸入的气体温湿度适合，使吸入气体的温度在32～36℃，相对湿度100%。及时添加湿化水，根据患者痰液性状选择温湿化的支持力度，必要时予以雾化吸入。定时翻身叩背，促进痰液引流，预防肺部并发症。

（2）吸痰：每次吸痰前后给予高浓度氧气吸入3分钟，每次吸痰时间不超过15秒，吸痰时应注意无菌操作，手法正确，避免造成肺部感染、支气管黏膜损伤以及支气管痉挛等不良后果。

（3）导管的固定：妥善固定气管插管，防止移位、脱出，每班测量和记录气管插管外露的长度，班班交接，保持气囊压力25～30cmH$_2$O。

（4）气管切开的护理：每天更换气管切开处敷料和清洁气管内套管1～2次。

（5）预防感染：抬高床头30°，防止误吸，及时倾倒呼吸机管道中的积水，每周更换呼吸管道，遇管道污染或可疑感染时及时更换，每天评估人工气道的必要性，及早拔管。

（6）做好口腔及皮肤护理。

三、健康教育

1. 向患者及其家属讲解疾病的发生、发展和转归。

2. 教会患者有效咳嗽及排痰技术，如缩唇呼吸、腹式呼吸、体位引流、拍背等方法，提高患者的自我护理能力，加速康复，延缓肺功能恶化。

3. 用药指导　出院时应将患者使用的药物及其剂量、用法和注意事项告诉患者，指导并教会低氧血症患者及其家属掌握合理的家庭氧疗方法及其注意事项。

4. 活动与休息　与患者一起回顾日常生活中所从事的各项活动，根据患者的具体情况指导患者制订合理的活动与休息计划，指导患者避免耗氧量较大的活动，并在活动过程中注意休息。

5. 增强体质、避免诱因。

（1）鼓励患者进行耐寒锻炼和呼吸功能锻炼，如用冷水洗脸等，以提高呼吸道抗感染的能力。

（2）指导患者合理安排膳食，加强营养，达到改善体质的目的。

（3）戒烟，避免吸入有害烟雾和刺激性气体。

（4）避免劳累、情绪激动等不良因素刺激。

（5）尽量少去人多拥挤的地方，避免与呼吸道感染者接触，减少感染的机会。

（6）向患者及其家属讲解呼吸衰竭的征象及简单处理，若有气急、发绀加重等变化，应尽早就医。

第三节　急性重症哮喘

急性重症哮喘（或称致死性哮喘）是指哮喘急性发作（严重的哮喘发作持续24小时以上），经常规治疗症状不能改善或继续恶化，或暴发性发作，短时间内进入危重状态，发展为呼吸衰竭并出现一系列并发症而危及生命，是导致哮喘死亡的主要原因。

一、评估要点

（一）病因评估

1. 是否存在各种诱发因素，如接触特异性和非特异性吸入物、食物、药物，气候变化，运动，妊娠，精神因素，上呼吸道感染等。

2. 以往有无哮喘发作经历，是否熟悉每次发作的先兆症状及正确处理方法，能否正确用药及掌握药物知识。

3. 评估疾病对患者日常生活和工作的影响程度，患者是否有害怕、焦虑、痛苦等情绪。

4. 评估患者对医嘱的依从性，以及有无哮喘病家族史等。

（二）症状、体征评估

1. 本次哮喘发作的主要症状 如呼吸困难、喘息、胸闷、咳嗽；主要症状出现时间、持续时间、程度；有无其他伴随症状；有无先兆症状。

2. 患者的意识状态 有无失眠、端坐呼吸；皮肤有无发绀；体温、脉搏、呼吸、血压有无异常。

3. 有无哮鸣音 是否有呼气音延长；是否有辅助呼吸肌收缩及"三凹"征的出现。

4. 辅助检查 评估动脉血气分析、胸部X线检查、呼吸功能检查等的结果。

二、急救护理

1. 密切观察哮喘发作的先兆症状，如胸闷、鼻咽痒、咳嗽、打喷嚏等，若出现上述症状，应立即通知医生，尽早采取相应措施。床旁应备齐必需的药物和抢救设施。

2. 密切观察患者的意识状态及呼吸频率、节律、深度，是否有辅助呼吸肌参与呼吸运动等，监测呼吸音、哮鸣音变化，监测动脉血气和肺功能情况。观察患者有无自发性气胸、脱水、酸中毒、电解质紊乱、肺不张等并发症出现。

3. 监测患者呼吸系统和心血管系统的症状及体征，听诊肺部呼吸音；检查脉搏、呼吸、血压；监测动脉血气、第一秒用力呼气量（forced expiratory volume in first second，FEV_1）、最大呼气流量（maximal expiratory flow，PEF）等。观察患者对治疗的反应以及护理干预的效果。

4. 给氧 重症哮喘发作患者，大多有缺氧现象，应遵医嘱给予鼻导管或面罩吸氧，吸氧流量为 1~3L／分钟，吸入氧浓度一般不超过40%。在氧疗过程中，需根据动脉血气分析的结果评价疗效。呼吸频率过快可使 CO_2 排出过多，用漏斗纸袋回收呼出的 CO_2，可使呼吸频率减慢。

5. 用药护理 在治疗重症哮喘急性发作时常用氨茶碱，用药过程中注意药物注射不可过量、过快（速度不可超过25mg／分钟），以免引起恶心、严重的心律失常、心动过速、血压下降、惊厥，甚至死亡。用药时注意监测血药浓度，其安全浓度为$6\sim15\mu g/mL$。

6. 保持气道通畅　为避免气道干燥，吸入的氧气应尽量温湿化，促进排痰，及时清除气道分泌物。痰液黏稠者可给予蒸汽或药物雾化吸入。鼓励患者每天饮水$2500\sim3000mL$，以补充丢失的水分，稀释痰液。鼓励患者缩唇呼吸并延长呼气的时间。

7. 心理护理　帮助患者取舒适体位，以保证最大限度地胸廓扩张。采用暗示、诱导等方法分散患者的注意力，使患者身心放松，情绪稳定，有利于症状缓解。

8. 口腔与皮肤护理　哮喘发作时患者常会大量出汗，应每天进行温水擦浴，勤换衣服和床单，保持皮肤清洁、干燥、舒适。鼓励并协助患者咳嗽，用温水漱口，保持口腔清洁。

9. 饮食护理　哮喘患者的饮食要清淡，易于消化；饮食过饱、过于油腻都不利于哮喘的控制。有烟酒嗜好者应戒烟酒。

10. 环境与体位　提供安静、舒适、温湿度适宜的环境，保持室内清洁、空气流通。根据病情提供舒适体位，如为端坐呼吸者提供床旁桌支撑，以减少其体力消耗。尽量避免在室内放置可能诱发哮喘发作的物品，保持室内空气温暖，防止哮喘患者因对冷空气过敏而发生哮喘发作或加重。

三、健康教育

1. 教会患者正确识别哮喘发作的先兆症状并掌握如何终止哮喘发作，识别什么是哮喘发作减少，指导患者做有氧锻炼。

2. 寻找哮喘治疗和控制的障碍，如不重视发作的间歇期、患者对哮喘的否认、患者对哮喘严重性的认识不足等。

3. 识别哮喘可能的激发因子，寻找预防的措施，如改变居住环境，避免接触有污染（二手烟、花粉等）的空气、冷空气、地毯、家具、皮毛等，避免可能导致过敏的药物和食物（如鱼、虾等）。

4. 药物治疗指导

（1）告知患者常用药物的种类、药理作用、不良反应、剂量及用法。

（2）为患者制定用药一览表。哮喘患者通常要用数种药物，采用不同的用药途径，并需长期用药，因此，必须让患者学会药物自我管理的策略。

（3）患者必须认识到坚持用药的重要性，当症状恶化或出现严重不良反立时应及时就诊。

（4）正确使用气雾剂，为防止哮喘发作，患者应随身携带含有支气管扩张药的小型喷雾器并会正确使用。

5. 指导患者进行呼吸功能锻炼，如腹式呼吸、缩唇呼吸等。

6. 指导患者学会在家中自行监测病情变化，并自行评估，重点掌握峰流速仪的使用方法，有条件者记录哮喘日记。

7. 与患者及其家属共同制订哮喘管理计划，患者的家属应该知道在哮喘发作时应如何帮助患者，如气雾剂、口服药物放在何处，如何正确拨打急救电话，如何减轻患者发作时的焦虑情绪，同时也应知道何时将患者送往医院救治。

8. 指导患者保持有规律的生活和乐观情绪，积极参加体育锻炼，最大限度地保持劳动能力，可有效减轻患者的不良心理反应。指导患者充分利用社会支持系统，为其身心健康提供各方面的支持。

第四节　急性肺水肿

急性肺水肿是指心室排血量下降，左心室充盈障碍或左心负荷突然明显增加，导致左心室舒张期末压或左心房压急剧升高，肺静脉血流受限，引起肺静脉和肺毛细血管流体静压升高，当超过肺毛细血管血浆胶体渗透压25mmHg（3.33kPa）时，大量浆液渗出至肺间质和肺泡内，影响呼吸功能，继而发生呼吸困难、发绀和咳粉红色泡沫痰等一系列症状。

一、评估要点

（一）病因评估

1. 患病起始时间，有无明显诱因，主要症状及其特点（如严重程度、持续时间、发作频率、缓解因素），有无伴随症状，是否出现并发症，是否呈进行性加重。

2. 评估患者的主要检查结果、治疗及护理经过及效果，目前用药情况，包括药物的种类、剂量和用法，以及用药后的效果等。

（二）症状、体征评估

1. 观察脉搏的频率、节律、强弱，血压及脉压有无异常变化，心尖部是否可闻及奔马律。

2. 有无突然出现严重的呼吸困难（呼吸频率30～50次／分钟）、端坐呼吸、窒息感、口唇发绀、大汗淋漓、烦躁不安、咳嗽伴咳大量粉红色泡沫痰、面色灰白或发绀、大汗、皮肤湿冷。

3. 评估患者24小时出入量及水、电解质平衡情况。

4. 是否有并发症，如水、电解质紊乱，心源性休克，心力衰竭，呼吸衰竭，心脏停搏等。

5. 心理状态　有无焦虑、恐惧、抑郁、悲观等心理反应及其严重程度。

二、急救护理

（一）给氧

通过氧疗将血氧饱和度维持在≥95%水平是非常重要的，可以防止出现脏器功能障碍或多脏器功能障碍。首先开放气道，给予高流量（6～8L／分钟）鼻导管或面罩吸氧，湿化瓶中可加20%～30%的酒精湿化，使肺泡内泡沫表面张力降低而破裂，以利于改善肺泡通气。情况严重者应采用无创呼吸机持续正压（continuous positive airway pressure，CPAP）或双水平气道正压（bilevel positive airway pressure，BiPAP）通气。

（二）卧位与休息

绝对卧床休息。立即协助患者取坐位，双下肢下垂，用止血带轮流结扎四肢，每隔15分钟轮流放松一个肢体，以减少静脉回流。患者常烦躁不安，需注意安全，谨防跌倒受伤。

（三）建立静脉通道

迅速建立两条静脉通路，遵医嘱正确使用药物，观察疗效与不良反应。

1. 吗啡　吗啡3～5mg可使患者镇静，减少躁动，同时可扩张小血管而减轻心脏负荷。必要时可每间隔15分钟重复用药，共用2～3次，老年人应减量或改为肌内注射。注意观察患者有无呼吸抑制或心动过缓、血压下降等不良反应。呼吸衰竭、昏迷、严重休克者禁用。

2. 快速利尿药　呋塞米20～40mg静脉注射，可迅速利尿，有效降低心脏前负荷，必要时可重复给药。

3. 血管扩张药　可选用硝普钠、硝酸甘油等静脉滴注。根据血压调整剂量，维持收缩压90～100mmHg。

（1）硝普钠：为动、静脉扩张剂。一般剂量为12.5～25μg／分钟，应现配现用，注意避光，定时更换，连续使用一般不超过72小时。

（2）硝酸甘油：扩张小血管，减少回心血量。一般从10μg／分钟开始，每10分钟调整1次，每次增加5～10μg。

（3）重组人脑钠肽：具有扩张静脉和动脉、利尿、抑制肾素-血管紧张素-醛固酮系统和交感神经作用，用药一般不超过7日。

（4）洋地黄制剂：尤其适用于快速心房颤动或已有心脏增大伴左心室收缩功能不全的患者。可用毛花苷C稀释后静脉注射，首剂0.2～0.4mg，10分钟后起效，1～2小时作用达到高峰，24小时总剂量为0.8～21.2mg。

（四）用药护理

1. 合理安排用药时间，利尿药不宜在夜间服用，以免夜间因利尿作用影响患者睡眠。

2. 静脉给予强心药时，注射速度宜慢，并观察脉搏及心率变化。

3. 观察药物疗效，监测24小时尿量，观察水肿有无好转。

4. 观察药物不良反应，用药期间根据需要测定血清电解质浓度，观察有无低钾血症、低钠血症、代谢性碱中毒等药物不良反应。低钾血症表现为软弱无力、恶心、呕吐、腹胀，肠蠕动减弱或消失，心率早期增快并有心律失常，心电图示T波低平、倒置，可出现U波。低钠血症主要表现为精神萎靡不振、恶心、呕吐、神志不清、昏迷、抽搐、胃肠功能失常等。代谢性碱中毒主要表现为易激动、神经肌肉过度兴奋，严重者可有强直性痉挛。

（五）病情监测

严密监测血压、呼吸、血氧饱和度、心率、心电图、血电解质、血气分析等的变化。观察患者的意识，精神状态，皮肤颜色、温度及出汗情况，肺部啰音及哮鸣音的变化，记录24小时出入水量。

（六）基础护理

症状缓解后，嘱患者绝对卧床休息，待病情稳定进入恢复期后，制订康复计划，逐步增加活动量，以不出现心悸、气短为原则，避免过度劳累。避免呼吸道感染，继续按时服药。保持口腔清洁，预防感染。注意保暖，避免受凉。

（七）饮食护理

限制液体及钠盐摄入，低盐（≤2g／d）饮食，少量多餐，大量应用利尿药者应注意补钾，保持水、电解质平衡。

（八）大便护理

保持大便通畅，避免大便过度用力而增加心脏负担，必要时使用缓泻剂。

（九）皮肤护理

维护皮肤黏膜的完整性，对各种有创性动静脉插管、导尿管及机械通气管路定期消毒，操作时严格执行无菌原则，降低导管相关性感染的发生率。

（十）心理护理

由于急性肺水肿发病急，患者无心理准备，会出现极度烦躁、紧张和恐惧情绪，应及时安抚患者，耐心解释病情及检查和治疗的目的，稳定患者情绪，增强其战胜疾病的信心，使其避免因紧张、烦躁而加重病情。

三、健康教育

1. 向患者及其家属宣传有关疾病的防治与急救知识，以及疾病的相关保健知识，告知患者该病常见的病因及诱因，引导患者纠正不良的生活方式。

2. 鼓励患者积极治疗各种原发病，避免各种诱因。

3. 指导患者劳逸结合，保证足够的睡眠并避免各种精神刺激。

4. 指导患者低盐、低脂饮食，少量多餐，忌烟酒。

5. 指导患者保持积极乐观的心态，养成良好的生活习惯，必要时备家庭氧疗设备，定时通风，保持家庭居室空气新鲜，预防感冒。

6. 指导患者遵医嘱按时服药，定期随访。

第五节　呼吸衰竭

呼吸衰竭是指各种原因引起的肺通气和（或）换气功能严重障碍，使静息状态下亦不能维持足够的气体交换，导致低氧血症伴（或不伴）高碳酸血症，进而引起一系列病理生理改变和相应临床表现的综合征。其临床表现缺乏特异性，明确诊断有赖于动脉血气分析。在静息状态海平面呼吸空气条件下，动脉血氧分压<60mmHg，伴（或不伴）二氧化碳分压>50mmHg，可诊断呼吸衰竭。

一、评估要点

（一）病因评估

多种原因可引起呼吸衰竭，临床上常见的病因有支气管肺疾病、中枢神经系统疾病、神经肌肉疾病、心血管系统疾病、药物和毒物中毒等。其诱因有急性上呼吸道感染、高热、手术等。

（二）症状、体征评估

1. 生命体征的评估　注意体温、脉搏、呼吸、神志变化，以及有无烦躁、呼吸困难等，必要时行动脉血气分析检查。

2. 呼吸节律、幅度和频率的变化　慢性阻塞性肺疾病所致的呼吸衰竭，病情较轻时表现为呼吸费力伴呼气延长，严重时可发展为浅快呼吸，辅助呼吸肌活动增强，呈点头呼吸。严重肺源性心脏病患者可出现潮式呼吸，中枢神经药物中毒表现为呼吸深慢、昏睡。

3. 评估患者有无发绀症状　注意发绀的部位、程度，发绀以口唇、指（趾）甲、舌尤为明显。

4. 神经症状　急性缺氧者可出现精神错乱、狂躁、昏迷、抽搐等症状。慢性缺氧者多有智力或定向功能障碍。严重者表现为神志淡漠、肌肉震颤或扑翼样震颤、间歇抽搐、昏睡甚至昏迷等，提示发生肺性脑病。

5. 循环系统症状　严重缺氧或CO_2潴留可引起肺动脉高压，诱发右心衰竭，伴有体循环淤血的体征。CO_2潴留使外周体表静脉充盈，皮肤红润、湿暖多汗，血压升高，心搏出量增多而致脉搏洪大。多数患者有心率加快；严重缺氧和酸中毒时可有周围循环衰竭、血压下降、心律失常、心脏停搏。

6. 消化系统和泌尿系统症状　严重呼吸衰竭因胃肠道黏膜屏障功能损伤，导致胃肠黏膜充血水肿、糜烂渗血或应激性溃疡，引起上消化道出血。个别患者尿中还可出现蛋白、红细胞和管型。以上这些症状均可随缺氧及CO_2潴留的纠正而消失。

7. 有无电解质紊乱及酸碱失衡征象　是否出现呼吸减慢、明显发绀、嗜睡等酸中毒的表现。

8. 氧疗　过程中应注意观察氧疗效果，如不能改善低氧血症，应做好气管插管和机械通气的准备。

二、急救护理

（一）休息与活动

帮助患者采取舒适且有利于改善呼吸状态的体位，一般取半卧位或坐位，患者趴伏在桌面上，借此增加辅助呼吸肌的功能，促进肺膨胀。患者尽量减少自主活动和不必要的操作，减少体力消耗。必要时可采取俯卧位辅助通气，以改善氧合状况。

（二）氧疗护理

Ⅰ型呼吸衰竭患者需吸入高浓度（$FiO_2>50\%$）氧气，使氧分压迅速提高到60mmHg或血氧饱和度>90%。Ⅱ型呼吸衰竭的患者一般在氧分压< 60mmHg时才开始氧疗，应给予持续低浓度（$FiO_2<35\%$）氧疗，使氧分压控制在60mmHg或血氧饱和度在90%或略高。如通气不足者，给予人工辅助呼吸，必要时给予气管插管或气管切开，实施机械通气。

（三）保持气道通畅，促进痰液引流

呼吸衰竭的治疗原则是保持气道通畅、正确合理地氧疗、控制呼吸道感染。在氧疗和改善通气之前必须采取各种措施，保持气道通畅。具体做法如下。

1. 指导并协助患者进行有效的咳嗽、咳痰。

2. 每1~2小时翻身1次，并给予拍背，促进痰液排出。

3. 对于病情严重、意识不清的患者，可经鼻或经口进行负压吸引，以清除口咽分泌物，并刺激咳嗽，利于痰液排出。

4. 饮水、口服或雾化吸入祛痰药可湿化并稀释痰液，使痰液易于咳出或吸出。

（四）机械通气护理

1. 病情监测

（1）呼吸系统：①监测血氧饱和度，了解机械通气的效果。②监测有无自主呼吸，自主呼吸与呼吸机是否同步，呼吸的频率、节律、深度、类型及两侧呼吸运动的对称性。③仔细观察气道分泌物的色、质、量和黏稠度，为肺部感染的治疗和气道护理提

供重要依据。④血气分析是监测机械通气治疗效果最重要的指标之一，有助于判断血液的氧合指标、指导呼吸机参数的合理调节和判断机体的酸碱平衡情况，结合呼吸状态可判断肺内气体交换的情况。

（2）循环系统：机械通气患者可出现血压下降、心率改变及心律失常，因此应严密监测血压、心率和心律的变化。

（3）体温：机械通气患者因感染机会增加，常可并发感染，使体温升高。由于发热又可增加氧耗和CO_2的产生，故应根据体温升高的程度酌情调节通气参数，并适当降低湿化器的温度以增加气道的散热作用。

（4）意识状态：机械通气后患者意识障碍程度减轻，表明通气状况改善；若有烦躁不安、自主呼吸与呼吸机不同步，多为通气不足；如患者病情一度好转后突然出现兴奋、多语甚至抽搐，应警惕呼吸性碱中毒。

（5）液体出入量：尿量能较好地反映肾脏向血液灌注，间接反映心排血量的变化，如尿量增多，水肿逐渐消退，说明经机械通气后低氧血症和高碳酸血症缓解，肾功能改善。

2. 呼吸机参数监测

（1）通气参数：ARDS的患者机械通气推荐采用肺保护性通气策略，主要措施包括合适水平的PEEP和小潮气量，注意检查呼吸机各项通气参数与医嘱要求设定的参数值是否一致，呼吸机能否正常运转，至少每2小时检查1次。

（2）报警参数：每班检查各项报警参数的设置是否恰当，报警器是否处于开启状态。报警时，及时分析报警的原因并进行有效的处理。

3. 气道管理

（1）吸入气体的温湿化：机械通气时需使用加温加湿器，保持吸入的气体温湿度适合，使吸入气体的温度在32～36℃，相对湿度100%。及时添加湿化水，根据患者痰液性状选择温湿化的支持力度，必要时予以雾化吸入。定时翻身叩背，促进痰液引流，预防肺部并发症。

（2）吸痰：每次吸痰前后给予高浓度氧气吸入3分钟，每次吸痰时间不超过15秒，吸痰时应注意无菌操作，手法正确，避免造成肺部感染、支气管黏膜损伤以及支气管痉挛等不良后果。

（3）导管的固定：妥善固定气管插管，防止移位、脱出，每班测量和记录气管插管外露的长度，班班交接，保持气囊压力25～30cmH_2O。

（4）气管切开的护理：每天更换气管切开处敷料和清洁气管内套管1～2次。

（5）预防感染：抬高床头30°，防止误吸，及时倾倒呼吸机管道中的积水，每周更换呼吸管道，遇管道污染或可疑感染时及时更换，每天评估人工气道的必要性，及早拔管。

（6）做好口腔及皮肤护理。

（五）用药护理

按医嘱及时准确给药，并观察疗效和不良反应。患者使用呼吸兴奋药时应保持气道通畅，适当提高吸入氧流量，静脉滴注速度不宜过快，注意观察呼吸频率和节律、神志及动脉血气的变化，以便调整剂量。遵医嘱应用抗生素，预防感染。

（六）病情观察

严密监测生命体征、意识及尿量的变化，严格记录24小时出入水量，观察患者呼吸频率、深度、节律与胸廓起伏是否一致，以及呼吸费力程度。观察患者的精神症状及呼吸困难、发绀的程度等。

（七）心理护理

患者因呼吸困难、可能危及生命等，常会产生紧张、焦虑情绪。应多了解患者的心理状况，指导患者放松，以缓解紧张和焦虑情绪。

三、健康教育

（一）疾病知识指导

急性呼吸衰竭如果处理及时、恰当，患者可完全康复。慢性呼吸衰竭度过危重期后，关键是预防和及时处理呼吸道感染的诱因，以减少急性发作，尽可能延缓肺功能恶化的进程。

（二）指导呼吸功能锻炼

教会患者有效咳嗽、叩击排痰、体位引流、缩唇呼吸、腹式呼吸，提高自我护理能力，促进康复。

（三）休息与活动指导

根据患者的病情和对日常活动的耐受性，指导患者合理安排活动与休息。

（四）用药指导

遵医嘱指导患者用药，教会患者科学实施家庭氧疗的方法。

（五）营养指导

为患者提供能改善营养状态且富含膳食纤维的饮食指导。指导患者每日计划性地摄入水分。机体水分不足时，呼吸道的水分也会减少，痰液易结块，不易咳出，导致气道狭窄，通气障碍；饮水过多会增加心脏的负担，可诱发心力衰竭。

（六）其他

指导患者发现病情加重如气急、发绀严重时立即就诊。

第六节　肺栓塞

肺栓塞是指栓子阻塞肺动脉系统所引起的一组以肺循环和呼吸功能障碍为主要临床表现及病理生理特征的临床综合征。常见的栓子是血栓，其余为少见的新生物细胞、脂肪滴、气泡、静脉输入的药物颗粒，甚至为导管头端引起的肺血管阻断。由于肺组织受支气管动脉和肺动脉双重供血，而且肺组织和肺泡间也可直接进行气体交换，所以大多数肺栓塞不一定引起肺梗死。

一、评估要点

（一）病因评估

1. 有深静脉血栓形成史　深静脉血栓是肺栓塞的重要来源，以下肢深静脉血栓最多见，如腘静脉和髂外静脉血栓等。

2. 有长期卧床史　因偏瘫、下肢骨折、手术后、重病等长期卧床者，甚至长时间不活动的健康人，因血流缓慢，血液淤滞形成血栓，引起肺栓塞。血栓发生率与卧床呈正相关。

3. 创伤　创伤（如大手术、烧伤、车祸等）后有15%患者发生肺栓塞。因损伤组织释放某些物质损伤血管内皮所致。

4. 心肺血管疾病　慢性心脏疾病，如心肌病、肺源性心脏病、风湿性心脏病等，也是因损伤血管内皮导致的结果。

5. 肿瘤　癌症可增加肺栓塞的风险性，因癌细胞产生的某些物质（血红蛋白、蛋白酶等）能激活凝血系统，而导致血液呈高凝状态，促进血栓形成。

6. 妊娠和避孕药　孕妇发生肺栓塞的概率高于同龄未婚女子。避孕药可作用于凝血系统，促进血栓形成。

7. 其他　高龄、肥胖、脱水、糖尿病等均可导致肺栓塞。

（二）症状、体征评估

1. 不明原因的呼吸困难　多于栓塞后即刻出现，尤在活动后明显，为肺血栓栓塞症最常见的症状。

2. 胸痛　包括胸膜炎性胸痛和心绞痛性胸痛。胸膜炎性胸痛是指当栓塞部位靠近胸膜时，由于胸膜的炎症反应导致的胸痛，呼吸运动可加重胸痛。心绞痛性胸痛是由于冠状动脉血流减少、低氧血症和心肌耗氧量增加引起的，不受呼吸运动影响。

3. 晕厥　有时是肺栓塞的唯一或首发症状，表现为突然发作的一过性意识丧失。

4. 烦躁不安、惊恐甚至濒死感　由严重的呼吸困难和剧烈胸痛引起，为肺血栓栓塞症常见的症状。

5. 咳嗽　早期为干咳或伴有少量白痰。

6. 咯血　常为小量，大咯血少见。当呼吸困难、胸痛和咯血同时出现时称为"肺梗死三联征"，仅见于约20%的患者。

7. 呼吸系统体征　呼吸急促、发绀；肺部细湿啰音和（或）哮鸣音；合并肺不张和胸腔积液时出现相应的体征。

8. 循环系统体征　心动过速，血压变化，严重时可出现血压下降甚至休克；颈静脉充盈或异常搏动；肺动脉瓣区第二音亢进（$P_2 > A_2$）或分裂，三尖瓣区收缩期杂音。

9. 并发症　评估是否发生急性肺动脉高压、右心衰竭、循环衰竭、咯血、肺梗死、心源性休克等并发症。

二、急救护理

（一）肺栓塞急性期的护理

1. 卧位与休息　当患者出现呼吸困难、胸痛时立即通知医生，安慰患者，抬高床头或协助患者取半卧位，对于轻中度呼吸困难的患者可采用鼻导管或面罩吸氧，对于严重呼吸困难的患者必要时行机械通气。

2. 保持室内环境安静、空气新鲜，患者应卧床休息，避免用力，以免引起深静脉血栓的脱落。必要时适当给予镇静、止痛、镇咳等对症治疗。

3. 有下肢深静脉血栓形成的患者，患肢应抬高制动，严禁热敷、按摩等，防止静脉血栓脱落而再次发生肺栓塞。

4. 止痛　胸痛轻、能耐受者，可不处理；但对胸痛较重、影响呼吸的患者，应给予止痛处理，以免剧烈胸痛影响患者的呼吸运动。

5. 吸氧　吸氧是一项重要的治疗措施，也是护理的重点之一。护理时要注意保持气道通畅，最好用面罩给氧，流量一般为3~5L／分钟，以改善患者由于缺氧造成的通气过度现象。

6. 监测呼吸状态、意识状态、循环状态、心电活动等的变化。

7. 注意保暖，特别是休克、四肢末梢循环较差的患者。

8. 对高热患者执行高热急救护理。

9. 定期复查血浆D-二聚体、动脉血气及心电图。血浆D-二聚体测定可作为肺栓塞的初步筛选指标，但其特异性差，若其含量低于500μg／L，对肺栓塞有重要的排除诊断价值。肺栓塞患者的血气分析常表现为低氧血症、低碳酸血症，肺泡-动脉血氧分压差［$P_{(A-a)}O_2$］增大。大部分肺栓塞患者可出现非特异性的心电图异常，以窦性心动过速最常见，当有肺动脉及右心室压力升高时，可出现V_1~V_4导联ST段异常和T波倒置。

10. 应用抗凝药和溶栓药的患者，注意观察有无出血症状和体征，如皮下穿刺点出血，牙龈出血，痰中带血，以及头痛、头晕、恶心、呕吐、神志改变等脑出血症状，如有，应及时报告医生，采取有效措施。

11. 行机械通气者，要做好口腔护理，协助其翻身，认真做好基础护理，预防并发症的发生。

（二）肺栓塞溶栓的护理

1. 溶栓前的护理

（1）保持环境舒适、安静，并备好急救物品及仪器，如抢救车、止血药、除颤仪等。

（2）建立静脉通道，最好选择较粗、易固定的静脉留置套管针，便于给药。

（3）治疗前测量血压、心率、呼吸次数，描记12导联心电图并给予心电监护。

（4）心理护理：急性肺栓塞患者几乎全部有不同程度的恐惧和焦虑，应尽量多地陪伴患者，并采用非语言性沟通技巧，增加患者的安全感。必要时可遵医嘱适当给予镇静、止痛、镇咳等对症治疗措施。

2. 溶栓后的护理

（1）心理护理：随着溶栓药物的应用，血栓逐渐溶解，肺动脉再通，溶栓后患者自觉症状减轻，最明显的喘憋、气短明显好转，心率减慢，患者均有不同程度的想下床活动的要求。这时要做好解释工作，让患者了解溶栓后仍需卧床休息，以免栓子脱落，造成再栓塞，避免患者由于知识缺乏而导致不良后果。

（2）有效制动：急性肺栓塞溶栓后，下肢静脉血栓松动，极易脱落，患者应绝对卧床2周，不能做双下肢用力的动作及双下肢按摩。避免腹压增加的因素，尤其是便秘和上呼吸道感染，要积极治疗，以免排便用力或咳嗽时腹压增大，造成血栓脱落。吸烟者应劝其戒烟。卧床期间做所有的外出检查均要用平车接送。

（3）做好皮肤护理：急性肺栓塞溶栓后，需较长时间卧床，要注意保护患者皮肤，如床垫的软硬度要适中，保持患者皮肤干燥、床单平整。每2小时协助患者翻身1次，避免局部皮肤长期受压、破损。

（4）合理营养：急性肺栓塞初期时患者多有食欲不振，有些患者惧怕床上排尿排便而不敢进食，应给予患者心理疏导，使其放松。饮食以清淡、易消化、富含维生素为宜，以保证疾病恢复期的营养。

3. 观察用药反应

（1）溶栓药的护理：

1）密切观察出血征象，如皮肤青紫、血管穿刺处出血过多、血尿、严重头疼、神志变化等。

2）严密观察血压，当血压过高时，及时通知医生适当处理。

3）用尿激酶或链激酶溶栓治疗后应每2～4小时测定一次PT或活化部分凝血活酶时间（activated partial thromboplastin time，APTT），当其水平降至正常值的2倍时，按医嘱开始应用肝素抗凝。

（2）抗凝药的护理：

1）肝素：在开始治疗后的最初24小时内每4～6小时监测APTT，达稳定治疗水平后，改为每天监测APTT。

2）华法林：在治疗期间应定期监测国际标准化比值（international normalized ratio，INR）。在INR未达到治疗水平时需每天监测，达到治疗水平后每周监测2～3次，共监测2周，以后延长到每周或更长时间监测1次。

三、健康教育

（一）疾病预防

肺栓塞早期发现、早期预防是关键，高危人群要注意以下几点。

1. 改变生活方式　如戒烟，适当运动，控制体重，保持心情愉快，饮食方面减少胆固醇的摄入，多进食新鲜蔬菜，适当饮茶。

2. 对存在深静脉血栓形成危险因素的人群，应避免长时间保持坐位（特别是跷二郎腿）、穿束膝长筒袜、长时间站立不活动等。注意保持大便通畅，多吃富含纤维素的食物，必要时可给予缓泻剂或甘油灌肠。

3. 下肢外伤或长期卧床者，应经常按摩下肢，或者使用预防血栓形成的药物。将腿抬高至心脏以上水平可促进下肢静脉血液回流。

4. 孕产妇要保持一定的运动量，不要久卧床。长期服用避孕药的妇女，服药时间不要超过5年。

5. 曾有静脉血栓史（如腿疼，下肢无力、压痛，皮下静脉曲张，双下肢出现不对称肿胀）的患者最好能定期检查。

6. 经过腹部或胸部大型手术、膝部及髋部置换术者，有髋部骨折、严重创伤或脊柱损伤者，则需要使用抗凝药物和机械性措施来预防深静脉血栓形成，如穿加压弹力抗栓袜，应用下肢间歇序贯加压充气泵，以促进下肢静脉血液回流。

（二）出院指导

1. 定期随诊，按时服药，特别是抗凝药，一定要保证按医嘱服用。

2. 积极治疗诱发性疾病，包括慢性心肺疾病（如风湿性心脏病、心肌病、冠状动脉粥样硬化性心脏病、肺源性心脏病）、下肢静脉病变（如炎症、静脉曲张）、骨折等。

3. 服用抗凝药的患者指导其自我观察有无出血现象及注意早期出血症状，如牙龈出血、皮肤破口流血不止等。合理饮食，避免服用非甾体抗炎药、激素、强心药等，以免影响抗凝药的作用。

4. 遵医嘱定期复查抗凝指标，学会看抗凝指标化验单。

5. 平时要注意活动下肢，有下肢静脉曲张者可穿弹力袜，避免下肢深静脉血液滞留导致血栓复发。

6. 存在相关发病因素的情况下，突然出现胸痛、呼吸困难、咳血痰等表现时，应警惕肺血栓栓塞症的可能性，需及时就诊。

第十一章　肿瘤疾病护理常规

第一节　肿瘤病人一般护理常规

1. 入院护理　接诊护士热情接待病人，护送至床边，做好入院介绍。
2. 病情观察　每天测量体温、脉搏、呼吸4次，3天后正常者则改为每天1次。体温超过39℃时，每4小时测量1次，根据医嘱给予物理降温或药物降温，密切观察体温变化。重症病人每15～30分钟巡视1次，严密观察病情变化，并做好护理记录。
3. 饮食护理　根据医嘱给予分级护理和饮食指导。
4. 心理护理　关心、安慰和鼓励病人，向病人及家属宣教肿瘤防治知识，使其树立战胜病的信心，积极配合治疗。
5. 基础护理卧床病人落实基础护理，每2～3小时翻身1次，使用合适的防压器具，保持床铺清洁，预防压疮发生。
6. 口腔护理　加强口腔护理，预防口腔感染。
7. 疼痛护理　评估病人疼痛程度，应按时规范给予镇痛药，并观察用药的效果及不良反应。
8. 健康指导
（1）戒烟酒，养成良好的生活习惯，有利于疾病康复。
（2）解除病人的思想顾虑，鼓励病人参加社会活动，在疾病缓解期参加力所能及的工作，帮助其树立战胜疾病的信心。
（3）注意饮食调理，根据病情给予合适的饮食，以保证机体的营养供给，提高机体的抗病能力。
（4）注意观察放疗和化疗的不良反应，坚持治疗，定期复查。

第二节　肿瘤化疗护理常规

化学治疗（chemotherapy）是利用化学药物杀死肿瘤细胞、抑制肿瘤细胞生长繁殖和促进肿瘤细胞分化的一种治疗方式，是一种全身性治疗手段，对原发灶、转移灶和亚临床转移灶均有治疗作用。抗癌药物能抑制恶性肿瘤的生长和发育，并在一定程度上杀死癌细胞。但同时对机体正常细胞，特别对增殖旺盛的上皮细胞损伤尤为严重，并对机体重要器官，如肝、肾等也有一定毒性作用，致使这些器官功能受损，严重者可危及生命。

（一）护理常规

按肿瘤病人一般护理常规。

（二）环境

减少不良刺激，保持病室环境整洁、空气新鲜、无异味。

（三）药物应用

1. 给药方法和途径　根据医嘱选择合适的给药方法和途径，如为静脉给药，应根据药物的性质选择合适血管，以减少静脉炎的发生。静脉注射化疗药宜选择较好的上肢静脉，不宜采用下肢静脉，因下肢静脉易引起栓塞，必要时行中心静脉置管；避免在曾做过放射治疗的肢体、有动–静脉瘘的肢体、乳腺手术后患侧肢体、淋巴水肿等部位给药，应避免在24小时内被穿刺静脉的下方重新穿刺。在给药前、两种药物之间、给药完后均应用生理盐水将药物冲净，以减少药物对血管的刺激。

2. 给药顺序和时间　合理安排给药顺序，根据药物的性质和作用机制来决定给药时间。

（四）饮食护理

1. 化疗期间应加强营养支持，根据病人喜好给予清淡易消化饮食，少量多餐。

2. 因口腔大面积溃疡不能进食者，应给予胃肠外营养。

3. 食欲缺乏者可根据病人平时喜好的口味选用一些能刺激进食的（如酸、咸、甜等浓重口味）食品。

4. 多食富含纤维素的食物，如大白菜、韭菜、芹菜、香蕉等以促进肠蠕动，防止发生便秘。

（五）化疗药物反应的观察与护理

1. 胃肠道毒性反应　化疗前给予镇吐药可预防恶心、呕吐的发生，常用药物有

5-HT$_3$受体拮抗药。对于严重呕吐的病人，严格记录出入液量，监测血电解质变化，保持水、电解质平衡。

2. 口腔炎　化疗期间应注意口腔卫生，督促病人每天睡前及晨起用软毛牙刷刷牙，饭前、饭后漱口。如口腔溃疡疼痛时，可用2%利多卡因液喷雾。如局部有真菌感染应给予抗真菌治疗。

3. 静脉炎　如发生静脉炎，可在化疗后给予50%硫酸镁湿敷或沿静脉走向涂搽类肝素（喜疗妥霜剂）、外敷如意金黄散等。

4. 药物外漏　化疗药物在静脉给药过程中意外渗漏在血管外，可导致局部皮肤及软组织非特异性炎症。在用药过程中要严密观察，一旦怀疑或出现外渗，应立即停止给药，将针头保留并连接注射器回抽后注入解毒药，抬高患肢，冷敷至肿胀完全消退。

5. 骨髓抑制　注意观察感染、出血和贫血征象，遵医嘱定期查血常规，出现Ⅳ度白细胞计数减少（白细胞< 1.0×10^9／L）的病人必须实行保护性隔离。

（六）心理护理

主动关心、支持和帮助病人，帮助病人掌握自我护理知识，使其在情绪稳定状态下接受化疗。

（七）健康指导

向病人耐心解释所实施的化疗方案、应用的化疗药物及药物不良反应，使病人能主动配和治疗。定期复诊，保证治疗的连续性，以达到最佳治疗效果。

第三节　肿瘤放射治疗护理常规

放射治疗（radiotherapy）是利用放射线的电离辐射作用，破坏或杀灭肿瘤细胞，是治疗恶性肿瘤的重要方法之一，射线在破坏肿瘤细胞的同时，对人体的正常组织也有一定的损伤，尤其是使用大剂量时，不可避免地出现一些放射反应。

一、护理常规

按肿瘤病人一般护理常规。

二、饮食护理

1. 给予高热量、高蛋白质、富含维生素、易消化的饮食，忌油腻食物，少量多餐。

2. 口干者多饮水及富含维生素C的果汁。

3. 口腔黏膜溃疡严重者进微冷、无刺激的流质或半流质饮食，必要时给予肠内外营养支持。

三、皮肤护理

1. 保持照射野皮肤清洁干燥，防止溃烂、感染，禁贴胶布或涂搽对皮肤有刺激性的药物。

2. 避免粗糙衣领摩擦，宜穿柔软的棉织内衣。

3. 如出现干性皮炎，瘙痒时涂搽冰片粉。出现湿性皮炎可用放射性皮炎膏，暂停放疗。禁用肥皂水及热水烫洗局部。

四、观察照射器官功能

肿瘤所在器官或照射野内的正常组织受射线影响可发生一系列的反应，如膀胱照射后出现血尿，胸部照射后出现放射性肺纤维变，胃肠道受损后发生出血、溃疡、放射性肠炎等，放疗期间应加强对照射器官功能状态的观察，对症处理，有严重不良反应时暂停放疗。

五、健康指导

1. 定期检查　定期检查血常规及重要脏器功能。

2. 自我护理　指导病人在放疗期间多饮水，保护照射野的定位标记，衣着柔软、宽松，学会对皮肤黏膜的自我护理方法，如漱口、鼻腔冲洗、会阴部护理等。

3. 预防感染　增强自我保护意识，减少与感染人群接触，外出时注意防寒保暖。

第四节　恶性淋巴瘤护理常规

恶性淋巴瘤（malignant lymphoma）是指淋巴结和（或）节外部位淋巴组织中的淋巴细胞或组织细胞发生的恶性肿瘤。恶性淋巴瘤分非霍奇金淋巴瘤（non-Hodgkin lymphoma，NHL）和霍奇金病（hodgkin disease，HD）。其发病原因尚未明确，可能与病毒感染、免疫功能低下、环境因素等有关。

一、护理常规

按肿瘤病人一般护理常规。

二、活动与休息

发热期间卧床休息，血小板减少的病人应减少活动，化疗间歇期应适当运动，劳逸结合。

三、饮食护理

1. 对食欲缺乏者，根据病人喜好选用能刺激食欲的食品。

2. 多食富含纤维素的食物，如大白菜、韭菜、芹菜、香蕉等以促进肠蠕动，预防便秘。

四、病情观察

1. 注意病人体温变化，高热时给予物理或药物降温。

2. 感染灶观察　观察口腔黏膜、咽及扁桃体、肺部、泌尿系及肛周皮肤有无感染。

3. 头颈部放疗　注意观察有无肿物压迫或喉头水肿引起呼吸困难或窒息。

4. 预防感染　血小板减少者，观察有无皮下、牙龈、鼻出血等，必要时遵医嘱输注血小板。白细胞减少时，应采取保护性隔离措施，预防感染。

五、放、化疗毒性反应的护理

1. 脱发　化疗前应告知病人可能出现脱发，化疗间歇期头发会重新生长，使病人有思想准备。帮助病人选择合适的假发，避免因形象紊乱而引发负性情绪。

2. 心脏毒性　严密观察心率、心律、脉搏变化，发现异常及时通知医生并做好处理，必要时改变给药方法，持续静脉滴注给药可降低心脏毒性。

六、心理护理

给予心理支持，使病人及家属能面对现实，减轻挫折感，根据情况告知病情、可能采取的治疗计划及如何配合等。

七、健康指导

1. 合理膳食　食谱应注意多样化，避免进刺激性大的食物。

2. 活动与休息　保证充分休息，适当进行室外锻炼，提高机体免疫力。

3. 定期随访　加强定期巩固强化治疗，进行自我监测与随访，若身体不适，应及早就诊。

第五节　骨、软组织肿瘤护理常规

骨肉瘤（osteosarcoma）是由肉瘤性成骨细胞及产生的骨样组织为主要结构的恶性肿瘤，是最常见的骨恶性肿瘤，其高发年龄为10～20岁，多见于长管状骨干骺端，约70%发生在股骨下端和胫骨上端。主要症状为疼痛，开始呈间歇性隐痛，逐渐转为持续性剧痛，夜间疼痛加重而影响睡眠。

软组织肉瘤（sofi-tissue sarcoma，STS）是发生于软组织的恶性肿瘤，包括纤维组织、脂肪组织、平滑肌组织、横纹肌组织、间皮组织、滑膜组织、血管和淋巴组织以及神经组织等。

尤因肉瘤（ewing arcoma）又称为骨未分化网状细胞肉瘤。为儿童和青少年常见的骨恶性肿瘤，发病率仅次于骨肉瘤。局部疼痛和肿胀是尤因肉瘤的常见症状。

一、护理常规

按肿瘤病人一般护理常规。

二、活动与休息

不能下床行走的病人，可用轮椅将其推到室外活动。为病人创造安静舒适的休息环境，以保证睡眠质量。

三、饮食护理

在化疗前30分钟给予镇吐药物，在化疗期间避免食用辛辣及油腻食物，少食多餐，摄入足够的水分。根据饮食习惯选择高蛋白质、高维生素、高热量食物，多食瓜果蔬菜，保证营养。

四、病情观察

1. 严密观察生命体征变化，并做好记录。
2. 观察患肢有无疼痛，伤口有无渗液、渗血，保持各引流管通畅。
3. 观察局部灭活后的组织反应、肿胀程度、表面皮肤的血供及温度。
4. 观察远端肢体是否肿胀，有无感觉、运动异常和毛细血管充盈迟缓，若为创口处包扎过紧所致，应及时放松，并采取相应护理措施。

五、心理护理

截肢术后，外观的变化对病人心理造成极大的打击，往往产生压抑、悲哀情绪，给予心理和精神上的支持，使病人情绪稳定，积极配合治疗。

六、健康指导

1. 体位　术后抬高患肢，膝部手术后，膝关节屈曲15°，踝关节屈曲90°，髋关节外展中立或内旋，防止发生内收外旋脱位。
2. 功能锻炼　根据病人的情况制订康复锻炼计划，指导病人进行各种形式的功能锻炼，恢复和调节肢体的适应能力，提高病人生活自理能力。
3. 使用助行器　指导病人正确使用各种助行器，如拐杖、轮椅，尽快适应新的行走方式。

第六节　神经系统肿瘤护理常规

颅内肿瘤是颅内原发性和继发性新生物的总称。原发性肿瘤可发生于颅内各种组织，继发性脑瘤是其他部位的肿瘤转移到颅内形成的肿瘤病灶。常见颅内肿瘤有：胶质瘤、脑膜瘤、松果体瘤、垂体腺瘤、椎管内肿瘤、转移性肿瘤、听神经瘤、颅咽管瘤等。脑胶质瘤（glioma）是指发生于神经外胚层的肿瘤，居颅内肿瘤首位，男性明显多于女性。脑膜瘤（meningioma）是指起源于蛛网膜内皮细胞的肿瘤，大部分为良性。松果体瘤（pinealoma）是指起源于松果体实质细胞和胶质细胞的肿瘤，70%～80%为恶性。垂体腺瘤（pituitary adenoma）是指起源于腺垂体的良性肿瘤。颅内转移瘤（intracranial metastatic tumor）是指人体其他部位的恶性肿瘤经各种途径转移至颅内者。椎管内肿瘤（intraspinal tumors）是指生长于脊髓本身及椎管与脊髓相邻近组织结构的原发肿瘤及转移瘤。

一、护理常规

按肿瘤病人一般护理常规。

二、活动与休息

防止肌肉萎缩，定时按摩及活动肢体，避免引起颅内压增高的活动。

三、饮食护理

脑手术或全麻术后病人有恶心、呕吐时，可禁食1～2天，给予静脉营养。吞咽困难、饮水呛咳者，术后禁食禁饮，采用鼻饲供给营养。

四、病情观察

1. 严密观察生命体征、神志、瞳孔及肢体活动状况，观察有无颅内压增高症状。

2. 定时观察切口敷料及引流情况，注意有无脑脊液漏及恶心、呕吐、头痛、视力的改变等情况，一旦发现脑脊液漏，应及时通知医生处理，协助病人取半卧位、抬高头部以减少漏液。

五、心理护理

根据情况告知病情、可能采取的治疗计划及如何配合，使病人及家属能面对现实，减轻挫折感。

六、健康指导

1. 功能锻炼　病情稳定后早期开始康复训练，包括肢体的被动及主动练习、语言能力及记忆力的恢复，尽早回归社会。

2. 安全防护　因病人自理能力差，尤其是偏瘫、失语、视力障碍的病人需加强安全防护，防止跌倒及其他意外发生。

第七节　鼻咽癌护理常规

鼻咽癌（carcinoma of nasopharynx，NPC）是我国最常见的恶性肿瘤之一，占头颈肿瘤的首位，其发病有明显的种族、地区和家族聚集现象。早期不易发现，多以颈部淋巴结增大为首发症状，出现回吸性血涕，单侧耳鸣或听力减退，耳内闭塞感可视为早期症状之一，出现头痛、复视、面麻、舌肌萎缩、伸舌偏斜等症状说明鼻咽癌已侵害颅面等神经，此时肿瘤已发展为中晚期。

一、护理常规

按肿瘤病人一般护理常规。

二、饮食护理

嘱病人勿进过热、辛辣刺激食物。戒除烟酒，慎食或禁食腌制品。鼓励多食新鲜水果、蔬菜及高蛋白质、易消化、营养丰富的饮食。

三、病情观察

1. 鼻咽部出血时，要保持病人绝对静卧，勿用力咳嗽、打喷嚏。

2. 立即给予麻黄碱棉球填塞鼻腔出血部位，压迫止血。止血效果不佳时给予鼻腔填塞止血，并给予止血、镇静、输血等对症处理。

3. 鼻腔大出血时，密切观察血压、脉搏和呼吸的变化，出血停止后可用0.25%氯霉素眼药水及鱼腥草素滴鼻液滴鼻。

四、口腔护理

保持口腔清洁，预防或控制口腔炎症，生理盐水漱口每天3次，超声雾化吸入每天1～2次。

五、鼻咽部护理

鼻咽冲洗每天1～2次，保持鼻咽部清洁，以增加放疗敏感性。

六、心理护理

注重与病人的沟通，做好心理护理，消除其不良心理。

七、健康指导

1. 饮食指导 放疗期间多饮水及菊花茶等，清热解毒，避免口干。
2. 预防感染 保暖，防止感冒受凉，增强机体抵抗力。
3. 功能锻炼 指导病人进行张口功能训练，预防放疗后出现的张口困难。

第八节 喉癌护理常规

喉癌（carcmoma oflarynx）是发生在喉黏膜上皮的恶性肿瘤。喉癌病人可行肿瘤彻底切除并重建喉功能。根据喉癌发生部位不同而出现不同症状，声门上癌：出现喉部异物感、疼痛，吞咽时加剧，咳出臭痰，晚期声音嘶哑并伴同侧颈淋巴结增大。声门癌：肿瘤侵犯声带而出现声嘶，呈进行性加重，咳嗽以刺激性干咳为主，可出现痰中带血，并伴发呼吸困难及喉痛。声门下癌：早期无症状或仅有咳嗽，晚期有呼吸困难、失声、咯血、消瘦及痰臭，可有颈淋巴结及内脏转移灶。

一、护理常规

按肿瘤病人一般护理常规。

二、饮食护理

鼓励病人进食营养丰富、易消化、易吞咽的饮食，禁食辛辣、刺激、过硬食物。

三、气管切开护理

1. 按气管切开术后护理常规。
2. 气管切开病人内套管清洗、每4小时消毒1次。
3. 保持呼吸道通畅，及时吸尽痰液，预防肺部并发症，必要时抗感染治疗。
4. 妥善固定套管，防止脱落，外套管系带应松紧适宜，注意观察气管切开伤口感染及皮下气肿情况，异常时及时处理。
5. 拔管前24小时堵管，堵管期间密切注意呼吸道通畅情况及病人反应，无异常时方可拔管。

四、放、化疗护理

放疗或化疗病人按放疗或化疗病人护理常规。放疗病人可因肿瘤压迫或喉头水肿引起呼吸不畅，甚至窒息，床边应备好气管切开盘、吸痰器及氧气等急救用物。

五、心理护理

做好病人心理护理，告诉病人在喉癌切除术后有可能恢复一定程度语言功能，以增强其治疗信心。

六、健康指导

1. 气管切开护理　带管出院者，指导其做好气管切开护理。
2. 功能训练　指导病人进行发音训练，使其恢复一定语言功能。
3. 饮食指导　进食营养丰富的食物，禁食刺激性食物，戒烟酒。
4. 预防感染　保暖，预防呼吸道感染。
5. 定期复查　指导病人掌握自检方法，定期复查。

第九节　胃癌护理常规

胃癌（stomach carcinoma）是胃恶性肿瘤中最常见的一种。胃癌中95%为腺癌，早期胃癌可无症状或仅有上腹不适，食欲缺乏，偶尔有呕吐、嗳气或食后饱胀，部分出现胃炎表现；进展期胃癌出现上腹痛为最早症状，初期仅为上腹饱胀不适，继之呈持续性隐痛，进食后加重，解痉及抗酸药无效；贲门癌累及食管下端时出现吞咽困难；幽门梗阻时出现严重的恶心、呕吐；溃疡性胃癌出现呕血及黑粪。胃癌转移其他部位后出现相应症状。

一、护理常规

按肿瘤病人一般护理常规。

二、饮食护理

1. 鼓励病人进营养丰富易消化饮食，多食富含维生素的新鲜水果、蔬菜，多食肉类和乳制品，少进咸菜和腌制食物，禁食霉变、辛辣刺激性食物。
2. 摄入高热量半流质、流质及要素饮食或静脉补充营养，保证体内氮平衡。

三、对症护理

1. 恶心、呕吐　遵医嘱给予镇吐药及胃肠外营养，并记录24小时出入液量，观察脉搏、血压、皮肤弹性、监测血生化指标的变化，防止水、电解质紊乱。
2. 梗阻　禁食并给予胃肠减压，密切观察腹痛、腹胀及肠鸣音恢复情况，肛门排气后渐进饮食。
3. 呕血、黑粪　密切观察其性质和量，并注意生命体征变化，及时、准确做好记录，配合医生积极治疗。
4. 继发性贫血　遵医嘱给予硫酸亚铁、维生素等对症治疗。

四、化疗护理

参见肿瘤化疗病人的护理相关内容。

五、心理护理

主动关心病人，减轻病人心理负担。

六、健康指导

1. 饮食指导　少量多餐，进食富含营养、易消化的食物，忌食刺激性及产气食物，戒烟酒。

2. 定期复查　定期复查肝功能、血常规等，预防感染。术后初期每3个月复查1次，以后每6个月复查1次，至少复查5年。

第十节　宫颈癌护理常规

宫颈癌（carcinoma of the cervix uteri）是发生于子宫颈的恶性肿瘤。宫颈癌的发病与早婚、早育、多产、性生活紊乱有关，现已证实人类乳头状瘤病毒感染的病人患宫颈癌的危险性增加。临床表现有阴道出血，白带增多，排尿、排便改变，如尿频、尿急、尿血、尿闭、里急后重、黏液便和血便，甚至出现直肠阴道瘘。晚期宫颈癌可表现出腰痛、下腹或下肢疼痛，尤以夜间为甚。

一、护理常规

按肿瘤病人一般护理常规。

二、饮食护理

进高蛋白质、易消化、含铁丰富的食物，少吃辛辣刺激性食物。

三、病情观察

1. 观察阴道出血情况，准确记录出血量。

2. 观察放疗及化疗不良反应。

四、对症护理

1. 胃肠道反应　放疗后如出现食欲缺乏、乏力、头晕、恶心甚至呕吐等反应，应及时给予对症处理，指导其合理休息及营养。

2. 皮肤护理　放疗期间指导病人保护照射野皮肤及放疗标记。

3. 放射性直肠炎　如病人出现里急后重、腹泻、甚至脓血便等放射性直肠炎表现时，护士应做好解释工作，消除病人恐惧心理，指导病人进少渣半流质饮食，并给予放射性直肠炎合剂灌肠。

4. 膀胱炎　指导病人每次放疗前排空膀胱，放疗后多喝水以预防膀胱炎。发生膀胱炎后首先给予止血及抗感染治疗，必要时行膀胱灌注治疗。

5. 阴道大出血　立即配合医生行局部止血处理，稳定病人情绪，建立静脉通路，遵医嘱备血、补液，严密观察生命体征变化及再出血情况。

五、阴道冲洗

每天用1：5000高锰酸钾溶液冲洗阴道，冲洗时动作宜轻柔。了解肿块的大小及部位，冲洗头插入不可过深，以免引起阴道出血。

六、宫颈癌腔内治疗的护理

1. 治疗前准备　腔内治疗前用1：5000的高锰酸钾行阴道冲洗，告知病人排空尿、便，必要时灌肠，以减少直肠膀胱承受量。

2. 协助医生放置和撤除放疗施源器。

七、心理护理

护士应详细介绍治疗前、治疗中以及治疗后的注意事项，使病人能够积极配合治疗。

八、健康指导

1. 知识宣教　告知宫颈癌发病有关的高危因素，定期参加普查，如有异常的阴道出血者，及时就医。

2. 定期复查　如出现不适应及时就诊。性生活的恢复依复查结果而定。

第十一节　癌症疼痛护理常规

癌症疼痛（cancer pain）是指癌症及癌症相关性病变所致的疼痛，约有70%的癌症病人可能出现癌症疼痛。癌症病人的疼痛比较复杂。WHO将之分为：①直接由肿瘤发展侵犯引起的疼痛；②和肿瘤相关但不是直接引起的疼痛；③由肿瘤治疗引起的疼痛；④和肿瘤无关的疼痛。世界卫生组织癌症疼痛治疗专家认为，应用现有的镇痛药可以解除多数病人的疼痛，提出和推荐癌症疼痛三阶梯镇痛治疗方法。

一、护理常规

按肿瘤病人一般护理常规。

二、病情观察

1. 准确评估癌症病人的疼痛程度，根据病人情况选择合适的评估量表。

2. 观察镇痛药物疗效，非肠道给药应在用药后15～30分钟开始评估疼痛，口服给药法应在服药后1小时开始评估疼痛，出现爆发痛时及时通知医生。

三、药物应用

1. 用药原则　阶梯给药，首选口服给药，按时给药，个体化给药，并密切观察药物不良反应。

2. 阿片类药物不良反应及护理

（1）便秘：开始用阿片类镇痛药时，即制定一个规律的通便方案，包括缓泻药和粪便松软剂同时调整病人的饮食结构。

（2）呼吸抑制：若病人呼吸浅慢，应考虑为呼吸抑制，及时通知医生，根据医嘱使用纳洛酮解救。对昏迷病人必要时行气管切开。

（3）镇静：如病情允许，可以通过减少阿片类药物的分次给药剂量和增加用药次数，来减轻阿片类药物所引起的镇静作用。

（4）恶心、呕吐：使用阿片类药物同时选用镇吐药预防。

（5）亚急性过量用药反应：用药过程中病人若出现昏昏欲睡或呼吸抑制逐渐加重的现象，考虑为过量用药的反应，应暂停给药，及时通知医生处理。

四、心理护理

疏导和安慰病人，充分表达同情，给予安慰，并可使用暗示、松弛疗法等心理治疗的方法，加强镇痛的效果。

五、健康指导

1. 知识宣教　与病人及家属一起讨论疼痛治疗问题，鼓励病人及家属积极主动地参与。

2. 疼痛评估　教会病人学会使用疼痛评估量表，自我评估疼痛程度。

第十二章　重症监测与心肺脑复苏

第一节　概述

重症监护室（intensive care unit，ICU）对于急、危、重症及大手术后的病员进行严密监护和记录，为及时有效的治疗提供了科学的保证，明显提高了危重患者抢救成功率及病员今后的生活质量。ICU是一个临床多学科协同进行工作的场所，故ICU中的医护人员必须职责分明、组织有序、工作紧张、配合默契、技术熟练、操作规范，以确保ICU的工作高效率和高成功率。

ICU的设立应根据医院规模、病种、技术和设备条件而定。病床在500张以下者可设综合ICU。但ICU的专业化已成为发展趋势，如外科监测治疗室（SICU）、冠心病监测治疗室（CCU）、呼吸监测治疗室（RCU）等。ICU的床位可占医院病床数的3%～6%，而专科医院，如心脏外科、脑外科；其ICU床位可适当增加。一个ICU单位以6～8张床为宜，病床之间距离应>1.5m，多采用矩形和开放式，必要时用帷幕隔开。基本监测治疗设备包括：多功能监测仪、心排血量测定仪、肺量计、脉搏血氧饱和度仪、潮气末CO_2测定仪、血气分析仪、呼吸器、氧治疗用具、除颤器、输液泵和各种急救用具等。

ICU主任负责医、教、研和行政工作。每一ICU单位应有主治医师1～2名，负责日常医疗工作。住院医师2～4名，负责收治患者、基本监测的实施和常规治疗。护士长1～2名，负责护理和培训工作，并参与行政管理。护士总数与病床数之比为（3～4）：1，护士除掌握一般护理知识外，还应熟悉心肺复苏、气管内插管、心律失常的识别和紧急处理以及呼吸器的应用等。仪器应有专人管理，呼吸器由呼吸治疗员负责调试和维护。在ICU内，患者主要由ICU医师管理与治疗，但患者的原病情仍应由该专业的主管医师处理，应每天查房，提出治疗意见，并参与特殊治疗的研讨和决策。

ICU主要收治那些经过严密监测和积极治疗后有可能恢复的各类重危患者，包括：

（1）严重创伤、重大手术及器官移植术后需要监测器官功能者；

（2）各种原因引起的循环功能失代偿，需要以药物或特殊设备来支持其功能者；

（3）有可能发生呼吸衰竭，需要严密监测呼吸功能，或需用呼吸器治疗者；

（4）严重水、电解质紊乱及酸碱平衡失调者；

（5）麻醉意外、心搏骤停复苏后治疗者等；

（6）各种中毒患者；

（7）严重的败血症；

（8）急性肝、肾衰竭患者。

ICU中收治患者的条件必须事先有明确的规定，否则易有重病患者未必得到收治而病情不重的病例却占有ICU的床位的矛盾。因此，对重症患者的病情评估比较复杂而重要。治疗评分系统是根据所需采取的诊疗和护理措施进行评分的方法，简称为TISS（therapeutic intervention scoring system）评分法（见表12-1）。按此评分标准，积分达4分以上者，适应就治。这种评分法虽较烦琐，但较有利于统计，因此采用者甚多。另一方面，这种评分法也有助于衡量护理工作量时的参考。积分达13分者，每班需要一名有经验的护士护理；积分低于12～13分者，每名护士约可护理4名患者。

表12-1 TISS评分标准

评分	标	准
4分	1)心搏骤停或电除颤后(48小时内) 2)控制呼吸,用或不用PEEP 3)控制呼吸,间断或持续用肌松药 4)食管静脉出血,三腔管压迫止血 5)持续动脉内输液 6)放置肺动脉漂浮导管 7)心房和(或)心室起搏 8)病情不稳定者行血液透析 9)腹膜透析 10)人工低温 11)加压输血	12)抗休克裤(MAST) 13)监测颅内压 14)输血小板 15)主动脉球囊反搏(IABP) 16)急诊手术(24小时内) 17)急性消化道出血灌洗 18)急诊行内镜或纤维支气管镜检查 19)应用血管活性药物(>1种)
3分	1)静脉营养(包括肾心肝衰营养液) 2)备用起搏器 3)胸腔引流 4)IMV或辅助通气 5)应用CPAP治疗 6)经中心静脉输高浓度钾 7)经鼻或口气管内插管 8)无人工气道者行气管内吸引 9)代谢平衡复杂,频繁调整出入量 10)频繁或急查动脉血气分析、出凝血指标(>4次/班) 11)频繁成分输血(>5U/24h) 12)非常规静脉单次注药 13)静脉滴注一种血管活性药物 14)持续静脉滴注抗心律失常药物 15)电转复治疗心律失常	16)应用降温毯 17)动脉置管测压 18)48h内快速洋地黄化 19)测定心排出量 20)快速利尿治疗体液超负荷或脑水肿 21)积极纠正代谢性碱中毒 22)积极纠正代谢性酸中毒 23)紧急行胸腔、腹膜后或心包穿刺 24)积极抗凝治疗(最初48h) 25)因容量超负荷行静脉放血 26)静脉应用2种以上抗生素 27)药物治疗惊厥或代谢性脑病(发病48小时内) 28)复杂性骨牵引
2分	1)监测CVP 2)同时开放2条静脉输液 3)病情稳定者行血液透析 4)48h内的气管切开 5)气管内插管或气管切开者接T形管或面罩自主呼吸 6)鼻饲	7)因体液丢失过多行补液治疗 8)静脉化疗 9)每小时记录神经生命体征 10)频繁更换敷料 11)静脉滴注垂体后叶素
1分	1)监测ECG 2)每小时记录生命体征 3)开放1条静脉输液 4)慢性抗凝治疗 5)常规记录24小时出入量 6)急查血常规 7)按计划间歇静脉用药 8)常规更换敷料 9)常规骨牵引 10)气管切开护理 11)压疮	12)留置导尿管 13)吸氧治疗(鼻管或面罩) 14)静脉应用抗生素(<2种) 15)胸部物理治疗 16)伤口、瘘管或肠瘘需加强冲洗、包扎或清创 17)胃肠减压 18)外周静脉营养或脂肪乳剂输入

第二节　呼吸功能监测和呼吸治疗

一、呼吸功能的监测

对于病情较轻的患者，一般只需进行常规的一般临床监测就已足够，而对于危重患者以及机械通气治疗的患者，给予呼吸功能的监测是必要的。

呼吸功能的监测项目很多。从测定呼吸生理功能的性质分为肺容量、通气功能、换气功能、呼吸动力功能、小气道功能监测、血气分析及特殊检测项目等。不同监测指标对于诊断与治疗的意义各有侧重，实际工作中不可能同时对所有项目进行监测，临床上应根据情况灵活运用。常用呼吸功能监测参数见表12-2。

表12-2　常用呼吸功能监测参数

参　数	正常值	机械通气指征
潮气量（V_T、mL/kg）	5~7	–
呼吸频率（RR，BPM）	12~20	>35
无效腔量/潮气量（V_D/V_T）	0.25~0.40	>0.60
二氧化碳分压（$PaCO_2$，mmHg）	35~45	>55
氧分压（PaO_2，mmHg）	80~100	<70（吸O_2）
血氧饱和度（SaO_2，%）	96~100	–
肺内分流量（Q_s/Q_r，%）	3~5	>20
肺活量（VC，mL/kg）	65~75	<15
最大吸气力（MIF，cmH_2O）	75~100	<25

二、氧治疗（oxygen therapy）

循环功能的好坏是输送氧的关键，而氧供（oxygen delivery，CD_2）取决于血液在肺内氧合的程度，血液携带氧的能力，心排出量以及组织细胞利用氧的能力。动脉血氧分压（PaO_2）是决定氧供的重要因素，低氧血症（hypoxemia）是指PaO_2低于正常。氧治疗是通过不同的供氧装置或技术，使患者的吸入氧浓度（FiO_2）高于大气的氧浓度以达到纠正低氧血症和提高氧供的目的。氧治疗可使FiO_2升高，当肺通气功能无障碍时，有利于氧由肺泡向血流方向弥散，升高PaO_2。但当肺泡完全萎陷或肺泡的血液灌流完全停止，氧治疗的效果很差。轻度通气障碍、肺部感染等，对氧治疗较为敏感，疗效较好；对于贫血性缺氧或心排出量降低者，必须治疗病因，而氧治疗是必需的辅助治疗方法。

供氧方法有：

1. 高流量系统　患者所吸入的气体都由该装置供给，气体流速高，FiO_2可以稳定控制并能调节。常用的有文丘里（Venturi）面罩。为维持FiO_2的稳定，应调节氧与空气的比例，并保持足够的氧流量。

2. 低流量系统　所提供的气流量不能满足患者吸气总量，因此在吸入一定氧的同时还吸入一定量的空气。因FiO_2不稳定，也不易控制，适用于不需要精确控制FiO_2的患者，常用方法有：鼻导管吸氧、面罩吸氧、带贮气囊面罩吸氧。

氧治疗效果的估计：

（1）监测全身状况：如吸氧后患者由烦躁变为安静，心率变慢，血压上升且能维持平稳，呼吸转为平静，皮肤红润、干燥、变暖、发绀消失，表明效果良好，反之，血压降低，脉压减少，出现心律失常，则表明病情恶化，说明氧治疗未起到作用。

（2）脉搏氧饱和度及动脉血气分析：这是估价氧治疗效果最客观的方法。一般于吸氧后，SpO_2可立见上升，如缺氧非给氧所能改善，则SpO_2可不上升或上升有限。如有条件，可系列检查血气以得到较多的科学数据：如PaO_2反映肺摄氧能力，表示呼吸功能的好坏；$PaCO_2$反映肺通气情况；而pH、HCO_3^-等可反映体内因缺氧所致的代谢有无改变。

（3）SvO_2测定：可深入了解组织利用氧的改善情况。

三、呼吸机的临床应用

呼吸机是使用机械装置产生气流、将氧浓度可调节的气体送入患者肺部和由肺部呼出。呼吸机通过控制肺部的气体交换，包括肺泡内气体交换和动脉氧化；增加肺容量，包括吸气末肺容量和功能残气量；减少呼吸功能消耗；来达到缓解和纠正缺氧、二氧化碳潴留和维持体内酸碱平衡的目的。

（一）适应证与禁忌证

1. 适应证

（1）急性呼吸衰竭，自主呼吸消失或微弱需抢救的患者，如电击、窒息、颅脑外伤等。

（2）慢性呼吸衰竭出现严重缺氧和二氧化碳潴留或急性发作发生肺性脑病者。

（3）胸部和心脏外科手术后和严重胸廓创伤。

2. 禁忌证　气胸、纵隔气肿、胸腔积液、肺大疱、大咯血、休克及心肌梗死等。

（二）呼吸机类型

呼吸机的类型较多，根据其吸气、呼气两期相互转换所需的条件不同，加压原理的区别，呼吸机的基本类型有定压型、定容型、定时型、高频通气型，最多用的为定压型和定容型。

1. 定压型 呼吸机产生的气流进入呼吸道使肺泡扩张，当肺泡内压达到预定压力时气流即终止，肺泡和胸廓弹性回缩将肺泡气排出，待呼吸道内压力降到呼吸机预定参数后再次供气。特点：气压伤小，同步性能较好。潮气量的大小取决于预定压力值、肺部病变情况、吸气时间，若调节不变，当气道阻力增加时（如气道痉挛或分泌物增多），达到预定压力时间短，则送气时间也短，潮气量将减少，造成通气不足。

2. 定容型 呼吸机将预定量的气体压入呼吸道，又依赖于肺泡、胸廓弹性回缩将肺泡内气体排出体外。特点：通气量较稳定，不因气道阻力变化而使潮气量减少。其呼吸频率、呼／吸时间比均可直接调节。输气压力不能调节，其大小取决于潮气量的大小、气道阻力或肺顺应性。因输送气量固定，气道阻力增加时，气道内压随之增加，易发生气压伤。配有安全阀者当压力过高时可自动排气，可避免发生气压伤。压力的变化反映了肺部病变的情况。

3. 定时型 按预设呼吸时间送气。特点：潮气量较稳定，输气压力随呼吸道阻力变化而变化。

4. 高频通气型 高频喷射（100～200次／分）振荡（200～900次／分）正压（60～100次／分）短促喷气，改善缺氧快，有二氧化碳潴留，长期应用宜谨慎。

（三）常用的通气模式

1. 控制通气（control-mode ventilation，CMV） 呼吸做功完全由呼吸机来承担，不允许患者进行自主呼吸，主要参数由呼吸机控制。

2. 辅助／控制呼吸（assist／control-mode ventilation，A／CMV）：通过患者的自主呼吸的力量触发呼吸机产生同步正压通气。当患者的自主呼吸的频率达到或超过预置的呼吸频率时，呼吸机起辅助通气作用；若自主呼吸频率低于预置值时，呼吸机则转为控制通气。

3. 间歇指令通气（intermittent mandatory ventilation，IMV） 在两次正压通气之间患者可进行自主呼吸，而同步间歇指令通气（synchronized IMV，SIMV）的正压通气是在患者吸气力的触发下发生的，以避免自主呼吸与正压通气对抗现象。

4. 压力支持通气（pressure support ventilation，PSV） 利用患者自主呼吸的力量触发呼吸机送气，并使气道压力迅速上升到预置值，当吸气流速降低到一定程度时，吸气则转为呼气，此种通气模式可明显降低自主呼吸时的呼吸做功。

5. 呼气末正压（positive end-expiratory pressure，PEEP） 这种呼吸的主要特点是通过呼气末正压，使呼气末气道及肺泡内压维持高于大气压的水平，可使小的开放肺泡膨大，萎陷肺泡再鼓胀，最终降低肺内分流量，纠正低氧血症。用于治疗急性呼吸窘迫综合征、严重肺不张、肺水肿。呼气末正压一般保持在0.29～0.98kPa（3～10cmH$_2$O）。

（四）呼吸机对机体的影响

正常吸气时，由于是主动吸气，胸膜腔和肺内呈负压，而在应用呼吸机时，吸气相的通气为肺内被动充气，胸内、肺内压力增高，呈正压。这种吸气相的正压状态，是呼吸机对机体正常生理过程产生影响的基本原因。

1. 对心脏循环的影响　胸内正压使胸泵作用丧失，静脉回心血流量减少；肺内压增加使肺血管阻力增加，肺动脉压增高，右心室后负荷增加；右心室腔压力增高，室间隔左移引起左心室舒张末容量降低，心排出量减少。在血容量不足、心功能不全和周围循环衰竭的患者，吸气相的正压易导致血压下降。但心功能正常者，则对体循环影响不大，并且由于通气和换气功能提高、缺氧和二氧化碳潴留状态的解除，心功能还会有所改善。

2. 对呼吸的影响　正压吸气使通气量增加，肺泡内正压，吸入气分布均匀，可减少毛细血管的渗透，减轻肺泡和肺间质水肿，改善气体的弥散功能，有利于气体交换。若压力过高，肺泡扩张的同时，肺血流因受压而减少，则可加重通气-血流比例失调。同时，过度通气可影响肺表面活性物质的生成与活性。

3. 对脑血流的影响　急性缺氧和二氧化碳潴留可引起脑血管强烈的扩张，而呼吸机造成过度通气后，氧分压升高、二氧化碳分压下降可引起脑血管收缩，脑血流减少，从而减轻脑水肿，降低颅内压。

（五）呼吸机的调节

1. 呼吸频率和通气量　通常呼吸频率16～24次／分钟，潮气量500～800mL，阻塞性通气障碍宜用较大潮气量和较慢呼吸频率，限制性通气障碍宜用较小潮气量和较快呼吸频率。

2. 吸／呼时间比　阻塞性通气障碍吸／呼时间比为1∶2或更多，配合慢频率；限制性通气障碍为1∶1.5，配合快频率。心功能不全者为1∶1.5～1∶2，配合较快频率。

3. 吸气压力　吸气压一般为1.47～2.45kPa（15～25cmH$_2$O）。如系肺水肿、呼吸窘迫综合征和广泛肺纤维化等，可提高压力至5.58kPa（60cmH$_2$O）或更高。严重支气管痉挛有时需用2.94～3.92kPa（30～40cmH$_2$O）吸气压。

（六）呼吸机应用的注意事项

机械通气中任何一个细小的环节都关系到整个治疗的失败。故细致的观察、周密的安排、及时地调整是治疗成功的保证。

1. 漏气　存在漏气时，不能保证足够的通气量。检查机器各连接处密闭情况和气管插管气囊充气程度，常可发现有无漏气，气囊充气至送气时口腔内无气流声为止。

2. 自主呼吸与呼吸机协调的观察与处理　呼吸机的主要作用是维持有效通气量，自主呼吸消失或微弱的患者，采用控制呼吸多无困难，呼吸急促，躁动不安或呼吸节律不规则之危重患者，常出现自主呼吸困难与呼吸机协调甚至对抗，导致通气量不足，加重缺氧及二氧化碳潴留。自发呼吸与呼吸机不协调时应及时查找原因。常见原因有：

（1）痰液阻塞或连接管道漏气。

（2）频繁咳嗽、咳痰、疼痛或恶心呕吐。

（3）神志不清、烦躁不安。

（4）呼吸机参数调整不当，通气量不足。

如无上述原因，为使二者协调，一方面说明治疗意义争取患者合作，另一方面对躁动不合作者，可用简易呼吸机作适应性诱导或使用镇静剂和肌肉松弛剂。

3. 通气量大小的观察与调整　机械呼吸主要目的在于维持有效通气量，因此，治疗时及时观察调整通气量是决定治疗效果的关键。

（1）通气量大小合适时的表现：

1）呼吸平稳，与呼吸机协调合拍；血压、脉搏趋于平稳；神志清楚者表现为安静，不清楚者逐步转为清醒。

2）胸腹部随呼吸起伏，两肺呼吸音适中。

3）血气分析：急性呼吸衰竭者逐渐恢复正常水平；慢性呼吸衰竭者逐渐达到急性发作前水平。

4）现代呼吸机可检测呼出潮气量及通气量，并合理调整通气量提供可靠依据。

（2）通气量过大、过小应及时寻找原因并予以相应处理。

通气量不足常见原因：

1）通气量选择过小。

2）没有随病情变化及时调整通气量。

3）呼吸机管路漏气。

4）呼吸道阻塞。

通气量过大原因：

1）通气量选择过大。

2）气道阻塞时或病情需要较大通气量，缓解后未能及时减少通气量。

4. 保持呼吸道通畅　呼吸机的工作原理是借人工或机械装置产生通气，呼吸道通畅才能实现通气效果。注意呼吸道湿化，有效地排除痰液。吸痰前可用5mL生理盐水先稀释痰液再抽，同时配合翻身拍背、体位引流。采用滴入法湿化时，吸痰与湿化最好同时进行。

5. 给氧　单纯肺外原因所致呼吸衰竭（通气障碍）者，氧浓度一般用30%～40%。应根据肺部疾病和给氧后面色、脉搏的改变决定给氧浓度。一般氧浓度不应超过60%，目前认为长期吸入40%～50%氧不致发生氧中毒。

6. 临床效应观察　在呼吸机应用过程中，随时了解通气情况很重要，胸部望诊和听诊可对通气量作出大致估计，如胸部稍有起伏和听到适度呼吸音为适合，患者神态安详，面色良好，也为通气适当的表现，明显的呼吸起伏常是过度通气的征象。此外，还要注意观察体温、脉搏、呼吸、血压、神志、心肺情况、原发病病情及变化，值班人员要及时填写机械呼吸治疗记录单。血气分析更能明确通气效果，应每日1~2次，吸氧中PaO_2在8kPa（60mmHg）以上，$PaCO_2$随治疗时间延长逐渐下降最后达到正常水平。

7. 呼吸机撤离的指标

（1）FiO_2下降至<0.30（30%）。

（2）血气分析正常，自主呼吸强。

（3）若呼吸机SIMV或PSV时可降低呼吸频率，使呼吸肌活动得到锻炼以致增强，当呼吸频率降至6~10次／分时，患者呼吸平衡、通气及氧合指标均为正常时可停用呼吸机。

（4）若无SIMV装置，则从每小时脱离呼吸机5分钟开始，逐渐延长，在自发呼吸达1小时以上没有呼吸困难征象、通气和氧合指标均正常时可停用。

（5）撤离时间一般选择在上午，以便于观察，最初的1~2天夜间仍可以用呼吸机辅助，经过至少2天，患者自发呼吸良好时才能完全停机。

（七）呼吸机应用的并发症与处理

呼吸机应用不当可产生一系列并发症，多与气管插管、气管切开、通气量不当，通气压力过高及护理不善有关。

1. 喉及气管损伤　气管插管持续使用超过72小时，充气套囊长时间压迫等可导致喉及气管损伤。应注意尽量缩短气管插管的保留时间，充气套囊应定时放气。

2. 气道阻塞　气管套管位置不当，气管外套囊脱落，坏死黏膜组织、黏痰、呕吐物及异物等掉入气道内可导致气道阻塞。发生阻塞时应及时查明原因并做相应处理，否则必将产生严重后果。

3. 继发感染　继发感染是机械呼吸常见而严重的并发症，常因此而导致抢救的失败。其原因主要是无菌操作不够，呼吸机消毒不严，气管切开创口未能及时消毒换药，气道湿化排痰不利，未能有效使用全身及局部抗生素等。因此，在加强全身抗生素使用的同时还应注意对昏迷患者的护理；气管切开的护理；眼、口腔的护理；呼吸机的定时消毒；病室及床边用具的定时消毒；尽量减少陪客及探视人员等。

4. 氧中毒　长时间高浓度供氧可导致氧中毒。应注意机械呼吸时供氧浓度，一般应小于60%。已发生者应进行PEEP机械呼吸及相应治疗措施。

5. 气胸及纵隔气肿　原有肺大疱、肺囊肿或心内注射药物的患者，进气压力过大时可以发生气胸及纵隔气肿。应及时行闭式引流术并减少进气量。

6. 碱中毒　由于通气量过大，二氧化碳快速排出，肾脏来不及代偿而导致呼吸性碱中毒。慢性呼吸衰竭呼吸性酸中毒部分代偿的患者，由于二氧化碳快速排出，可造成呼酸合并代碱或呼碱合并代酸的恶果。因此，使用呼吸机时应给予适合的通气量，一般不宜过大。

7. 胃肠道并发症　胃肠道充气、鼓胀及胃扩张等较易发生，影响消化吸收功能，产生原因不明。可能与吞咽反射及反射性抑制胃肠蠕动有关，一般几天内可自行缓解。

第三节　血流动力学监测与临床应用

血流动力学的监测是ICU中的重要监测内容，随着对循环生理的认识不断深入和现代监测仪器的发展，临床监测参数越来越多，在危重患者的治疗和抢救中起到了重要作用。

一、监测项目

1. 外周动脉血管内压。

2. 肺动脉球囊漂浮导管监测数据：包括中心静脉压、右房压、右室压、肺动脉压和肺动脉楔压；心排血量测定及不同部位血标本的血气分析等。

3. 利用上述数据，通过计算可获得的一些资料，包括左室做功，血管阻力（肺及全身）及有关氧的转运，氧的供需等资料。

二、血流动力学主要参数

1. 中心静脉压（central venous pressure，CVP）　反映右心室功能，临床上将CVP降低作为血容量不足、CVP升高作为心功能不全或肺血管阻力增高的重要指标，CVP的动态观察常用于鉴别脱水、休克、输液等的监护及心功能判断。CVP正常值0.1～1.0kPa（1～10cmH$_2$O），均值为0.6kPa（6cmH$_2$O），一般认为，CVP低于0.6kPa（6cmH$_2$O）表示血容量不足，高于1.5kPa（15cmH$_2$O），表示心功能不全或（和）肺血管阻力升高。

2. 肺动脉楔压（pulmonary artery wedge pressure，PAWP）　通过Swan Ganz导管观测肺动脉楔压（PAWP）比中心静脉压（CVP）更能正确反映左心室充盈压。正常值为1.6～2.4kPa（12～18mmHg），同时可观测心每搏输出量（CO）和心脏指数（cardiac index，CI）。心脏指数值通常为3.2±0.2L/（min·m^2），休克时若CI低，则按心力衰竭处理；若CI高，则按血液分布紊乱处理。

3. 肺动脉压（pulmonary artery pressure，PAP）　正常值为2.4～4.0/0.8～1.6kPa（18～30/6～12mmHg）。PAP增高为肺动脉高压，见于左心室衰竭、二尖瓣病变、肺源性心脏病，左向右分流先天性心脏病等。

4. 平均动脉压（mean arterial pressure，MAP）　指舒张压＋1/3脉压差，当周围动脉测不到时，可做桡动脉插管，直接测量动脉压。

5. 心排血量（cardiac output，CO）　是指左或右心室每分钟射入主动脉或肺动脉的血容量。测定心排血量对于心功能的判断，计算出血流动力学其他参数，如心脏指数、外周血管总阻力等，以指导临床治疗都具有十分重要的意义。因此监测CO是重症患者监测的重要参数。测定的方法主要有：氧消耗法、染料稀释法和温度稀释法。随着Swan-Ganz漂浮导管的临床应用，温度稀释法在临床应用广泛。该方法使用方便，安全可靠，可重复测定，而且并发症也少。在正常情况下，左、右心室的输出量基本相等，但在分流量增加时可产生较大误差。正常成人的CO为5~6L／min，每搏输出量（SV）为60~90mL。对于判断心功能、诊断心力衰竭和低心排血量综合征都具有重要意义。

6. 每搏排出量（stroke volume，SV） 指一次心搏由一侧心室射出的血量。成年人在安静、平卧时，每搏排出量为60~90mL。SV与心肌收缩力有关，也取决于心脏前负荷、心肌收缩力及后负荷的影响。

7. 心脏指数（CI） 是每分钟每平方米体表面积的心排出量。CI<2.5L／min/m^2，提示可能出现心力衰竭；CI<1.8L／min/m^{2}则提示为心源性休克。

8. 体循环阻力指数（system vascular resistance index，SVRI） 体循环阻力（SVR）表示心室射血期作用于心室肌的负荷，是监测左心室后负荷的主要指标。是指每平方米体表面积的SVR。正常值为1760~2600dyne·sec／cm^5·m^2。当血管收缩剂使小动脉收缩或因左心室衰竭、心源性休克、低血容量性休克等原因使心搏血量减少时，SVR／SVRI均增高；相反，血管扩张剂、贫血、中度低氧血症可导致SVR／SVRI降低。

9. 肺循环阻力指数（pulmonary vascular resistance index，PVRI） 是监测右心室后负荷的主要指标。正常值为45~225dyne·sec／cm^5·m^2。正常情况下，肺循环阻力（PVR）只是SVR的1／6。当肺血管病变时，PVR／PVRI增高，从而增加右心室后负荷。

10. 左心室做功指数（left ventricular stroke work index，LVSWI） 指左心室每次心搏所做的功，是左心室收缩功能的反映。正常值为44~68g／min·m^2。LVSWI降低提示可能需要加强心肌收缩力，而LVSWI增高则意味着耗氧量增加。

11. 右心室做功指数（right ventricular stroke work index，RVSWI） 指右心室每次心搏所做的功，是右心室收缩功能的反映，其意义与LVSWI相似。正常值为4~8g／min·m^2。

12. 氧输出（deferent oxygen，DO$_2$） 指单位时间内由左心室输送到全身组织氧的总量；或者是单位时间内动脉系统所送出氧的总量。DO$_2$的表达式为：DO$_2$=CI×动脉血氧含量（CaO$_2$）。CaO$_2$主要取决于动脉血氧饱和度（SaO$_2$）和血红蛋白含量（Hb）。DO$_2$主要受循环系统（CI）、呼吸系统（SaO$_2$）和血液系统（Hb）的直接影响。正常人在静息状态下的DO$_2$为520~720mL（min·m^2）。

13. 氧耗量（VO$_2$） 指在微循环水平，血液中所携带的一部分氧被组织细胞摄取，动脉血中的氧含量逐渐减少，动脉血随之逐渐变成静脉血；在此过程中，组织细胞实际消耗氧的量称为氧耗量。正常静息状态下VO$_2$为100~180mL（min·m^2）。正常时，VO$_2$应与组织的氧需要量相等。一旦VO$_2$小于需量则提示组织缺氧。

14. 氧摄取率（O_2ER） 是氧输出与氧耗量之比，氧的摄取率大小主要与组织氧需求有关。正常值为22%～30%。常用于分析全身的氧输送和氧耗量关系来评估机体总的组织氧合情况。

三、监测时注意事项

1. 导管使用前要严格检查气囊，注意注气后的形态。套管膜的牢度，防止气囊在血管中破裂，发生空气栓塞。

2. 严格执行无菌技术操作，防止术后继发感染。

3. 导管通过三尖瓣进入右室时应加强心电监测，注意有无心律失常，对原有室性早搏患者可先用利多卡因50mg静脉推注。

4. 在测得肺毛细血管楔压后，导管气囊要迅速排尽气体，使导管在肺动脉处于游离状态，以免气囊压迫肺动脉分支时间过长，产生肺栓塞或血管壁受损引起大出血等并发症。

5. 推送导管时动作轻巧敏捷，注意导管长度、压力曲线、心电图改变，避免导管打结，一旦发生打结，严禁硬拉，可在X线下取出。

6. 监测中严密观察病情变化，定时记录体温、脉搏、呼吸、血压、心率、心律变化。长时间监护者，注意有无静脉栓塞形成，发生栓塞症状应及时拔除导管。

7. 导管可保留7～10天，留置期间，每小时用肝素生理盐水冲洗导管，防止栓塞。避免导管被拉出，注意局部有无渗血、消毒胶纸敷贴等情况。

8. 导管用毕取出后气囊排空，禁止用水冲洗气囊，忌用乙醚擦洗导管，管腔反复冲洗清洁，晾干后用双层塑封，环氧乙烷气体消毒备用。

第四节　其他脏器功能的监测

一、肾功能的监测

目前常用的肾功能监测方法多为间断性，难以反映实时的生理状态。但监测肾功能的动态变化不仅能评价肾脏本身的功能状态，而且在评估全身的组织灌注、体液平衡状态及心血管功能等方面都具有重要价值。尤其在重危患者中，肾功能的监测更为重要。因为监测肾功能的动态改变可以及时发现肾功能不全的早期征兆，以便采取治疗或预防措施，避免发生急性肾衰竭。

（一）肾小球功能监测

肾小球的主要功能是滤过功能，反映其滤过功能的主要客观指标是肾小球滤过率

（glomerular filtration rate，GRF）。

1. 肾小球滤过率测定

（1）菊粉清除率测定：菊粉是由果糖构成的一种多糖体，静脉注射后，不被机体分解、结合、利用和破坏，因其分子量较小，可自由地通过肾小球，既不被肾小管排泄，也不被重吸收，故能准确地反映肾小球滤过率。

方法：①试验时，患者保持空腹和静卧状态；②晨7时饮500mL温开水，放入留置导尿管，使尿液不断流出；③7时30分取10mL尿量和4mL静脉血作为空白试验用，接着静脉输入溶于150mL生理盐水的菊粉5g，溶液需加温至37℃，在15分钟内滴完，然后再以菊粉5g溶于400mL温生理盐水进行维持输液，以每分钟4mL的速度滴注；④8时30分钟将导尿管夹住，8时50分钟取静脉血4mL，随后放空膀胱，测定尿量，用20mL温水冲洗膀胱，并注入20mL空气，使膀胱内的液体排尽，将冲洗液加入尿液标本内，充分混匀后取出10mL尿液进行菊粉含量测定；⑤9时10分第1次重复取血和尿标本，9时30分第二次重复取血和尿标本，其操作同④；⑥将④血与尿标本测定其菊粉的含量，按下列公式进行计算：

$$菊粉清除率 = \frac{尿内菊粉的含量 \times 稀释倍数 \times 尿量}{血浆菊粉的含量}$$

$$稀释倍数 = \frac{实际尿量 + 冲洗液量}{实际尿量}$$

正常值：$2.0 \sim 2.3mL／s$。

临床意义：急性肾小球肾炎、慢性肾功能不全、心功能不全时清除率显著降低，慢性肾小球肾炎、肾动脉硬化、高血压晚期等均有不同程度的降低；肾盂肾炎可稍有降低。由于操作复杂，又需留置尿管，故目前临床尚不能使用，多用于临床实验研究。

（2）内生肌酐清除率：内生肌酐是指禁肉食3天，血中肌酐均来自肌肉的分解代谢，由于人体的肌容积是相对稳定，故血肌酐含量相当稳定。肌酐由肾小球滤过，不被肾小管重吸收，极少量由肾小管排泄，故可用作肾小球滤过率测定。

正常值：$80 \sim 120mL／min$。

当血肌酐浓度较高时，会有少量肌酐由肾小管排泄，使尿中肌酐量增多，故在氮质血症时，肌酐清除率可较肾小球滤过率大10%左右。

（3）钠的清除率：是指每一单位时间内，肾脏清除了多少mL血浆内的Na^+的能力。计算公式如下：

$$钠的清除率（FENa）= \frac{尿／血钠浓度}{尿／血肌酐浓度} \times 100$$

临床上测定某物质的清除率的意义：①测量肾血流量；②测定肾小球滤过率；③了解肾脏对某物质的处理情况。如某物质清除率大于肾小球滤过率时，表示该物质尚能被肾小管分泌，如小于肾小球滤过率时表示能被肾小管重吸收。

2. 血清尿素氮测定　血中非蛋白质的含氮化合物统称非蛋白氮（non-protein nitrogen，NPN）。其中尿素氮（blood urea nitrogen，BUN）约占一半。作为肾功能的临床监测指标，BUN比NPN准确，但仍受多种因素影响。

正常值：成人为3.2～7.1mmol／L（9～20mg／dl）。

BUN上升后反映抑制肝脏合成尿素，故肾功能轻度受损或肾衰竭早期，BUN可无变化；当其高于正常时，说明有效肾单位的60%～70%已受损害，因此BUN不能作为肾脏疾病早期功能测定的指标。

BUN增高的程度与病情严重性成正比，故BUN对尿毒症的诊断、病情的判断和预后的评估有重要意义。BUN作为反映GFR的指标有其局限性。原尿中的BUN40%～80%在肾小管中被回吸收，回吸收的量与原尿量成反比。因此，血容量不足，利尿剂滥用，摄入高蛋白，严重分解代谢（甲亢、手术、烧伤、感染、癌瘤等）均可至BUN升高。

3. 血清肌酐测定　机体每20g肌肉每天代谢产生1mg肌酐，日产生量与机体肌肉量成正比，比较稳定，血中肌酐主要由肾小球滤过排出体外，而肾小管基本上不吸收且分泌也较少。

正常值：53～106μmol／L。

无肌肉损伤等条件下，若肾小球滤过停止，血肌酐约每天升高88～178μmol／L。

尿肌酐／血肌酐（Ucr／Pcr）>40，多为肾前性氮质血症；<20为肾后性氮质血症。

（二）肾小管功能测定

1. 尿比重　尿比重是反映尿内溶质和水的比例。24小时内最大范围在1.003～1.035，一般在1.015～1.025，晨尿常在1.020左右。

尿比重低，表示肾小管重吸收功能损害，不能浓缩尿液所致，正常肾小管可重吸收原尿中的水分99%以上，而急性肾小管坏死时，则只能重吸收50%～80%。

尿比重高，表示入量不足，尿浓缩所致。

2. 血、尿渗透压　血、尿渗透压是反映血尿中溶质的分子和离子浓度，正常人血渗透压在280～310mmol／L；每天尿渗透压在600～1000mmol／L水之间，晨尿常在800mmol／L水以上。

3. 尿、血渗透压比值　24小时尿渗透压／血渗透压比值约2∶1。浓缩功能障碍时则比值降低，如尿渗透压高于血浆时称高渗尿，表示尿浓缩；如低于血浆时称低渗尿，表示尿稀释；如与血浆渗透压相等，表示等渗尿。如清晨第一次尿渗透压小于800mmol／L水，表示浓缩功能不全。

4. 自由水清除率　血尿渗量比值常因少尿的存在而影响结果，目前自由水清除率是最理想的肾浓缩功能测定。

$$自由水清除率（CH_2O）= U\ vol\left(1-\dfrac{尿（mol）}{血（mol）}\right)。$$

正常值为$-25\sim100$mL／h。

自由水清除率能判断其肾的浓缩功能，特别是对急性肾功能衰竭的早期诊断和病情变化具有重要意义，如急性肾功能衰竭早期CH_2O趋于零值，此指标可出现$1\sim3$天后才有临床症状，常可作为判断急性肾功能衰竭的早期指标。CH_2O呈现负值大小可反映肾功能恢复的程度。

二、中枢神经系统功能监测

颅脑外伤、颅内出血或缺血性病变的死亡率高，发病后受到继发的"第二次打击"，如低血糖、颅内高压、低血细胞比容、呼吸衰竭、颅内或全身性感染，则死亡率更高；特别是低氧，完全中断脑供血（如心搏骤停）15秒后即可发生昏迷，5分钟后就可造成不可逆损害。颅脑外伤死亡病例中，半数以上的死因属上述继发原因，故应对中枢神经系统进行全面监测。

（一）意识

意识的变化是脑内病变极敏感的指标，非昏迷意识状态的转化提示病变的好转或恶化。

（二）瞳孔

瞳孔的大小及对光反应异常可由于外周病变（视神经和动眼神经）及中央病变（脑干综合通路）引起，常反映颅内高压或脑疝，瞳孔极度扩大并固定，提示临终前的全脑缺血。

（三）生命体征

一般应$0.5\sim1$小时测1次血压、脉搏、呼吸、体温，并详细记录，以便动态观察。颅内血肿的典型生命体征变化是脉搏缓慢而洪大，血压升高，呼吸慢而深（简称为两慢一高），尤其以前二者更为显著。后颅窝血肿呼吸障碍明显，可突然停止呼吸。

脑疝晚期失代偿阶段，出现脉快而弱，血压下降，呼吸异常，体温下降，一般呼吸先停止，不久心跳也很快停止。

闭合性颅脑损伤早期一般不出现休克表现，若出现血压下降，心率加快，要尽快查明有无合并损伤，尤其应除胸腹腔内脏出血。

伤后很快出现高热，多因视丘下部损伤或脑干损伤所致，为中枢性体温调节障碍。伤后数日体温逐渐增高，多提示有感染性并发症，最常见的是肺炎。

（四）呕吐

发生于颅脑损伤后1～2小时，由于迷走神经刺激而出现呕吐，多为一过性反应，如频繁呕吐，持续时间长，并伴有头痛者，应考虑有蛛网膜下隙出血，颅内血肿或颅内压增高的可能。

（五）局部症状

脑挫裂伤后常出现肢体乏力，单瘫、偏瘫或运动性失语等大脑半球局部功能障碍。如出现共济失调，去大脑强直等症状，说明损伤位于中脑或小脑，下视丘损伤多表现为尿崩症，中枢性高热和血压的改变，视力、视野、听力障碍表示神经的局部损伤。

（六）昏迷指数测定

昏迷指数（Glasgow coma Score，GCS）是以衡量颅脑损伤后意识状态的记分评价标准，GCS是Glasgow大学为观察头部损伤患者的意识状态而制定的标准，目前已被WHO定为颅脑损伤昏迷状态测定的国际统一方法。实践证明此标准是评定颅脑损伤意识状态的一种准确、简便、快速的方法，对急性脑外伤的病情发展、预后，指导临床治疗等提供了较为可信的数字依据。

1. 测评方法

（1）GCS法：临床采用的国际通用的格拉斯哥昏迷分级，简称昏迷指数法，不仅可以统一观察标准，在外伤患者中还有预测预后的意义。GCS的分值愈低，脑损害程度愈重，预后亦愈差，而意识状态正常后应为满分（见表12-3）。

表12-3 GCS昏迷评定标准

	项 目	评 分
Ⅰ睁眼反应	自动睁眼	4
	呼之睁眼	3
	疼痛引起睁眼	2
	不睁眼	1
Ⅱ语言反应	言语正常	5
	言语不当	4
	言语错乱	3
	言语难辨	2
	不能言语	1
Ⅲ运动反应	能按吩咐动作	6
	对刺痛能定位	5
	对刺痛能躲避	4
	刺痛肢体过屈反应	3

	项 目	评 分
Ⅲ运动反应	刺痛身体过伸反应	2
	不能运动（无反应）	1

按此评分法，患者总分13~15分时，昏迷时间一般小于30分钟，相当于我国头部外伤定型标准的轻型；总分9~12分，伤后昏迷0.5~6小时，相当于中型颅脑外伤；总分3~8分，伤后昏迷时间大于6小时者，相当于重型颅脑外伤；其中总分3~5分属特重型。总分3分，相当于脑死亡。

（2）GCS-PB法：在GCS的临床应用过程中，有人提出须结合临床检查结果进行全面分析，同时强调脑干反射的重要性。为此，Pittsburgh在GCS昏迷评定标准的基础上，补充了另外4个昏迷观察项目，即对光反射、脑干反射、抽搐情况和呼吸状态，合计为7项35级，最高为35分，最低为7分，在颅脑损伤中，35~28分为轻型，27~21分为中型、20~15分为重型、14~7分为特重型脑损伤，此法不仅可判断昏迷程度，亦反映了脑功能受损的水平（见表12-4）。

表12-4 Glasgow-Pittsburgh昏迷评定标准

	项 目	评 分
Ⅰ睁眼反应	自动睁眼	4
	呼之睁眼	3
	疼痛引起睁眼	2
	不睁眼	1
Ⅱ语言反应	言语正常	5
	言语不当	4
	言语错乱	3
	言语难辨	2
	不能言语	1
Ⅲ运动反应	能按吩咐动作	6
	对刺痛能定位	5
	对刺痛能躲避	4
	刺痛身体过伸反应	2
	不能运动（无反应）	1
Ⅳ对光反应	正常	5
	迟钝	4

	项　目	评　分
Ⅳ对光反应	两侧反应不同	3
	大小不等	2
	无反应	1
Ⅴ脑干反射	全部存在	5
	睫毛反射消失	4
	角膜反射消失	3
	头眼及前庭反射消失	2
	上述反射皆消失	1
Ⅵ抽搐情况	无抽搐	5
	局限性抽搐	4
	阵发性抽搐	3
	连续大发作	2
	松弛状态	1
Ⅶ呼吸状态	正常	5
	中枢过度换气	3
	不规则或低换气	2
	呼吸停止	1

2. 意义　GCS法可评估中枢神经系统状况，判断脑功能水平。GCS法简便易行，应用于临床时，对急救、移运、接收新患者都可按此估计，严重者做好抢救准备。GCS法还可用于护理病历书写以及任何护理记录，如特别护理记录单，还可用于病区护理交班报告。 GCS法对3岁以下幼儿、听力丧失老人、不合作者、情绪不稳定者语言不通时可能打出低分，因此，要结合病史、体检和其他有用的检查进行综合考虑。

（七）颅内压监测

在侧脑室额叶角内置一导管，与床旁压力换能器相连进行监测，正常<1.3kPa（10mmg），>3.3kPa（25mmHg）时，则应降颅压治疗。颅内压的变化可呈波浪状，常在夜间升高，故应连续监测。

（八）动脉压和脑灌流压监测

脑灌流压是指动脉压与颅内压差，反映脑血流灌注情况。升高动脉压可使脑灌注压增大，但有产生脑出血、脑水肿的危险。在降低动脉压时亦应处理颅内高压，以改善脑灌流压，减少缺血性脑损害。

（九）电生理

1. 脑电图（electroencephalograhpy，EEG） 可了解大脑功能有无异常，缺血、低氧异常放电波，对脑死亡判断有帮助。

2. 脑电地形图 对脑部动态变化能准确定位。

3. 脑诱发电位 主要检测脑干功能，不受麻醉及镇静剂的影响，可了解脑干受损程度和判断脑死亡。

（十）CT和MRI

能清晰显示脑结构、形态变化，而且定位准确而迅速。

三、肝脏功能监测

（一）胆红素代谢

血清总胆红素（total bilirubin，TBil）升高见于各种原因所致黄疸；血清1分钟胆红素（serum bilirubin，SB）升高见于肝细胞或阻塞型黄疸；间接胆红素（indirect bilirubin，IBIL）升高见于溶血性黄疸。

（二）酶学检查

谷丙转氨酶（alanine aminotransferase，ALT）升高见于肝细胞炎症或坏死、阻塞性黄疸、胆道疾病、急性心肌梗死等；谷草转氨酶（aspartate transaminase，AST）升高见于急性心肌梗死、各种原因的肝细胞损害（炎症、坏死、中毒等）。

四、胃肠道出血监测

1. 急测血常规、血细胞比容，血型鉴定，交叉配血，备同型血。
2. 按病情定时观测记录脉搏、呼吸、血压、神志等。
3. 密切观察腹痛、腹胀、腹腔积液及肠鸣音的变化情况。
4. 注意呕血或（和）便血（或黑便）情况及量的记录。
5. 必要时做紧急纤维胃镜检查，以便确定诊断及行内镜下止血治疗。

五、营养支持

各种创伤、感染、器官功能障碍等，使患者都处于应激状态，因修复创伤和恢复器官功能所需能量明显增加，结果引起代谢亢进。但危重患者往往不能正常地摄取营养，如果不给予营养支持，势必引起营养状态的恶化，这对病情的恢复是十分不利的。营养支持的目的是有效供给患者能量和营养物质，促进患者对能量的利用，而患者有效利用能量更为重要。因为，只有患者能利用和消耗能量，才有可能修复创伤和恢复器官功能。但首先要供给患者足够的营养物质和代谢所必需的氧，这需要根据患者对能量的储存情况、营养不良的程度、所处代谢状态及耐受能力等方面来判断患者对能量的需求，同时根据治疗后的反应（即营养状态的评定）来调整。

第五节　心肺脑复苏

心脏停搏意味着死亡的来临或临床死亡的开始。现代医学认为，因为急性原因所致的临床死亡在一定的条件下是可以逆转的。使心跳、呼吸功能恢复的抢救措施称为心肺复苏（cardiopulmonary resuscitation，CPR）。到20世纪70年代开始认识到脑复苏的重要性，因为只有使脑功能完全恢复才能称为完全复苏，所以当前的复苏工作已经从心肺复苏（CPR）转到心肺脑复苏（cardiopulmonary cerebral resuscitation，CPCR）。

一、病因

（一）急性冠状动脉供血不足或急性心肌梗死

急性心肌梗死早期发生心室颤动或心室停顿。急性心肌缺血未形成梗死者，也可发生心室颤动而致猝死。

（二）急性心肌炎

各种病因的急性心肌炎患者，特别是病毒性者，常发生完全性房室传导阻滞或室性心动过速而致心搏骤停。

（三）呼吸停止

如气管异物、烧伤或烟雾吸入致气道组织水肿，溺水和窒息等所致的气道阻塞，脑卒中、巴比妥类等药物过量及头部外伤等均可致呼吸停止。此时气体交换中断，心肌和全身器官组织严重缺氧，可导致心搏骤停。

（四）严重的电解质与酸碱平衡失调

体内严重缺钾或严重高血钾均可使心搏骤停。血钠和血钙过低可加重高血钾的影响。血钠过高可加重缺钾的表现。严重的高血钙也可致传导阻滞、室性心律失常甚至发生室颤。严重的高血镁也可引起心搏骤停。酸中毒时细胞内钾外移，减弱心肌收缩力，又使血钾增高，也可发生心搏骤停。

（五）药物中毒或过敏

锑剂、氯喹、洋地黄类、奎尼丁等药物的毒性反应可致严重心律失常而引起心搏骤停。

（六）电击、雷击或溺水

电击伤可因强电流通过心脏而引起心搏骤停。强电流通过头部，可引起生命中枢功能障碍，导致呼吸和心搏停止。溺水多因氧气不能进入体内进行正常气体交换而发生窒息。

（七）麻醉和手术中的意外

如呼吸管理不当、全麻剂量过大、硬膜外麻醉药物误入蛛网膜下隙、肌肉松弛剂使用不当、低温麻醉温度过低、心脏手术等，也可能引起心搏骤停。

（八）其他

某些诊断性操作，如血管造影、心导管检查，某些疾病，如急性胰腺炎、脑血管病变等。

二、分类

根据心脏活动情况及心电图表现，心脏骤停可分为3种类型：

（一）心室颤动

心室颤动又称室颤。心室肌发生极不规则的快速而又不协调的颤动；心电图表现为QRS波群消失，代之以大小不等、形态各异的颤动波，频率为200～400次／分。若颤动波波幅高并且频率快，较容易复律；若波幅低并且频率慢，则复律可能性小，多为心脏停顿的先兆。

（二）心搏完全停止

心搏完全停止又称心搏停顿或心室停顿，心脏大多处于舒张状态，心肌张力低，心电图呈等电位。

（三）心电机械分离

心电图仍有低幅的心室复合波，但心脏并无有效的泵血功能，血压及心音均测不到。心电图示宽而畸形、振幅低的QRS-T波，频率每分钟在20～30次。

心脏骤停的3种类型可相互转化，但其后果均是心脏不能有效泵血，故均应立即进行心肺复苏术。

三、病情评估

（一）临床表现

心脏骤停的临床表现和经过取决于基础病因。心源性心脏骤停发展快，可能有前驱症状包括胸闷、胸痛、心悸、无力等，但无预告价值。更多数患者可能无明显前驱症状。非心源性心脏骤停，发作前可能有其原发病的临床表现。

心脏骤停发生时，心源性心脏骤停患者可能有长时间心绞痛、胸闷、气急、头晕或突然抽搐，迅即出现典型心脏停搏表现：面色青紫，无呼吸或仅有下颌式呼吸；颈动脉搏动不能扪及，昏迷，血压不能测出，心音消失。其他原因所致心脏骤停者，发作时患者正处于昏迷状态（缺氧、高碳酸血症）或突然意识丧失，颜面发绀（低血钾或高血钾）。

（二）诊断

对心搏骤停的诊断强调"快"和"准"如无原有ECG和直接动脉监测者，可以凭以下征象在30秒内确定诊断。临床上心搏骤停的诊断依据为：

1. 神志突然丧失，对大声呼喊等强烈刺激毫无反应。

2. 颈总动脉、股动脉等大动脉搏动消失。

3. 呼吸停止或呈叹息样呼吸。

4. 面孔呈青紫色或苍白色。

5. 瞳孔散大，对光反应消失。

其中1、2条最为重要，只要神志突然丧失、大动脉搏动消失，心搏骤停的诊断即可成立。在全身麻醉和已用肌松药的患者，只以第2条为主。

（三）鉴别诊断

心脏骤停最可靠而出现较早的临床征象是意识突然丧失伴以大动脉（如颈动脉、股动脉）搏动消失。此两个征象存在，心搏骤停的诊断即可成立；并应立即进行初步急救。在不影响心肺复苏的前提下，需进行病因诊断，以便予以相应的处理。首先应鉴别是心脏骤停或呼吸骤停。有明显发绀者，多由于呼吸骤停。如系呼吸道阻塞引起的窒息，患者往往有剧烈的挣扎；如系中枢性者（脑干出血或肿瘤压迫），可以突然呼吸停止而无挣扎。原无发绀性疾患而心脏骤停者，多无明显发绀，常有极度痛苦的呼喊。因心脏本身疾患而心脏骤停者，多见于心肌梗死及急性心肌炎；心外原因多见于败血症及急性胰腺炎。

四、处理

心脏骤停诊断一经确立，应毫不迟疑地立即进行心、肺、脑复苏，目的在于建立人工的、进而自主的有效循环和呼吸。心、肺、脑复苏包括基础生命支持、进一步生命支持和延续生命支持三部分。

（一）基础生命支持

基础生命支持（basic life support，BLS）又称初期复苏处理或现场急救。是复苏中抢救生命的重要阶段，如果现场心肺复苏不及时，抢救措施不当甚至失误，则将导致整个复苏的失败。BLS包括：呼吸停止的判定，呼吸道通畅（A），人工呼吸（B），胸外心脏按压（C）和转运等环节，即心肺复苏（CPR）的ABC步骤。

1. 保持呼吸道通畅　呼吸道通畅是仰头抬颏法或双手托下颌法，使头后仰抬起颏部或托起下颌使下颌骨向前上、张嘴，即可维持呼吸道通畅。如果怀疑有颈椎受损者，则严禁头后仰。如果看见患者误吸异物，或尽管采取了头后仰、下颌骨前推、张嘴等手法，人工通气时仍然有阻力，怀疑有气道异物者，则必须清除气道异物。

在现场抢救中，如果头后仰转向一侧、手指抠等一般措施无效时可采用改进的Heim- Lich法，即胸腹部推压法：助手将患者头抬起，抢救者站在患者背后，一手置上腹部向上用力，另一手置胸骨后用力，两手同时猛烈连续推压3～5次，迫使肺部排出足够的空气，形成人工咳嗽，使气道内的异物排出。对于婴儿、较小小儿以及孕妇，不宜采用本法，可采用击背法或胸部椎压法。抢救者一手与一膝部与支撑病儿颏部与颈部，使病儿面部朝下，另一手手掌用适当力量迅速连续地拍击患儿背部两肩胛骨之间的区域。

2. 口对口、口对鼻或口对气道插管人工呼吸

（1）开放气道后，缓慢吹气，时间达2秒以上，并见胸部抬高，可默读1001、1002接近2秒。

（2）无氧源的球囊-面罩人工通气：潮气量应在10mL／kg（700～1000mL／次）或成人气囊压陷2／3的体积，时间达2秒以上。

（3）携氧气囊人工通气：吸氧浓度>40%，氧气流量8～12L／min到30L／min；潮气量为6～7mL／kg（400～600mL／次）或成人气囊压陷1／2的体积，时间1～2秒。

注意：在心脏骤停刚发生时，最好不要立即进行气管插管（因要中断按压心脏，延误时间），而应先进行心脏按压及口对口呼吸。口对口呼吸效果不佳或是复苏时间过长以及有胃反流等才是气管插管的适应证。

3. 人工心脏按压　胸外心脏按压可刺激心脏收缩，恢复冠状动脉循环，以复苏心搏，提高血压，维持有效血液循环，恢复中枢神经系统及内脏的基本功能。其作用机制：胸廓具有一定弹性，胸骨可因受压而下陷。按压胸骨时，对位于胸骨和脊柱之间的心脏产生直接压力，引起心室内压力的增加瓣膜的关闭，促使血液流向肺动脉和主动脉；放松时，心室内压降低，血流回流，另外，按压胸骨使胸廓缩小，胸膜腔内压增高，促使动脉血由胸腔内向周围流动；放松时，胸膜腔内压力下降，静脉血回流至心脏。如此反复，建立有效的人工循环。

（1）胸外心脏按压的标准方法：胸外按压迫使血液流经肺脏，配合人工通气使氧合血供应大脑和重要脏器，直至自主循环恢复。因此，有节律的连续有效的胸外按压是至关重要的。按压的位置正确与否会影响到复苏的效果，通常手应放在胸骨下半部，简便的确定方法是两乳头中间，按压的幅度为4～5cm，可触及颈或股动脉搏动为有效。

（2）胸外心脏按压并发症：胸外心脏按压法操作不正确，效果大为降低。按压的动作要迅速有力，有一定的冲击力，每次松压时需停顿瞬间，使心室较好充盈。但按压切忌用猛力，以避免造成以下并发症：

1）肋骨、胸骨骨折，肋软骨脱离，造成不稳定胸壁；

2）肺损伤和出血、气胸、血胸、皮下气肿；

3）内脏损伤，如肝、脾、肾或胰损伤，后腹膜血肿；

4）心血管损伤，发生心脏压塞、心脏起搏器或人工瓣膜损坏或脱离、心律不齐、

心室纤颤；

5）栓塞症（血、脂肪、骨髓或气栓子）；

6）胃内容反流，造成吸入或窒息。

有以下情况的患者不宜采用胸外心脏按压术，如大失血患者、老年人桶状胸、胸廓畸形、心包填塞症、肝脾过大、妊娠后期、胸部穿通伤等。

在多数情况下，胸外心脏按压为首选措施，但目前通用的胸外心脏按压法所产生的血流，远不能满足脑和心肌的需要，所以提出开胸心脏按压的应用指征应予放宽。因此，当胸外按压5分钟后仍无反应，或因胸廓畸形、张力气胸、纵隔心脏移位、心脏室壁瘤、左房粘液瘤、重度二尖瓣狭窄、心脏撕裂或穿破、心包积液时应果断开胸进行胸内心脏直接挤压。

心脏按压和口对口人工呼吸是心脏骤停抢救中最紧急的措施。两者必须同时进行，人工呼吸和心脏按压的比例为1:5，如只有一人操作，则做15次心脏按压后接着做2次人工呼吸。

此外，在人工胸外按压前，予以迅速心前区叩击，可能通过机械-电转换产生-低能电流，而中止异位心律的近返通路，使室性心动过速或心室颤动转为较稳定的节律。但也有可能使室性心动过速转为更严重的心室扑动或颤动。低能电流对心室停顿无效，而且不具有胸外挤压推动血流的作用。因此现不作为心脏复苏抢救的常规。属Ⅱb级心脏复苏措施，即对心脏骤停无脉者而一时又无电除颤器可供立即除颤时可考虑采用。绝不要为做心前区叩击而推迟电除颤。

（二）进一步生命支持（advanced life support，ALS）

主要为在BLS基础上应用辅助设备及特殊技术，建立和维持有效的通气和血液循环，识别及治疗心律失常，建立有效的静脉通路，改善并保持心肺功能及治疗原发疾病。

1. 气管内插管　应尽早进行，插入通气管后，可立即连接非同步定容呼吸机或麻醉机。每分钟通气12～15次即可。一般通气时，暂停胸外按压1～2次。

2. 环甲膜穿刺　遇有插管困难而又严重窒息的患者，可以用16号粗针头刺入环甲膜，接上"T"型管输氧，可立即缓解严重缺氧情况，为下一步气管插管或气管造口术赢得时间，为完全复苏奠定基础。

3. 气管造口术　是为了保持较长期的呼吸道通畅。主要用于心肺复苏后仍然长期昏迷的患者。

4. 心肺复苏药物的应用　使用药物的目的在于提高心脏按压效果，增加心肌与脑的灌注，促使心脏尽早复跳；提高室颤阈，为电除颤创造条件；纠正酸中毒和电解质失衡；治疗心律失常。

（1）给药途径：

1）静脉给药：首选现有的静脉通路，但应尽可能选用颈外静脉或中心静脉。无中心静脉而必需选用外周静脉时，应尽量选用肘部静脉而不用肢体远端尤其是下肢静脉。

2）气管内给药：在无静脉通路的情况下，可通过气管内给药。效果与静脉给药几乎相同。可将静脉剂量的1～2倍稀释于10～20mL生理盐水中，注入气管导管。如果能通过无菌细管将药物直接经气管导管插入深达气管支气管枝，则药物通过肺泡吸收更快。适于气管内给药的药物包括：肾上腺素、利多卡因、阿托品、安定、纳洛酮等不会引起组织损伤的药物；但是碳酸氢钠、去甲肾上腺素及钙剂可能引起气道黏膜和肺泡损伤，不宜通过气管内给药。

3）心内注射：心内注射需中断胸外心脏按压，并可能引起气胸与顽固性心律失常，损伤冠状动脉与心肌，发生心包压塞，所以目前不主张首先采用。一旦应用，不主张经胸骨旁路，可考虑剑突旁路。后者损伤冠状动脉前降支的机会较少。操作方法为：自剑突左侧，向头侧、向后、向外进针，回抽有回血后即可注入药物。在开胸心脏复苏时，可在直视下用细针头将药物注入左心室。心内注射的肾上腺素或抗心律失常药物剂量约为静脉剂量的一半。碳酸氢钠不允许心内注射。

（2）常用药物

1）肾上腺素：肾上腺素已广泛用于心肺复苏（CPR），对各类心律失常所致的心搏骤停是有效的，是心肺复苏的一线选择用药，标准应用剂量1mg，每隔3～5分钟可逐渐增加剂量（1mg、3mg、5mg）也可直接使用5mg，是否使用大剂量目前尚无定论。

2）血管升压素：可增加冠脉灌注压，重要器官的血流，室颤的幅度和频率及大脑供氧，可在标准的心脏按压，人工通气，除颤和注射肾上腺素无效时提高ROSC，也是CPR的一线选择药物。与肾上腺素合用效果优于单用肾上腺素或者单用血管升压素，剂量使用为40U。

3）去甲肾上腺素：其适应证为严重低血压（收缩压＜70mmHg）和周围血管低阻力。因其增加心肌耗氧量，故应慎用于缺血性心脏病患者。剂量：$8～30\mu g / min$，因碱性药物能使其失活，故禁止在同一管道应用碱性液体。

4）多巴胺：其适应证为复苏过程中的心动过缓和ROSC后的低血压状态，常与其他药物（多巴酚丁胺）合用，治疗复苏后的休克状态，纠正和维持体循环灌注和氧的供给。剂量：$5～20\mu g / kg \cdot min$。

5）利多卡因：利多卡因虽能使原发性室颤的发生率降低1／3，严重心律失常的发生率降低一半，但其总病死率却未降低，故利多卡因并非首选药物。治疗室性心运过速速时，静脉应用普鲁卡因胺和索他洛尔效果更好。利多卡因的适应证为血流动力学稳定的单形或心功能正常的多形室速。

6）胺碘酮：胺腆碘可作用于钠、钾和钙离子通道，对A受体和B受体也有阻滞作用，可用于房性和室性心律失常。①对快速房性心律失常伴严重右室功能不全患者，洋地黄无效时，可用胺碘酮控制心室率。②对于心搏骤停者，如持续心室颤动或室性心动过速，在除颤和应用肾上腺素无效后，建议使用胺碘酮。③血流动力学稳定的室速，多形性室速和不明原因的复杂性上速。④可作为顽固性阵发性室上速、心房颤动电转复的辅助治疗及心房颤动的转复药物。⑤可控制预激房性伴房路传导的快速心律失常的心室率。对充血性心力衰竭的患者作为首选抗心律失常药物。院前静脉应用胺碘酮治疗心室颤动或无脉性室速可改善患者生存率，并能预防心律失常复发，但胺碘酮有轻度降血压作用。故不支持在低压下使用。

7）阿托品：无论有无心脏电活动，阿托品可以增加心搏骤停患者ROSC和患者存活率。剂量1mg静脉注射，3~5分钟内可重复使用，总剂量3mg。

8）溴苄胺：有明显的提高室颤阈值作用，在非同步除颤前，先静脉注射溴苄胺，具有较高的转复率，并防止心室颤动复发。用法：溴苄胺5~10mg／kg体重，静脉注射，不必稀释。注入后，即进行电击除颤。如不成功可重复。每15~30分钟给10mg／kg，总量不超过30mg／kg。

9）甲氧明：近年研究证明甲氧明在心脏复苏中效果良好，因其属单纯兴奋α-受体的药物，可明显提高主动脉舒张压，改善冠状动脉灌注，提高复苏成功率，故近年主张首选。

10）5%碳酸氢钠：传统观念认为因心搏骤停后导致代谢性乳酸中毒，而使pH降低，心室颤动阈值降低影响除颤。故最近10年来的心肺脑复苏的实验研究证明：心搏骤停时的酸中毒，主要是呼吸性酸中毒而非代谢性酸中毒，故反复应用大量的5%碳酸氢钠有严重的潜在性危害，其机制是能抑制心肌收缩力，增加脑血管阻力，大脑阻抑，影响意识恢复，且大剂量应用可致高钠血症，血液黏度升高，血栓形成。1985年由美国心脏病学会、红十字会、心脏病学院和国立心、肺、血液研究院主持召开的美国全国第三届CPR、心脏急救（ECC）会议，制定了CPR-ECC的标准和指南规定指出：碳酸氢钠在成人进一步生命支持初期不主张应用。因为碳酸氢钠不改善患者后果，只在除颤、心脏按压、支持通气和药物治疗后，才考虑应用。用法：一般可静脉注射或快速静脉滴注，首剂为0.5~1mmol／kg（5%碳酸氢钠100mL=60mmol）；以后最好根据血气分析及pH决定用量，如无条件，可每10分钟重复首次剂量的1／2，连用2~3次。一般总量不超过300mL，同时保证充分通气，以免加重心脏和大脑功能损害。

11）纳洛酮：可拮抗β-内啡肽所介导的效应，增加心肌收缩力，升高动脉血压，改善组织血液灌注，有利于骤停后的心脏复苏。纳洛酮可迅速通过血脑屏障，解除中枢抑制，有利于肺功能的恢复。常规剂量为0.01mg／kg静脉注射，可反复应用。

12）异丙基肾上腺素：每次1mg静脉注射，于扭转型室性心动过速时将1mg加入5%葡萄糖液中，以每分钟2μg的速度静脉滴注。

13）氯化钙：本品可使心肌收缩力加强，使心脏的收缩期延长，并使心肌的激惹性提高。但目前观点认为，当机体缺血、缺氧时Ca^{2+}通道开放，大量Ca^{2+}离子流入细胞内，细胞内线粒体与内质网的Ca^{2+}释放，使细胞内Ca^{2+}浓度增加200倍，形成Ca^{2+}"过载"，导致蛋白质和脂肪酸破坏，激活蛋白酶和磷酸酶A_2，破坏细胞膜，并释放出有破坏游离酸进入细胞内，使线粒体功能丧失和细胞损伤，导致脑细胞不可逆性损害，心肌纤维受损，致复苏成功率降低。美国全国第三届心肺复苏、心脏急救会议制定的标准指出：在心肺复苏时不宜用钙剂，用了反而增加死亡率。因此，除非有高血钾、低血钙或钙通道阻滞中毒存在外，一般均不宜用钙剂。

14）呼吸兴奋剂：使用呼吸兴奋剂的目的在于加强或完善自主呼吸功能。常用的有二甲弗林、尼可刹米、戊四氮、洛贝林等。新近认为，在呼吸复苏早期，由于脑组织内氧合血液的灌注尚未完全建立，细胞仍处于缺氧状态，此时不宜使用呼吸兴奋剂，用了反可刺激细胞的新陈代谢而加重细胞损害，致其功能恢复困难，甚至导致细胞死亡，常在复苏成功20～30分钟，脑组织才逐渐脱离缺氧状态，60分钟后脑组织有氧代谢恢复。因此，呼吸兴奋剂的应用（包括中枢神经兴奋剂），在复苏成功1小时后才考虑应用，最好的适应证有自主呼吸恢复，但有呼吸过浅、过慢、不规则等呼吸功能不全者应用。

15）其他用药：有指征时酌情应用升压药、强心剂、抗酸剂及抗心律失常药。

5. 直流电非同步除颤或无创体外心脏除颤起搏器的应用　在进行徒手心肺复苏术的同时，应争取立即安置除颤器或除颤起搏器，接好除颤起搏多功能电板，如示波屏上显示为室颤，则按下降颤键，如系停搏就按起搏键。

电除颤成功率有报告可达98%，实施越早成功率越高。但盲目除颤的概念，近几年来已渐淡漠，因患者若为心室停搏或电–机械分离所致的心搏骤停，盲目除颤反可损伤心肌，不利于心脏复跳。此外，对电击除颤无效的室颤患者，还可试用超速起搏除颤。

注意事项：①除颤前应详细检查器械和设备，做好一切抢救准备。②电极板放的位置要准确，并应与患者皮肤密切接触，保证导电良好。③电击时，任何人不得接触患者及病床，以免触电。④对于细颤型心室颤动者。应先进行心脏按压、氧疗及药物等处理后，使之变为粗颤，再进行电击，以提高成功率。⑤电击部位皮肤可有轻度红斑、疼痛，也可出现肌肉痛，约3～5天后可自行缓解。⑥开胸除颤时，电极直接放在心脏前后壁。除颤能量一般为5～10瓦秒。

电除颤的意义与进展：早期电除颤的意义：早期电除颤配合CPR增加成人心室纤颤患者的自主循环恢复（ROSC）和出院存活率，除颤应在5分钟内完成。研究表明双相电除颤的成功率明显优于单相电除颤。电除颤的次数与电击能量：随着双相波电除颤的广泛应用，除颤成功率的提高。2000年国际心肺复苏与心血管急救指南提出的停止心脏按压，连续3次电除颤已没有必要，且3次除颤需要花1分钟的时间。2005年国际心肺复苏与心血管急救会议专家们强烈建议改为1次电击，但最佳电击能量和如何重复电击仍有待研究。

（三）持续生命支持

持续生命支持（prolonged life support，PLS）的重点是脑保护、脑复苏及复苏后疾病的防治。

1. 脑复苏　脑组织平均重量仅为体重的2%，但脑总血流量占心排出量的15%，脑的耗氧量相当静息时全身耗氧量的20%～25%。脑组织对缺氧最敏感，而且越高级的部位，对缺氧的耐受性愈差，脑缺氧10秒，就可丧失意识，缺氧15秒可以出现数分钟的昏迷，缺氧3分钟可昏迷24小时以上，完全缺氧8分钟，大脑皮层的损害即不可逆转。因此，心肺复苏术一开始应注意对脑的保护以促使脑复苏。

脑复苏的基本措施：脑损伤程度的轻重是复苏后续治疗难易和患者结局的主要决定因素，而脑损伤的轻重又主要取决于脑缺血、缺氧的时间，其总时间包括心搏停止前缺氧时间，心搏骤停时间，复苏的时间，心跳恢复后的后续缺氧期。脑损伤的恢复由以下表现判断：①延髓功能恢复—幅度和频率正常的自主呼吸。②脑干功能恢复—瞳孔缩小和对光反射恢复。③皮质以下中枢和脊髓功能恢复—血压升高，四肢和躯干肌肉抽搐及体温上升。脑死亡的标准：自主呼吸停止6小时以上；深昏迷：双侧瞳孔放大、固定且对光反射消失；脑干反射消失；全身肌肉软瘫无抽搐，脑血流停止，脑电活动消失。

（1）脑复苏的一般治疗措施：复苏后应维持酸碱平衡和电解质的稳定，调控血管张力和血压，足够的能量并适当补充氨基酸，脂肪乳等。早期，足量，短期应用肾上腺皮质激素可稳定细胞膜，清除自由基，减轻脑水肿，有利于脑复苏。剂量：氢化可的松5mg／kg，每6小时追加1mg，或地塞米松1mg／kg，每6小时追加0.02mg，一般不超过4天。

（2）控制脑水肿，降低颅内压：缺氧性脑水肿常在心搏骤停后数小时内发生，在复苏后2～3天达高峰，降低颅内压是脑功能恢复的一个重要措施。只要肾功能良好，脱水剂要早期应用，并持续5～7天，常用药物有：

1）205甘露醇0.5～1g／kg静脉滴注，4～8小时1次，一天总量＜750mL。

2）呋塞米0.5～1mg／kg静脉注射，剂量可递增至100～200mg静脉注射。

3）50%高渗糖60～100mL，5～10分钟内静脉注射，每4～6小时重复。

4）尿素0.5～1g／mL+10%葡萄糖静脉滴注，60～100滴／分钟，每日1～2次。

5）50%的甘油盐水1.5～2mg／kg，6～8小时1次。

6）依他尼酸0.5mg／kg静脉注射，6～8小时重复，每日总量100～150mg。

（3）低温疗法：低温状态可降低氧耗量和代谢率，及早恢复能量代谢，抑制内源性损伤因子的释放，降低神经细胞的兴奋性，减少神经冲动传递，保护中枢神经系统，减轻脑损害引起的反应性高热，从而促进脑功能恢复。方法有：

1）全身降温术：体表降温如冰水浴、冰敷、冷气、冷水褥等；血流降温如体外循环血灌注，静脉滴注4℃生理盐水等。

2）局部体表降温术：头部冰槽、冰帽等；肢体降温如冰水袖，裤套等。

3）体表面流综合降温术等：低温疗法要求及早降温，降温速度要快，低温适应，维持平稳，时间要足，缓慢复温。

（4）高压氧治疗：高压氧可增加血氧含量、提高血氧分压，改善脑组织的供氧状态，控制脑水肿的恶性循环，加快苏醒，改善组织代谢。

（5）改善脑血液循环和控制抽搐、寒战：可应用低分子右旋糖酐、706羧甲淀粉等降低血液黏度，可用山莨菪碱、东莨菪碱、钙拮抗剂等改善脑组织微循环。可用巴比妥类、丙嗪类、安定等控制患者的抽搐与寒战。

（6）改善脑细胞营养药和催醒药：适当应用ATP、细胞色素C、维生素B族、胞磷胆碱等药物改善脑细胞的营养，应用纳洛酮、甲氯芬酯等促使昏迷患者的苏醒。心肺腹苏作为患者最后的急救措施，其"成功"与"失败"对于患者家属和参与急救的医护人员心理都有巨大的影响。2000年国际心肺复苏指南在伦理学方面就要求急救人员学会如何安慰家属，并要求专人在场与家属保持接触，这样对于患者家属的心理上有着积极的意义。另一方面急救人员从事着高风险，高压力的职业，这个专业的特点使急救人员处于长期慢性的心理异常状态，特别对于年轻人的死亡和外伤等不幸事件造成的心理创伤会持续很长时间，再次遇到类似情况往往会造成慢性焦虑，反应消极等心理障碍。因此急救人员应学会怎样调节自身和患者家属的心理。

2. 维持血压及循环功能　心搏骤停复苏后，循环功能往往不够稳定，常出现低血压或心律失常。低血压如系血容量不够，则应补充血容量；心功能不良者应酌情使用强心药物如毛花苷C；需用升压药物，则以选用间羟胺或多巴胺为好；如发生严重心律失常，应先纠正缺氧、酸中毒及电解质紊乱，然后再根据心律失常的性质进行治疗。

多巴胺20～40mg加入5%葡萄糖液100mL，静脉滴注，滴速以维持合适血压及尿量每分钟在2～10μg/kg，可增加心排血量；>每分钟10μg/kg，则使血管收缩；>每分钟20μg/kg，降低肾及肠系膜血流。

如升压不满意，可加氢化可的松100～200mg或地塞米松5～10mg，补充血容量，纠正酸血症，多数血压能上升，待血压平稳后逐渐减量。

如升压药不断增加，而血压仍不能维持，脉压小，末梢发绀，颈静脉怒张，CVP升高（或肺毛细血管楔嵌压升高，左心房压升高），心力衰竭早期可加用血管扩张药物：

（1）硝酸甘油20mg加入5%葡萄糖液100mL，静脉滴注，滴速为5～20μg/min；

（2）硝普钠5mg加入5%葡萄糖液100mL，静脉滴注，滴速为5～200μg/min。用药超过3天，有氰化物中毒的可能。

（3）酚妥拉明2～5mg加入5%葡萄糖液100mL，静脉滴注，滴速为20～100μg/min。

3. 维持呼吸功能　患者均应做机械通气，根据监测患者血氧饱和度、动脉血气和呼吸末CO_2等结果，考虑选用间歇正压通气、呼气末正压通气等。机械通气超过48～72小时，可考虑气管切开。机械通气时应避免纯氧吸入。当患者有自主呼吸，而又考虑应继续机械通气或辅助呼吸，且有人机对抗时，可应用适量镇静药或少量肌松药。无论机械通气或自主呼吸，均应维持动脉血二氧化碳分压在25～30mmHg，这样可降低颅内压，减轻脑水肿。过度通气所致的呼吸性碱中毒可代偿代谢性酸中毒，脑组织中pH升高，有助于脑循环自动调节功能的恢复。维持FiO₂为50%时动脉氧分压不低于100mmHg。当患者自主呼吸恢复，又符合停机指征时，可选择同步间歇指令通气（SIMV），以逐步停用呼吸机。

4. 维持水、电解质和酸碱平衡　应该根据代谢性指标、水的出入量、生化指标以及动脉血气分析结果调节输液的质与量，以维持水、电解质和酸碱平衡。已明确高血糖对脑有害，因此输液以平衡液为主，只有当低血糖时才给葡萄糖。对电解质亦应根据化验检查结果进行针对性治疗。酸中毒一般为混合型，除应用碱性药物外，应妥善管理呼吸。

5. 防止肾功能衰竭　每一复苏患者应留置导尿管，监测每小时尿量，定时检查血、尿素氮和肌酐浓度，血、尿电解质浓度，鉴别尿少系因肾前性、肾后性或肾性肾功能衰竭所致，并依次给予相应的治疗。更重要的是心跳恢复后，必须及时稳定循环、呼吸功能，纠正缺氧和酸中毒，从而预防衰竭的发生。

6. 继发感染的防治　心搏骤停复苏后，容易继发感染，尤其是气管切开、气管插管、静脉切开后更应注意防治。

7. 重症监护　加强治疗，多脏器功能支持，全身管理，监护中心静脉压、动脉压、留置导尿管、心电图等，保持生命体征稳定，保持血清和胶体渗透。

五、护理要点

患者复苏成功后病情尚未稳定，需继续严密监测和护理，稍有疏忽或处理不当，即有呼吸心跳再度停止而死亡的危险。护理中应注意：

1. 紧急抢救护理配合　协助医师进行"ABC"步骤心肺复苏，立即穿刺开放两条静脉通路，遵医嘱给予各种药物。建立抢救特护记录，严格记录出入量、生命体征，加强医护联系。

2. 密切观察体征　如有无呼吸急促、烦躁不安、皮肤潮红、多汗和二氧化碳潴留而致酸中毒的症状，并及时采取防治措施。

3. 维持循环系统的稳定　复苏后心律不稳定，应予心电监护。同时注意观察脉搏、心率、血压、末梢循环（通过观察皮肤、口唇颜色，四肢温度、湿度，指、趾甲的颜色及静脉的充盈情况等）及尿量。

4. 保持呼吸道通畅，加强呼吸道管理　注意呼吸道湿化和清除呼吸道分泌物。对应用人工呼吸机患者应注意：呼吸机参数（潮气量、吸呼比及呼吸频率等）的及时调整；吸入气的湿化；观察有无导管阻塞、衔接松脱、皮下气肿、通气不足或通气过度等现象。

5. 加强基础护理　预防压疮及肺部感染和泌尿系感染，保证足够的热量，昏迷患者可给予鼻饲高热量、高蛋白饮食。定期监测水、电解质平衡。

6. **防止继发感染** 注意保持室内空气新鲜，患者及室内清洁卫生；注意严格无菌操作，器械物品须经过严格消毒灭菌；如患者病情容许，勤拍背，及时擦干皮肤、更换床单，防止压疮及继发感染发生；注意口腔护理。

7. **防止复苏后心脏再度停搏** 心跳呼吸恢复后，应警惕复苏后的心脏再度停搏。例如，在心脏复苏中，尚未恢复窦性节律即停止按压；降温过低（27℃以下）引起心律失常；脱水剂停用过早；脑水肿未能控制而发生脑疝；呼吸道堵塞和通气不足；人工呼吸器使用不当或机械故障；应用抗心律失常药物或冬眠药物用量过大过速而抑制心血管功能；输血补液过多过速或血容量补充不足；肺部感染；呼吸功能有衰竭等，均能使复跳的心脏再度停搏，故对心搏骤停的患者在复苏过程中，需密切观察病情，医护配合，全面分析病况，以取得心肺复苏成功。

第十三章 器官衰竭病人的护理

第一节 急性心力衰竭

急性心力衰竭是指由于某种原因使心肌收缩力降低或心室前后负荷突然增加，而导致心排出量急剧下降所致组织器官灌注不足和急性瘀血的临床综合征。其中以急性左心衰竭最常见，表现为急性肺水肿，严重者发生心源性休克及心搏骤停等。急性右心衰竭比较少见，多由大块肺栓塞引起，也可见于右室心肌梗死。

一、病因

（一）急性左心衰竭

1. 急性弥漫性心肌损害　如急性心肌炎、急性广泛性心肌梗死或心肌缺血等，可致心肌收缩无力。

2. 急性容量负荷过重　如急性瓣膜穿孔、高血压、梗阻性肥厚型心肌病、静脉输液过多、过快等。

3. 急性机械性阻塞　如严重的二尖瓣或主动脉瓣狭窄、左室流出道梗阻致使心脏压力负荷过重，排血受阻，而导致急性心力衰竭。

（二）急性右心衰竭

主要见于大面积右心室梗死、急性大块肺栓塞、大量快速输液输血等。右心衰竭时体循环静脉回流受阻，右心室充盈压不足，使右心室排血量下降，导致低血压或休克。

二、护理评估

（一）主要症状

1. 50%～90%的心衰有诱发因素，最常见的有感染、心律失常、体力过劳、情绪激动、输液过多过快、电解质紊乱、酸碱平衡失调、妊娠、贫血、药物应用不当等。

2. 急性左心衰竭主要表现为急性肺水肿，典型表现为突发呼吸困难、端坐呼吸、咳嗽、咳粉红色泡沫样痰、烦躁、大汗、面色苍白、口唇发绀和皮肤湿冷。

3. 急性右心衰竭主要表现为低血压、休克、脉搏细速、尿少（每小时少于20mL）、颈静脉怒张、烦躁、出冷汗、口唇发绀。

（二）主要体征

1. 急性左心衰竭　两肺可闻及哮鸣音与湿啰音，心率增快，心尖部听诊到奔马律，第一心音低钝，第二心音亢进，伴心源性休克时可出现相关的体征。

2. 急性右心衰竭　有低血压和休克的体征，肝大并有压痛，肝颈静脉回流征阳性，右心室扩大，胸骨左缘第4、5肋间听诊可闻及收缩期杂音。

（三）实验室检查

1. 胸部X射线　可见心影扩大、肺动脉段突出，肺野可见云雾状阴影，靠近肺门处更显著，往往呈蝴蝶状，这是左心衰竭肺水肿时特有的X射线征象。

2. 血流动力学测定　可发现肺动脉楔压（pulmonary arteriy wedge pressure，PAWP）升高，常高于30mmHg（3.99kPa），肺动脉平均压升高，左心室舒张末压（left ventricular end-diastolic pressure，LVEDP）升高，心排指数（CI）降低。

3. 血气分析　pH和$PaCO_2$可作为反映肺泡呼吸和代谢的适应性呼吸性酸碱平衡指标，肺泡-动脉血氧张力的压差是肺泡瘀血改善或恶化的早期灵敏指标。

4. 心电图　根据病因不同而异，急性心肌梗死时可见心梗图形，通常会有ST-T改变和V导联P波终末向量负值增大。

三、急救措施

1. 体位　立即将病人置于端坐位或半卧位，两腿下垂，减少静脉回心血量。

2. 纠正缺氧　一般用鼻导管或面罩给氧，流量为5～6L/min，供氧浓度约为40%～60%。氧气湿化瓶内可放入30%～50%的酒精或加甲基硅油消泡剂，降低肺泡表面张力，以改善通气。如病人反应迟钝，血气分析结果显示$PaCO_2$>70mmHg（9.31kPa），PaO_2<60mmHg（7.98kPa），即应给予气管插管呼吸机辅助呼吸，可以使用PEEP，以增加肺的功能残气量，减轻肺泡萎陷并可抑制静脉回流。

3. 建立静脉通道，准备做进一步处理。

4. 药物治疗。

（1）吗啡：5～10mg皮下或静脉注射，可减轻烦躁不安和呼吸困难，并可扩张周围静脉，减少回心血量。已有呼吸抑制者或慢性肺病者应避免使用，低血压者应避免静脉用药。

（2）快速利尿：可选用呋塞米20～40mg静脉注射。必要时4～6小时再重复给药1次，可大量快速利尿，减少血容量。

（3）血管扩张剂：可减轻心室前负荷及降低后负荷以改善心功能，减低氧耗，增加心搏量和心排出量，常用的药物有硝普钠、硝酸甘油、酚妥拉明及亚宁定。

（4）强心剂：近期未用过洋地黄药物者，可将毛花苷C（西地兰）0.2～0.4mg缓慢静脉注射。

（5）氨茶碱：氨茶碱0.25g放入生理盐水溶液250mL中静滴，以减轻支气管痉挛，并有强心利尿作用。

（6）肾上腺皮质激素：激素可降低周围血管阻力，减少回心血量和解除支气管痉挛，可用地塞米松10~20mg静脉注射。

5. 积极治疗原发病。

四、护理措施

1. 生命体征监测　给予病人心电监测，注意观察体温、脉搏、呼吸、血压的变化。及时发现心力衰竭的早期征兆，夜间阵发性呼吸困难是左心衰竭的早期症状，应予以警惕。当病人出现血压下降、脉率增快时，应警惕心源性休克的发生。

2. 观察神志变化　由于心排血量减少，脑供血不足、缺氧及二氧化碳增高，可导致头晕、烦躁、迟钝、嗜睡、晕厥等症状，应及时观察，特别是使用吗啡时应注意观察神志及有无呼吸抑制情况。

3. 做好护理记录　准确记录24小时出入量，尤其是每小时尿量。

4. 保持呼吸道通畅　及时清除呼吸道分泌物。

5. 保持床单清洁　及时为病人更换潮湿衣物。

6. 药物应用观察

（1）应用强心剂时，注意有无中毒症状，如恶心、呕吐、厌食等胃肠道症状；心律失常；头痛、失眠、眩晕等神经系统症状及黄视、绿视。应监测电解质变化及酸碱平衡，纠正低钾、低钙及酸中毒。

（2）应用血管扩张剂时，应从小剂量、低速度开始，根据血压变化调整滴速，并严密观察用药前后血压、心率的变化，若血压明显下降，心率显著增快并伴有出汗、胸闷、气急等症状时应及时报告医生，立即停药，将双下肢抬高。静脉滴注时还应注意观察注射局部有无血管炎及外渗引起的组织坏死。

（3）应用利尿剂时，注意观察尿量的变化，若用药后24小时尿量大于2500mL为利尿过快，病人可出现心率加快、血压下降等。全身软弱无力、腱反射减弱、腹胀、恶心呕吐等症状可能为低钾、低钠的征象。

7. 判断治疗有效的指标　自觉气急、心悸等症状改善，情绪安定，发绀减轻，尿量增加，水肿消退，心率减慢，血压稳定。

8. 避免诱发因素　做好心理护理，解除病人的焦虑，避免过分激动和疲劳；做好生活护理，防治呼吸道感染；控制输液量及速度，防止静脉输液过多、过快。

第二节　急性呼吸衰竭

急性呼吸衰竭是指由各种原因引起的肺通气和（或）换气功能严重不全，以致不能进行有效的气体交换，导致缺氧和（或）二氧化碳潴留，从而引起一系列生理功能紊乱及代谢不全的临床综合征。

一、病因

1. 脑部疾患　急性脑炎、颅脑外伤、脑出血、脑肿瘤、脑水肿等。

2. 脊髓疾患　脊髓灰质炎、多发性神经炎、脊髓肿瘤、颈椎外伤等。

3. 神经肌肉疾患　重症肌无力、周围神经炎、呼吸肌疲劳、破伤风、有机磷中毒等。

4. 胸部疾患　血气胸、大量胸腔积液、胸部外伤、胸腔和食管肿瘤手术后、急性胃扩张、膈运动不全等。

5. 气道阻塞　气道肿瘤、异物、分泌物及咽喉、会厌、气管炎症和水肿等。

6. 肺疾患　ARDS、肺水肿、急性阻塞性肺疾患、哮喘持续状态、严重细支气管和肺部炎症、特发性肺纤维化等。

7. 心血管疾患　各类心脏病所致心力衰竭、肺栓塞、严重心律失常等。

8. 其他　电击、溺水、一氧化碳中毒、严重贫血、尿毒症、代谢性酸中毒、癔症等。

二、病理生理

通气与血流灌注比例失调为此类呼吸衰竭的主要病理基础。根据供氧后$PaCO_2$的反应，将此类呼吸衰竭分为两类。

1. 吸氧后低氧血症可改善的呼吸衰竭。引起这种变化的病理生理基础是通气/血流比例失调，肺内存在较广泛的低氧合血流区域。例如：慢性阻塞性肺疾患、肺不张、肺梗死、肺水肿或气胸等。

2. 吸氧后仍难纠正的低氧血症。此类呼吸衰竭的病理生理基础是肺内存在巨大的左右分流（正常值低于5%），例如：ARDS。ARDS的主要病理特点是肺间质和肺泡水肿。

（1）肺泡水肿阻碍了肺泡通气，即使灌注相对充足，而这些流经无通气肺泡的血流未经氧合就进入肺循环，分流为其低氧血症的首要因素。

（2）由于ARDS病人其肺泡表面活性物质受损或缺乏，因此导致广泛的肺泡塌陷，从而加重低氧血症的程度。

（3）ARDS病人的肺间质水肿和透明膜形成造成弥散功能减退，为低氧血症进一步恶化的原因。

三、护理评估

1. 分类

（1）换气功能不全（Ⅰ型呼吸衰竭）：以低氧血症为主。

（2）通气功能不全（Ⅱ型呼吸衰竭）：以高碳酸血症为主。

2. 主要症状　呼吸衰竭表现为低氧血症、高碳酸血症或二者兼有，可使机体各器官和组织受到不同程度的影响。主要表现为呼吸困难、呼吸频率加快、鼻翼翕动、辅助呼吸肌活动增强、呼吸费力，有时出现呼吸节律紊乱，表现为陈—施呼吸、叹息样呼吸，重症病人可出现意识不全、烦躁、定向力不全、谵妄、昏迷、抽搐、全身皮肤黏膜发绀、大汗淋漓，可有腹痛、恶心、呕吐等症状。

3. 主要体征　早期心率加快，血压升高；严重时可有心率减慢、心律失常及血压下降。严重高血钾时出现房室传导阻滞、心律失常，甚至心脏骤停。

4. 实验室检查

（1）血气分析：$PaO_2 < 60mmHg$（7.98kPa）时即可诊断为呼吸衰竭。

（2）电解质测定：注意血钾水平。

（3）胸部X射线：如胸片上表现为弥漫性肺浸润，主要见于ARDS、间质性肺炎、肺水肿等；如表现为局限性肺浸润阴影，可见于重症肺炎、肺不张等。

四、急救措施

1. 氧疗　Ⅰ型呼吸衰竭者给予中、高流量吸氧，流量为4~6L/min，Ⅱ型呼吸衰竭者应给予低流量吸氧，氧流量为1~2L/min。

2. 清除呼吸道分泌物　根据病情稀释痰液，气道湿化，刺激咳嗽，辅助排痰，也可给予肺部物理治疗，如有支气管痉挛者，可给予支气管扩张剂，如氨茶碱等。

3. 机械通气　吸氧浓度高于40%、血气分析示$PaO_2 < 60mmHg$（7.98kPa）时，应尽早给予气管插管，人工呼吸机辅助呼吸。

4. 控制感染　肺和支气管感染是引起呼吸衰竭的主要原因，因此迅速而有效地控制感染是抢救呼吸衰竭的最重要措施，一般根据既往用药情况与药物敏感试验选用抗生素。

5. 呼吸兴奋剂　呼吸衰竭经常规治疗无效，PaO_2过低，$PaCO_2$过高，或出现肺性脑病表现或呼吸节律、频率异常时，可考虑使用呼吸兴奋剂。常用尼克刹米，可直接兴奋呼吸中枢，使呼吸加深加快，改善通气。

6. 监测通气和血氧饱和度的变化　动态监测血气，指导临床呼吸机各种参数的调整和酸碱紊乱的处理，持续血氧饱和度监测敏感、方便，以便指导临床。

7. 并发症的防治　保持水电解质和酸碱平衡，及时纠正酸碱平衡失调和电解质紊乱，纠正休克和防治弥散性血管内凝血（disseminated intravascular coagulation，DIC）。同时防止心衰与脑疝的发生，及时治疗肺性脑病。

五、护理措施

1. 一般护理

（1）将病人放在坐位或半坐卧位，以利于呼吸和保证病人舒适。

（2）做好心理护理，安慰病人，消除紧张情绪。

（3）清醒病人给予高蛋白、高热量、高维生素、易消化饮食。

（4）做好口腔、皮肤护理，防止细菌感染。

2. 建立静脉通道，用于药物治疗。

3. 病情观察

（1）注意观察病人的神志、呼吸频率与节律、有无发绀，监测氧饱和度及动脉血气值的变化。

（2）监测血压、脉搏、心律及体温的变化，观察原发病的临床表现。

（3）观察神经系统的表现，如神志、头疼、瞳孔的变化，及时发现脑水肿及颅内压增高。

（4）监测和记录液体出入量。

（5）观察氧疗的效果。

（6）注意控制静脉用药的滴速，及时监测血钾等电解质的变化。

4. 清除痰液，保持呼吸道通畅。鼓励病人深呼吸，有效的咳嗽和咳痰，必要时给予吸痰。协助病人翻身、叩背，必要时给予肺部物理疗法。

5. 机械通气病人的护理

（1）保持呼吸机正常运转。

（2）保持呼吸机管路接口紧密。

（3）监测呼吸机各参数，并了解通气量是否合适。

（4）及时发现并防治机械通气治疗的并发症。

6. 用药的观察与护理

（1）呼吸兴奋剂：使用呼吸兴奋剂时要保持呼吸道通畅，液体给药不宜过快，用药后注意观察呼吸频率、节律及神志变化，若出现恶心、呕吐、烦躁、面部抽搐等药物反应，应及时与医生联系，出现严重肌肉抽搐等反应，应立即停药。

（2）肾上腺皮质激素：应加强口腔护理，防止口腔真菌感染。

第三节　急性肾衰竭

急性肾衰竭是指各种原因引起的肾功能急骤、进行性减退而出现的临床综合征，主要表现为肾小球滤过明显降低所致的进行性氮质血症，以及肾小管重吸收和排泄功能低下所致的水、电解质和酸碱失衡。

一、病因

（一）肾前性衰竭

肾前性衰竭是指肾脏血液灌注不足，导致肾小球滤过率下降，一旦补足血容量，肾功能立即恢复，肾脏无结构损坏，但如果治疗不及时，可发展为缺血性急性肾小管坏死，即使改善肾脏灌注，也不能逆转。常见病因有：

1. 急性血容量不足　主要为细胞外液丢失，如呕吐、腹泻、烧伤、过度利尿、大出血等。

2. 心排血量减少　常见于充血性心力衰竭、急性心肌梗死、严重快速性心律失常、心包填塞、手术后低心排血量综合征、急性肺栓塞等。

3. 周围血管扩张　见于感染性休克、过敏性休克、麻醉或使用降压药。

4. 肾血管阻力增加　见于应用血管收缩药、前列腺素抑制剂等。

（二）肾实质性衰竭

肾实质性衰竭是指由原发性或继发性肾内血管、肾小球、间质及肾小管病变引起的肾衰。主要原因有：

1. 急性肾小管病变　常见于急性肾缺血、急性肾毒性损害（常见有药物、化学毒素、生物毒素、造影剂及内源性毒素，如异型输血、挤压伤、创伤引起的血红蛋白、肌红蛋白沉积肾小管）。

2. 急性肾小球病变　各种病因引起的急性肾小球肾炎、急进性肾炎、恶性小动脉性肾硬化症及肾皮质坏死。

3. 肾血管病变　恶性或急进性高血压、肾动脉栓塞或血栓形成。

4. 急性间质性肾炎　常见的原因有药物性、感染性及代谢性。

（三）肾后性衰竭

肾后性衰竭是指因排尿器官（输尿管、膀胱和尿道）梗阻引起的少（无）尿。主要病因有：

1. 尿路梗阻　尿道损伤及炎症水肿、狭窄、膀胱肿瘤、前列腺肿大。

2. 双侧输尿管梗阻　结石、血块阻塞、腹膜后纤维化。

二、护理评估

（一）病史

急性肾衰竭的临床表现有时隐匿，有时进展迅速，常见的临床表现可因发病原因不同而异，仔细询问病史，辨别致病因素，评价容量状态具有重要意义。

（二）临床表现

可分为少尿期、多尿期和恢复期三个阶段。

1. 少尿期　尿量骤减或逐渐减少。主要表现有：

（1）高氮质血症：当受损肾单位的总和未达到80％以上时，可不出现高氮质血症。根据血清尿素氮递增的速度将肾衰竭分为轻、中、重三度。轻度每天递增<15mg，中度每天递增在15～30mg，重度每天递增>30mg。

（2）高钾血症：血清钾>5.5mmol/L，称高钾血症。

（3）酸中毒、低钠血症。

（4）神经系统表现：嗜睡、头痛、烦躁及昏迷，可能与脑水肿有关。

（5）消化系统症状：恶心、呕吐、厌食等，部分病人出现急性胃黏膜损伤而引起消化道出血。

（6）贫血：急性肾衰竭中晚期常伴有贫血。

2. 多尿期　每天尿量可达4000毫升甚至更多，多尿期早期（3～7天以内），尽管尿量增多但肾小管功能并未迅速恢复，血尿素氮水平可继续上升。

3. 恢复期　尿量正常，尿毒症征候群消失，随意饮食下尿素氮、肌酐值在正常范围。

（三）辅助检查

1. 实验室检查

（1）尿比重与尿渗透压：正常尿比重为1.015～1.025，当肾小管功能受损时，重吸收能力下降，尿比重降低。正常尿渗透压为40～120mOsm/（kg·H$_2$O），比尿比重更能反映肾脏浓缩和稀释功能。

（2）血尿素氮、肌酐：两者均为体内代谢产物，在肾功能下降50％左右时，才开始出现血浓度升高，因此不是反映肾脏早期受损的敏感指标。

2. 影像学检查

（1）B超：对危重肾脏病人的肾脏、尿路系统器质性改变的诊断和监护具有独特价值。常用于观察肾脏大小、有无占位、肾盂积水、尿路结石、肾周围脓肿或血肿、肾动脉狭窄等。

（2）尿路平片与静脉肾盂造影：可以显示肾脏大小、位置、有无结石、占位、尿路梗阻及尿路畸形等，静脉肾盂造影还可用于判断肾脏功能状态。

（3）CT和MRI：两者均有分辨率高和无创性的优点，可以显示微小病灶，对肾功能不良者亦可使用。

3. 肾穿刺活检　是获取肾脏标本的重要手段之一。大约有20％的急性肾衰需要活检明确病因诊断。

三、急救措施

（一）病因治疗

积极治疗原发病是抢救成功的关键，对肾前性肾衰者，可给予扩容、补充血容量、控制心衰以改善肾血流和肾功能。解除尿路梗阻有利于肾后性肾衰的缓解。

（二）尿期的治疗

1. 饮食　给予无盐低蛋白饮食，禁食含钾高的水果。

2. 限制入量　原则上量出为入，每天需液体量−显性失水量（包括尿、大便、呕吐物、创口渗出液）+500mL（为不显性失水减去代谢内生水）。定期检查血红蛋白、血细胞比容、血钠等，及有无血液浓缩现象，每天测体重，监测中心静脉压，以了解血容量的情况，同时密切观察颈静脉是否怒张，下肢有无水肿等情况。

3. 纠正电解质平衡失调

（1）高血钾：是少尿期致死的主要原因。高钾导致心律失常时，应立即给予10%的葡萄糖酸钙20~30mL缓慢静脉注射，存在传导阻滞时应用阿托品。其次是促使钾向细胞内转移，如用5%碳酸氢钠100~200mL静脉滴注，或5%~10%葡萄糖加胰岛素静脉滴注，还可应用排钾利尿剂，如呋塞米、氢氯噻嗪等。血液透析或腹膜透析的效果较好。

（2）高血镁：10%葡萄糖酸钙10mL静脉注射，必要时1~2小时后重复，透析为治疗高血镁的主要方法。

（3）纠正代谢性酸中毒：常用的碱性药物有5%碳酸氢钠、11.2%乳酸钠。

4. 利尿剂的应用　可用大剂量的呋塞米以利尿，200~1000mg/d，分4~6次，稀释于50%葡萄糖中静脉滴注。

5. 预防和控制感染　加强呼吸道和口腔护理，选用合适的抗生素，即对肾脏无毒性、不主要经肾排出、在透析时不被透析出。

6. 血液透析治疗　是急性肾衰竭的重要治疗方法。

（三）多尿期的治疗

1. 饮食　仍需控制蛋白质的摄入量。

2. 出入量平衡　初期不宜大量补水，因少尿期常有水潴留，多尿后期可发生脱水，应适当补充，补液量应比出液量少500~1000mL，以保持水平衡。

3. 电解质的监测　多尿期可发生高血钠及高血氯，应定期检查血钾、钠、氯，发现异常及时调整。

（四）恢复期

此期的治疗原则是避免使用对肾脏有害的药物，不宜妊娠、手术，注意营养。

（五）急性肾衰竭紧急透析的指征

（1）血钾≥7mmol/L。

（2）二氧化碳结合力≤15mmol/L。

（3）pH≤7.25。

（4）血尿素氮大于54mmol/L。

（5）血肌酐大于884mmol/L。

（6）急性肺水肿。

四、护理措施

1. 卧床休息　应绝对卧床休息，以减轻肾脏负担，昏迷病人应定时翻身，每2小时1次。

2. 饮食护理　对能进食的病人，鼓励进食低蛋白、高热量饮食。限制饮食中钾及钠的含量，以避免高钾血症及水潴留。危重病人禁食，给予胃肠内营养或静脉高营养。

3. 心理护理　安慰病人，减轻其恐惧及焦虑情绪。

4. 病情观察。

（1）尿的观察：密切观察尿量及尿比重的变化。

（2）准确记录出入量。

（3）每日测定电解质及肌酐。

（4）注意观察氮质血症及酸中毒的表现：如恶心、腹泻及呼吸深大等。

（5）严密监测心电图的变化，注意有无高血钾的表现。

5. 血液透析的护理

（1）透析前向病人说明透析的目的、过程和可能出现的情况，以避免病人紧张、焦虑。嘱病人排尿，并测量体重及生命体征。

（2）透析过程中应注意观察病人有无低血压、热原反应、头痛，有无凝血现象，透析装置各部件运转是否正常等。

（3）透析后2~4小时内避免各种注射、穿刺、侵入性检查，并注意观察有无出血倾向、低血压、心力衰竭及局部有无渗血等。

第四节　急性肝衰竭

肝衰竭是由多种因素引起肝细胞严重损害，导致其合成、解毒和生物转化等功能发生严重障碍，出现以黄疸、凝血功能障碍、肝性脑病和腹腔积液等为主要表现的一种临床综合征。其中以急性起病，2周以内出现肝衰竭临床表现病人，称之为急性肝衰竭。

一、概述

（一）病因

引起肝衰竭的病因有多种。在我国，肝衰竭的主要原因是病毒性肝炎（以乙型肝炎为主），其次是药物及有毒物质（包括药物、酒精及化学品等）。在欧美国家，药物是引起急性、亚急性肝衰竭的常见原因；酒精性肝损害是引起慢性肝衰竭的主要原因。在儿童病人，遗传代谢性肝损害是引起肝衰竭的主要原因。

（二）分类

根据肝衰竭病理组织学的特征和病情发展的速度，可将肝衰竭分为急性肝衰竭、亚急性肝衰竭和慢性肝衰竭。其中急性和亚急性肝衰竭是由于肝脏功能急剧减退导致以明显黄疸、凝血功能障碍和肝性脑病为主要表现的综合征；慢性肝衰竭是由于肝细胞损害慢性进行性加重所致，以腹腔积液或其他门脉高压、凝血功能障碍和肝性脑病为主要表现的肝功能失代偿状态。

在慢性肝病基础上发生的急性肝衰竭，国外将其称为慢加急性肝衰竭，国内称为慢性重型肝炎。对于慢加急性肝衰竭的归属问题，目前国内外学者尚有不同意见，有些学者认为属于急性（亚急性）肝衰竭，也有学者认为应该归于慢性肝衰竭，还有认为应单独分为一类。

急性肝衰竭：急性起病，2周以内出现肝衰竭的临床表现。

亚急性肝衰竭：起病较急，15天～24周出现肝衰竭的临床表现。

慢性肝衰竭：在慢性肝病、肝硬化基础上，肝功能进行性减退。

二、肝衰竭的分期

根据病人临床表现的严重程度，可将肝衰竭分为早期、中期和晚期。

（一）早期

1. 极度乏力，并有明显厌食、频繁呕吐和顽固性腹胀等严重消化道症状。
2. 黄疸进行性加深（血清总胆红素>171μmol/L或每天上升≥17μmol/L）。
3. 有出血倾向，30%≤凝血酶原活动度（prothrombin time activity，PTA）<40%。
4. 未出现肝性脑病及明显腹腔积液。

（二）中期

在肝衰竭早期表现基础上，病情进一步发展，出现以下两条之一者：
1. 出现Ⅱ级或以上肝性脑病，和（或）明显腹腔积液。
2. 出血倾向明显，且20%≤PTA<30%。

（三）晚期

在肝衰竭中期表现基础上，病情进一步加重，出现以下三条之一者：

1. 有难治性并发症，例如，肝肾综合征、上消化道大出血、严重感染和难以纠正的水电解质紊乱等。

2. 出现Ⅲ级或以上肝性脑病。

3. 有严重出血倾向，PTA<20％。

三、肝衰竭的诊断

（一）临床诊断

肝衰竭的临床诊断需要依据病史、临床症状和辅助检查等综合分析而确定。

1. 急性肝衰竭　急性起病，在两周内出现以下表现者：

（1）极度乏力，并有明显厌食、腹胀，频繁恶心、呕吐等严重消化道症状和（或）腹腔积液。

（2）短期内黄疸进行性加深（血清总胆红素>171μmol/L或每天上升≥17μmol/L）。

（3）出血倾向明显，PTA<40％，且排除其他原因。

（4）有不同程度的肝性脑病。

（5）肝脏进行性缩小。

2. 亚急性肝衰竭　急性起病在15天～24周，出现以上急性肝衰竭的主要临床表现。

3. 慢性肝衰竭　是指在慢性肝病、肝硬化基础上，肝功能进行性减退。其主要诊断要点：

（1）有腹腔积液或其他门脉高压表现。

（2）肝性脑病（C型）。

（3）血清总胆红素增高，清蛋白<30g/L。

（4）有凝血功能障碍，PTA≤40％。

（二）辅助诊断

1. 血清总胆红素升高。

2. 清蛋白或前清蛋白明显下降。

3. 谷草转氨酶/谷丙转氨酶（Aspartate aminotransferase/Alanine aminotransferase，AST/ALT）比值>1。

4. 血清胆碱酯酶活力显著降低。

5. PTA<40％。

6. 支链氨基酸/芳香氨基酸比值显著下降。

7. 血氨水平明显升高。

8. 血内毒素水平升高。

9. 影像学检查提示肝脏体积进行性缩小。

10. 血胆固醇水平明显降低。

（三）组织病理学诊断

组织病理学检查在肝衰竭的诊断、分类及预后判定上具有重要价值，但由于肝衰竭病人的凝血功能严重降低，实施肝穿刺具有一定的风险，在临床工作中应该慎重对待。肝衰竭的病理变化随病因不同而有所差异。由肝炎病毒引起者主要表现为肝组织弥漫性炎症坏死；药物引起者主要为肝脏中央带坏死。免疫抑制状态下发生肝衰竭的病理变化主要为汇管区周围纤维化，肝内胆汁淤积和肝细胞气球样变，大块或亚大块坏死性病变少见。

1. 急性肝衰竭的主要病理特征　肝细胞呈一次性坏死，坏死面积≥肝实质的2/3；或亚大块坏死，或桥接坏死，伴存活肝细胞严重变性，窦壁网架不塌陷或少量非完全性塌陷。

2. 亚急性肝衰竭的主要病理特征　肝组织呈新旧不等的亚大块坏死或桥接坏死；较陈旧的坏死区网状纤维塌陷，或有胶原纤维沉积；残留肝细胞呈程度不等的再生，再生肝细胞团的周边部可见小胆管样增生和胆汁淤积。

3. 慢性肝衰竭的主要病理特征　主要为弥漫性肝脏纤维化以及异常结节形成，可伴有分布不均的肝细胞坏死。

四、急救治疗

目前，针对急性肝衰竭的内科治疗尚缺乏特效的药物和手段，应强调早期诊断、早期治疗，针对不同病因采取相应的综合治疗措施，并积极防治各种并发症。

（一）一般支持治疗

1. 绝对卧床休息，减少体力消耗，减轻肝脏负担。

2. 加强病情监护。

3. 高糖、低脂、适当蛋白饮食，进食不足者，每天静脉补给足够的液体和维生素，保证每天1500千卡以上总热量。

4. 适当补充清蛋白或新鲜血浆，纠正低蛋白血症，并补充凝血因子。

5. 注意纠正水电解质及酸碱平衡紊乱，特别要注意纠正低钠、低氯、低钾血症和碱中毒。

6. 注意消毒隔离，预防医院感染发生。

（二）针对病因和发病机制的治疗

1. 病因治疗　针对不同病因采取不同措施，例如，药物性肝衰竭应停用致肝损害药物；对乙肝病毒的脱氧核糖核酸（hepatitis B virus DNA，HBV–DNA）阳性的肝衰竭病人，早期可酌情使用拉米夫定100mg/d。

2．免疫调节治疗

（1）肾上腺糖皮质激素：目前对于肾上腺糖皮质激素在肝衰竭治疗中的应用尚存争议。对于急性肝衰竭早期，病情发展迅速的病人，可酌情使用肾上腺糖皮质激素治疗。

（2）胸腺素制剂：为调节肝衰竭病人机体的免疫功能，可使用胸腺素α1等免疫调节剂。

3．控制肝细胞坏死，促进肝细胞再生，可选用促肝细胞生长素和前列腺素E1等药物。

4．其他治疗　应用肠道微生态调节剂，使用乳果糖或拉克替醇，酌情选用改善微循环药物，抗氧化剂，如还原型谷胱甘肽和N−乙酰半胱氨酸等治疗。

（三）并发症的防治

1．肝性脑病

（1）去除诱因，如严重感染、出血及电解质紊乱等。

（2）限制饮食中的蛋白摄入。

（3）应用乳果糖或拉克替醇，口服或高位灌肠，可酸化肠道，促进氨的排出，同时抑制肠道蛋白分解菌群，减少肠源性毒素吸收。

（4）视病人的血电解质和酸碱情况酌情选择精氨酸、门冬氨酸鸟氨酸等降氨药物。

（5）酌情使用支链氨基酸或支链氨基酸+精氨酸混合制剂等纠正氨基酸失衡。

（6）人工肝支持治疗。

2．脑水肿

（1）高渗性脱水剂，如20％甘露醇或甘油果糖，肝肾综合征病人慎用。

（2）襻利尿剂，一般选用呋塞米，可与渗透性脱水剂交替使用。

3．肝肾综合征

（1）大剂量襻利尿剂冲击，可用呋塞米持续泵入。

（2）限制液体入量，控制在尿量500～700mL/24h以上。

（3）肾灌注压不足者可应用清蛋白扩容加特利加压素等药物。

（4）液体负荷试验：对于疑有肾前性少尿的病人，应行快速补液试验，即在30分钟内输入500～1000mL晶体液或300～500mL胶体，同时根据病人反应性（血压升高和尿量增加）和耐受性（血管内容量负荷过多）来决定是否再次给予快速补液试验。

4．感染

（1）肝衰竭病人容易并发感染的常见原因是机体免疫功能低下和肠道微生态失衡等。

（2）肝衰竭病人常见感染包括原发性腹膜炎、肺部感染和败血症等。

（3）感染的常见病原体为大肠杆菌、其他革兰阴性杆菌、葡萄球菌、肺炎球菌、厌氧菌等细菌以及白色念珠菌等真菌。

（4）一旦出现感染，应首先根据经验用药，选用强效抗生素或联合用药，同时加服微生态调节剂，及时进行病原体检测及药敏试验，并根据药敏结果调整用药。

5. 出血

（1）门脉高压性出血：①降低门脉压力，首选生长抑素类药物，也可使用垂体后叶素，或联合应用硝酸酯类药物。②用三腔管压迫止血。③可行内镜硬化剂或套扎治疗止血。④内科保守治疗无效时采用急诊外科手术。

（2）弥漫性血管内凝血：①给予新鲜血浆、凝血酶原复合物、纤维蛋白原等补充凝血因子，血小板显著减少者可输血小板。②可选用低分子肝素或普通肝素。③可应用氨甲环酸等抗纤溶药物。

五、护理措施

（一）病情观察

1. 观察病人的神志及言行表现　因肝性脑病为肝衰竭后期的主要表现及致死原因，因此要特别注意观察病人的神志是否清楚，性格和行为有无异常，如无故大哭大笑，衣服上下倒穿，表情淡漠，突然沉默寡言或喋喋不休等，常为肝性脑病的先兆；如病人由躁动不安转入昏睡状态，对周围环境反应迟钝，强刺激才能唤醒，常提示为肝性脑病的先兆；如病人表情淡漠、面色苍白、大汗淋漓等，常为大出血或休克的先兆，应及时报告医生处理。

2. 观察病人的呼吸有无异常　呼吸异常常出现在肝性脑病、出血或继发感染时，因此，应密切注意观察病人呼吸情况，注意观察病人的呼吸频率、节律及呼吸的气味等，如闻及病人呼出的气味有肝臭味时，常为肝性脑病的先兆，应立即通知医生及时救治。

3. 观察病人体温的变化　肝衰竭病人因肝细胞的坏死常会出现持续低热，如病人的体温逐渐并持续升高，常常提示有继发感染的可能，用物理降温或药物退热者，应每半小时测体温1次并做记录，为治疗提供依据。

4. 观察血压、脉搏的变化　如病人的血压明显下降、脉搏加快、细速，常提示有大出血或休克的可能，如脉搏缓慢、洪大有力，同时伴有血压升高。呼吸深慢时，常为颅内高压的先兆，对于肝衰竭病人，做肝穿刺或腹腔穿刺放腹腔积液时和处理后，需专人观察，定时测量血压并做记录。

5. 准确记录每日出入液量　注意观察尿量的变化及尿的颜色和性状，如病人的尿量突然减少或无尿，常为合并肾功能不全的征象或大出血和休克的先兆，应及时报告医生处理。

（二）一般护理

1. 饮食护理　应以适量蛋白质、糖和丰富的维生素为基本原则。避免食用粗糙、坚硬、油炸和辛辣食物，以免损伤食管黏膜诱发出血。因肝脏功能多严重损伤，清除氨的能力下降，故蛋白质饮食要适当控制，特别是含芳香氨基酸多的鸡肉、猪肉等，以防诱发肝性脑病，出现肝性脑病时，应严禁蛋白质饮食，同时控制钠盐和水的摄入量。

2. 心理护理　由于病人多病情危重，抢救治疗难度大，常会使病人产生悲观、恐惧、绝望等不良情绪，护理人员除做到勤巡视、细观察外，还应重视并满足病人的心理需求，可选择适当的语言进行安慰，多向病人说明治疗的进展情况以及相应的护理程序，使病人明白必须主动配合才能得到最佳疗效，才能战胜疾病，尽可能消除其恐惧、悲观、绝望等消极情绪，帮助病人树立战胜疾病的信心。

3. 其他护理　保持床铺整洁干净，加强病人的皮肤护理，经常按摩受压部位，防止压疮的发生；保持病人的呼吸道通畅、勤翻身、叩背、吸痰，以防止呼吸道感染及坠积性肺炎的发生；做好口腔护理，对神志清楚者可督促其进食后漱口，早晚刷牙，对病重生活不能自理者，可按病情需要适当增加口腔护理的次数，昏迷病人禁止漱口，可用开口器协助擦洗护理。

（三）并发症护理

1. 肝性脑病　肝性脑病是由严重肝病引起的、以代谢紊乱为基础、中枢神经系统功能失调为表现的临床综合征，高蛋白饮食是诱因之一，因此，发病初期数天内应禁食蛋白质，避免氨基酸在肠道内分解产生氨而加重肝性脑病。病情好转或清醒后，每隔2~3天增加10克蛋白质，逐渐增加至30~60g/d，以植物蛋白为主，因其含支链氨基酸较多，甲硫氨酸、芳香氨基酸较少，且含有非吸收性纤维而被肠菌酵解产酸，有助于氨的排除和通便。

以碳水化合物为主的食物，如蜂蜜、葡萄糖，既可以减少组织蛋白质分解产氨，又可促进氨与谷氨酸结合形成谷氨酰胺而降低血氨。昏迷者可用鼻胃管供食，鼻饲液最好用25%的蔗糖或葡萄糖液，或静脉滴注10%葡萄糖溶液，长期输液者可深静脉或锁骨下插管滴注25%葡萄糖溶液和维持营养。避免快速输注大量葡萄糖液，防止产生低钾血症、心力衰竭和脑水肿。脂肪每日供给50g左右，不宜过高，以免延缓胃的排空，增加肝脏的负担。

无腹腔积液者每天摄入钠量3~5g，显著腹腔积液者，钠量应限制在0.25g/d，入水量一般为前一天的尿量+1000mL，防止血钠过低、血液稀释。低钾血症时，要补充氯化钾和含钾多的食物，如浓果汁、香蕉、香菇、黑木耳等；高血钾时，避免食用含钾多的食物。

饮食应选用柔软的食物纤维，以利通便，因便秘可促进细菌分解产氨，使血氨浓度增高，因此保持大便通畅可减少肠道毒素的吸收。伴有肝硬化食管胃底静脉曲张的病人，避免刺激性、坚硬、粗糙食物，不宜食用多纤维、油炸、油腻食物，应摄入丰富的维生素，但不宜用维生素B_6，因其可使多巴在周围神经处转为多巴胺，影响多巴进入脑组织，减少中枢神经系统的正常传导递质。

肝性脑病时，病人可取仰卧位，头偏向一侧，以保持呼吸道通畅；给予持续低流量吸氧，以改善机体的缺氧情况，防止脑缺氧；鼻饲饮食，以保持机体足够的营养代谢。有躁动时应专人护理，以防止坠床，仔细观察并记录病人的意识状态、瞳孔大小、对光反应、角膜反射及压眶反应等。

一般肝性脑病病人常伴有尿失禁或尿潴留，应留置尿管，定时间歇放尿，一般为4小时1次，记录尿量，观察尿的颜色、性状等，定期送尿检查；保持外阴的清洁，注意肛周及会阴皮肤的保护。

2. 上消化道大出血的护理 病人因为肝严重损伤致凝血因子合成障碍，病人常有明显的出血倾向，上消化道大出血是导致重症肝炎病人死亡的重要原因之一。对少量出血无呕吐，或仅有黑便，或无明显活动性出血者，可选用温凉、清淡无刺激性流食。

对食管、胃底静脉曲张破裂出血、急性大出血伴恶心呕吐者应禁食，不恰当的进食有加重或引发再次出血的可能。出血停止后1～2天改为半流质饮食，渐渐改为软食。开始少量多餐，以后改为正常饮食。给营养丰富易消化的食物，限制钠和蛋白质摄入，避免诱发和加重腹腔积液与肝性脑病。不食生拌菜及粗纤维多酸蔬菜，不食酸辣、刺激性食物和饮料、硬食等，应细嚼慢咽，避免损伤食管黏膜而再次出血。

绝对卧床休息，应保持去枕平卧位，头偏向一侧，以免误吸。持续低流量吸氧，机体缺氧会严重地损伤本已衰退的肝脏功能，为抢救带来困难。

详细记录出血量及性质，密切观察病人的一般情况，如脉搏、血压、神志、甲床、四肢温度等，以判断出血情况，如病人出现面色苍白、心慌、大汗、烦躁，脉细速等，为再次大出血的先兆，应立即通知医生，并做好抢救准备。

注意观察大便的颜色、次数及量以判断有无继续出血的迹象。为了清除肠道内积血，减少病人肠内血氨吸收，可用弱酸溶液灌肠，严禁用碱性溶液灌肠。

做好病人的心理护理，突然出现的大量的呕血、便血常会极大地刺激病人，使之产生恐惧、忧郁、绝望甚至濒临死亡等消极情绪，应做好解释安慰工作，尽可能地消除病人的消极情绪，帮助其树立战胜疾病的信心。

第五节 多器官功能不全综合征

多器官功能不全综合征（multiple organ dysfunction syndrome，MODS）是急诊危重病人发病和死亡的一个主要原因，既不是一个独立疾病，又不是单一脏器演变过程，乃是涉及多个器官的病理变化。这主要是由于人体遭严重侵袭（创伤、休克、感染和炎症等）后组织系统发生串联效应，在疾病早期可存在多系统器官功能不全，晚期则相继进入衰竭状态。了解MODS的病理生理，对开展预见性护理十分重要。

一、概述

（一）概念

MODS为同时或相继发生两个或两个以上急性器官功能不全临床综合征，在概念上强调。

1. 原发致病因素是急性的，继发受损器官可在远隔原发伤部位，不能将慢性疾病器官退化失代偿时归属于MODS。

2. 致病因素与发生MODS必须间隔一定时间（>24小时），常呈序贯性器官受累。

3. 机体原有器官功能基本健康，功能损害是可逆性的，一旦发病机制阻断，及时救治后器官功能可望恢复。

MODS病死率可高达60％，四个以上器官受损几乎100％死亡，故是当前危重病医学中一个复杂棘手难题。

（二）病因

1. 感染　为主要病因，尤其脓毒血症、腹腔脓肿、急性坏死性胰腺炎、肠道功能紊乱、肠道感染和肺部感染等较为常见。

2. 组织损伤　严重创伤、大手术、大面积深度烧伤及病理产科。

3. 休克　创伤出血性休克和感染性休克，凡导致组织灌注不良，缺血缺氧均可引起MODS。

4. 心脏呼吸骤停复苏时造成各脏器缺血、缺氧；复苏后又可引起"再灌注"损伤。

5. 诊疗失误

（1）高浓度氧持续吸入，可使肺泡表面活性物质破坏，肺血管内皮细胞损伤。

（2）在应用血液透析和床旁超滤吸附中造成不均衡综合征，引起血小板减少和出血。

（3）在抗休克过程中使用大剂量去甲肾上腺素等血管收缩药，继而造成组织灌注不良，缺血缺氧。

（4）手术后输液，输液过多引起心肺负荷过大，微循环中细小凝集块出现，凝血因子消耗，微循环不全等均可引起MODS。

二、发病机制

（一）微循环不全

炎症刺激物使补体系统激活，后者再激活中性粒细胞和巨噬细胞，造成内皮细胞损伤，血小板激活，以及细胞微血管的白细胞黏附造成广泛微血栓形成和微循环阻塞，组织缺氧能量代谢不全，溶酶体酶活性升高，造成细胞坏死，再度释放新的炎症刺激物，形成恶性循环。

（二）"缺血再灌注"损伤

当心脏骤停、复苏、休克发生时器官缺血，血流动力学改善后，但对器官产生"缺血再灌注"，细胞线粒体内呼吸链受损氧自由基泄漏，中性粒细胞激活后发生呼吸爆发，产生大量氧自由基；此外"再灌注"时次黄嘌呤经黄嘌呤氧化酶作用分解为尿酸，在此过程中生成大量氧自由基和毒性氧代谢物，造成细胞膜或细胞内膜脂质过氧化引起细胞损伤。当细胞蛋白质受自由基攻击表膜流体性丧失，继而细胞器或整个细胞破坏，引起Ca^{2+}内流，细胞进一步损伤。

（三）炎性反应

致病微生物及其毒素直接损伤细胞外，主要通过炎性介质，如肿瘤坏死因子（tumour necrosis factor，TNF）、白介素（interleukin，IL-1，4，6，8）、血小板激活因子（platelet activating factor，PAF）、花生四烯酸、白三烯、磷脂酶A_2（phospholipase A_2，PLA_2）、血栓素A_2、β-内啡肽和血管通透性因子等作用下，机体发生血管内皮细胞炎性反应、通透性增加、凝血与纤溶、心肌抑制、血管张力失控，导致全身内环境紊乱，称"全身炎症反应综合征（SIRS）"，常是MODS的前期表现。

（四）胃肠道损伤

胃肠道是细菌和内毒素储存器，是全身性菌血症和毒血症发源地。现已证实：

1. 机械通气相关性肺炎，其病原菌多来自胃肠道。
2. 胃肠道黏膜对低氧和缺血再灌注损伤最为敏感。
3. 小肠上皮的破坏会使细菌移居和毒素逸入到血流。
4. 重症感染病人肠道双歧杆菌、拟杆菌、乳酸杆菌和厌氧菌数量下降，当创伤、禁食、营养不良、制酸药和广谱抗生素应用更易造成黏膜屏障功能破坏。

正常小肠蠕动是防止肠革兰阴性杆菌过度繁殖的重要条件，胃肠黏膜易受炎性介质的攻击而损害。

（五）基因诱导假说

缺血再灌注和SIRS能促进应激基因的表达，通过热休克反应、氧化应激反应、紫外线反应等促进创伤、休克、感染、炎症等应激反应，细胞功能受损导致MODS发生。细胞凋亡是由细胞内固有程序所执行的细胞"自杀"过程，表现细胞肿胀、破裂、内容物溢出并造成相邻组织炎症反应。细胞凋亡相关基因，如胸腺细胞ICE基因在伤后1小时开始表达，6小时最高，与细胞凋亡增强相一致。在MODS发病过程中既有缺血再灌注、内毒素等攻击细胞受损形成"他杀"而死，亦有细胞内部基因调控"自杀"而亡。

（六）"两次打击"假说

认为早期创伤、休克等致伤因素视为第一次打击，此时非常突出特点是炎性细胞被激活处于一种"激发状态"，如果感染等构成第二次打击，即使强度不大，亦可激发炎性细胞释放超量炎性介质和细胞因子，形成"瀑布样反应"，出现组织细胞损伤和器官功能不全。此假说初步阐明MODS从原发打击到器官衰竭的病理过程，基本符合临床演变规律。

（七）凝血系统紊乱在多器官功能不全综合征发病中的作用

弥散性血管内凝血是一种以全身血管内凝血系统激活及血液循环中广泛纤维蛋白沉积为特征的综合征。研究显示，炎症和凝血系统激活的交叉是临床DIC的标志，可能是MODS的真正原因。事实上，用敏感的实验室检查可以检测到所有革兰阴性杆菌感染病人都有凝血系统的广泛激活，但临床上只有30%～50%出现持续性血小板减少、凝血因子消耗，检测到可溶的纤维蛋白和纤维蛋白降解产物等显示DIC存在的指标。因此，可以假说是：炎症反应中凝血级联的激活是宿主对感染反应的重要组成部分，凝血系统紊乱在引起多器官功能不全或危重病人死亡中有一定作用。

三、诊断标准

MODS的演变常为序贯性变化，多以某一器官开始，尔后其他器官发生病变，呈多米诺效应。

在1980年弗赖伊提出MOF诊断标准：

1. 肺：机械通气支持5天或5天以上，维持$FiO_2 > 40\%$。

2. 肝：血清总胆红素$>3\mu mol/L$，AST、ALT>正常值2倍。

3. 肾：血肌酐$>176.8\mu mol/L$，不论其尿量多少。

4. 胃肠道：上消化道出血100毫升以上。

此标准简单易操作但不能反映MODS时各器官变化的多样性和动态变化。后来柯林斯又提出较为全面MODS诊断标准，认为心血管系统、呼吸系统、肾脏、血液、神经和肝脏存在一项以上异常者，即考虑诊断MODS。

准确地评价MODS病人的病情严重程度，以便适时地预测结局，指导治疗，对于有效地降低和控制MODS相关的高病死率和医疗费用，具有极为重要的意义。柯林斯还曾提出评价MODS的严重程度的计分法以器官功能正常为"0"分，中等不全为"1"分，严重不全为"2"分，其总分最低为0分，最高为14分。随着病情演变，有学者又将MODS的病程分为4期，以指导治疗和预后判断。

四、治疗

祛除病因，控制感染，消除触发因子，有效地抗休克，改善微循环，重视营养支持，维持机体内环境平衡，增强免疫力，防止并发症，实行严密监测，注意脏器间相关概念实行综合防治。

1. 改善心脏功能

（1）MODS常发生心功能不全，血压下降，微循环瘀血，动静脉短路开放血流分布异常，组织氧利用不全，故应对心功能及其前、后负荷和有效血容量进行严密监测。

（2）确定输液量与输液速度，注意晶体与胶体、糖液与盐水、等渗与高渗液的比例。

（3）清蛋白、新鲜血浆应用，不仅补充血容量有利于增加心搏量，而且维持血压胶体渗透压，防止肺间质和肺泡水肿，可增加免疫功能。

（4）全血的使用宜控制血球压积在40％以下为好。

（5）使用血管扩张剂有利于减轻心脏前、后负荷，增大脉压差，促使微血管管壁黏附白细胞脱落，疏通微循环。

2. 加强呼吸支持

（1）肺是敏感器官，ALI、ARDS时肺泡表面活性物质破坏肺内分流量增大，肺血管阻力增加，肺动脉高压，肺顺应性下降，导致PaO_2降低，随着病程迁延、炎性细胞浸润和纤维化形成，治疗更棘手。

（2）呼吸机辅助呼吸应尽早使用，PEEP是较理想模式，但需注意对心脏、血管、淋巴系统的影响，压力宜渐升缓降。一般不宜超过15cmH₂O（1.5kPa）。潮气量宜小，防止气压伤和肺部细菌和其他病原体向血液扩散。

（3）吸氧浓度不宜超过60％，否则可发生氧中毒和肺损害。

（4）为了保证供氧维持一定PaO_2水平，而$PaCO_2$可以偏高，即所谓"允许性高碳酸血症"。

（5）加强气道湿化和肺泡灌洗，清除呼吸道分泌物，防治肺部感染，保护支气管纤毛运动。

3. 肾衰竭的防治

（1）注意扩容和血压维持，避免或减少用血管收缩药，保证和改善肾血流灌注，多巴胺和硝普钠等扩张肾血管药物，可能具有保护肾脏功能的作用。

（2）床旁血液透析和持续动静脉超滤及血浆置换进行内毒素清除，可能具有一定效果。

（3）呋塞米等利尿药对防治急性肾衰有一定疗效，但注意过大剂量反而有损于肾实质。

4. 胃肠功能的保护

（1）传统采用西咪替丁、雷尼替丁等H₂受体拮抗剂防治消化道出血，可降低胃酸，反而促使肠道细菌繁殖，黏膜屏障破坏，毒素吸收，细菌移居引起肠源性肺损伤和肠源性脓毒血症，从而加剧MODS发展，所以在使用该类药物治疗时，要注意时机和用量。

（2）MODS病人肠道中双歧杆菌、拟杆菌、乳杆菌明显低于正常人，专性厌氧菌与黏膜上皮细胞紧密结合形成一层"生物膜"，有占位性保护作用。大量应用抗生素，可破坏这层生物膜，导致肠道菌群失调，故应用微生态制剂可能是有益的。

5. 凝血系统紊乱的治疗

（1）理论上，肝素诱导的AT Ⅲ活性增加可以抑制凝血级联的所有的丝氨酸蛋白酶凝血因子，防止凝血系统激活进展为DIC或DIC的进一步发展，但全身感染病人的AT Ⅲ明显下降，限制了这种治疗方法的效果。普通肝素还可能会加重与DIC有关的出血倾向，进一步降低AT Ⅲ的水平；几乎没有证据显示普通肝素能改善感染病人的器官的功能。

（2）尽管输注低分子量肝素对全身感染病人有一定好处，但支持其应用的客观临床资料还很少。

（3）也有学者认为有出血倾向应尽早使用肝素，因MODS各器官损害呈序贯性而DIC出现高凝期和纤溶期可叠加或混合并存，故肝素不仅用于高凝期，而且亦可在纤溶期使用，但剂量宜小，给药方法采用输液泵控制静脉持续滴注，避免血中肝素浓度波动。

6. 营养与代谢管理

（1）MODS机体常处于全身炎性反应高代谢状态，热能消耗极度增加，采用营养支持目的是补充蛋白质及能量过度消耗；增加机体免疫和抗感染能力；保护器官功能和创伤组织修复需要。

（2）热卡分配：非蛋白热卡30kcal/（kg·d），葡萄糖与脂肪比为2～3：1。支链氨基酸比例增加，如需加大葡萄糖必需相应补充胰岛素，故救治中需增加胰岛素和氨基酸量。

（3）新近发现此类病人体内生长激素和促甲状腺素均减少，适当补充可有较好效果。

（4）中长链脂肪乳剂可减轻肺栓塞和肝损害，且能提供热能防治代谢衰竭；还要重视各类维生素和微量元素补充。

（5）深静脉营养很重要，但不能完全代替胃肠营养，现已认识创伤早期胃肠道麻痹主要在胃及结肠，而小肠仍存在吸收功能，故进行肠内营养有利于改善小肠供血，保护肠黏膜屏障。肠黏膜营养不仅依赖血供，50%小肠营养和80%结肠黏膜营养来自肠腔内营养物质。

（6）MODS肠内营养，如采用持续胃内滴注，可使胃酸分泌减少，pH升高，致细菌繁殖，故有学者认为应以间断法为宜；空肠喂养可避免胃pH升高。

（7）代谢紊乱除缺乏营养支持有关，主要与休克、低氧和氧耗/氧供失衡关系密切，故要重视酸碱平衡和水电解质紊乱和低氧血症的纠正。

7. 免疫与感染控制

（1）MODS病人细胞、体液免疫、补体和吞噬系统受损易产生急性免疫功能不全，增加感染概率。

（2）控制院内感染和增加营养。

（3）应选用抗革兰阴性杆菌为主，广谱抗菌药，并注意真菌防治。

（4）血清蛋白和丙种球蛋白使用，可能有利于增强免疫机制。

五、护理措施

（一）评估

诊断依据有诱发因素、全身炎症反应综合征（脓毒血症或免疫功能不全的表现）、多器官功能不全。其中诱发因素可通过体检和病史询问较易获得，而早期准确的判断全身炎症反应综合征和多器官功能不全是及时诊断MODS的关键。

（二）护理

1. 了解病因，了解严重多发伤、复合伤、休克、感染等是常见发病因素，掌握病程发展的规律性并有预见性地给予护理。

2. 严密观察病情

（1）生命体征监测：严密监测病人的生命体征，包括体温、脉搏、呼吸及神志。MODS早期常无特殊表现，待症状出现时病情常难以逆转，因此，早期评价各脏器功能识别MOF有重要意义。监测呼吸时要注意是吸气性还是呼气性呼吸困难，有无"三凹征"；脉搏细数或缓慢提示可能存在心力衰竭；血压过低提示可能合并休克；意识及瞳孔变化多提示中枢神经系统病变。

（2）内环境监测：注意胶体或晶体渗透压平衡，水、电解质平衡，凝血与抗凝血系统平衡，氧合、通气指标，血酸碱度，肠道菌群平衡等。观察尿量、尿的颜色及比重，有无血尿。注意观察皮肤颜色、湿度、弹性，有无出血点、瘀斑等。观察有无缺氧、脱水、过敏及DIC等现象。加强皮肤护理，防止压疮发生。准确记录出入量，及时发现应激性溃疡所致的上消化道出血。

3. 保证营养与热量的摄入　病人多处于代谢和分解亢进状态，热量需要提高，应给予病人充分的营养支持，维持正氮平衡，长期静脉营养时应注意导管的护理，防止导管败血症的发生。合理调配饮食，增加病人的抵抗力。

4. 防止感染　病人免疫功能低下，抵抗力差，极易发生感染，尤其是肺部感染。为此最好安排病人住单人房间，严格执行床边隔离和无菌操作，防止交叉感染。室内空气要经常流通，定时消毒，医护人员注意洗手，杜绝各种可能的污染机会。加强各种导管的护理，定时更换，确保引流通畅。手术及外伤病人注意伤口敷料有无渗血、渗液；做好皮肤、口腔护理。定时翻身叩背，防止压疮发生。长期卧床者注意下肢活动，避免下肢深静脉血栓形成；对糖尿病者注意监测血糖，防止高血糖或低血糖的发生。

5. 用药的观察

（1）血管活性药物：常用多巴胺，其不良反应有胸痛、呼吸困难、心律失常等，长期应用时可能会出现手足疼痛或手足发冷，外周血管长期收缩可能导致局部坏死或坏疽，应注意观察及时发现。

（2）皮质激素类：常见的不良反应有厌食、头痛、嗜睡等，长期使用或用量较大时可以导致胃溃疡、血糖升高、骨质疏松、肌肉萎缩以及诱发感染等，因此应注意观察。

（3）蛋白酶抑制剂：常用乌司他丁，主要的不良反应为恶心、呕吐、腹泻、肝功能损害，注射部位出现疼痛、皮肤发红、瘙痒及皮疹等，偶见过敏时应立即停药并给予适当处理。

6. 脏器功能支持

（1）对心功能不全者要注意输液速度，最好用输液泵，同时注意观察血压、心率、心律变化；注射洋地黄制剂或抗心律失常药应在心电监护下进行。

（2）保持呼吸道通畅，加强气道湿化和吸痰，翻身叩背有利于痰液引流。

（3）避免使用肾损害药物，注意监测尿量、尿常规和血肌酐变化，对肾衰竭少尿期病人注意防止低钾或脱水。

（4）及时纠正休克，防止血压过高；使用甘露醇、呋塞米等利尿剂时将病人置于头高脚低位，以减轻脑水肿；昏迷者使用亚低温进行脑复苏时，应将体温控制在32℃左右，并随时监测，复温时要逐渐升温。

（5）监测肝功能变化，肝性脑病病人禁用肥皂水灌肠。

（6）留置胃管者注意观察胃液量、颜色、pH变化，注意肠道排泄物性状，保证每日排便，必要时清洁灌肠。

第十四章 危重症患者的疼痛管理与镇静

疼痛造成患者痛苦，并可能留下精神创伤，且会导致躯体应激反应，出现生理、心理和行为异常，如血压增高、焦虑、躁动，甚至攻击行为，使治疗与护理措施难以进行。对危重症患者的疼痛管理和镇静能将患者维持在一个相对舒适和安全的状态，并通过调节患者的代谢和以交感神经兴奋为主的神经内分泌活动，使其适应患病时期的循环灌注和氧合状态，减轻器官功能负担，促进器官功能恢复，尽可能减轻患者的精神创伤。

第一节 危重症患者的疼痛管理

◎导入案例与思考

患者，女，72岁，"外伤后双侧股骨颈骨折，进行双侧全髋关节置换术后"入ICU。术后保持外展、外旋、轻度屈曲位。患者全麻清醒后诉双下肢及臀部疼痛。查体：血压（blood pressure，BP）135／80mmHg（17.96／10.64kPa），脉搏（pulse，P）100次／分钟，呼吸频率（respiratory frequency，R）17次／分钟，血氧饱和度（SO$_2$）95％。双侧引流管通畅，引出少许浅血性液。

（1）患者目前的护理问题是什么？

（2）护士对此患者的评估要点包括哪些？

（3）护士应如何进行疼痛护理？

一、疼痛概述

疼痛是组织损伤或潜在损伤导致的不愉快感觉和情感体验。疼痛给患者带来痛苦，并引发一系列躯体并发症。

1. 内分泌／代谢 机体释放抗利尿激素、促肾上腺皮质激素、皮质醇、儿茶酚胺激素、胰高血糖素增加。

2. 心血管系统 交感神经兴奋，使血管阻力、心肌耗氧量增加；血小板黏附功能增强，纤溶活性降低，血液处于高凝状态。

3. 呼吸系统　呼吸浅快，肺通气功能下降。

4. 消化系统　胃肠道的蠕动和排空减缓；机体处于高代谢状态，易发生负氮平衡。

5. 骨骼肌肉系统　肌肉痉挛，张力高，关节活动度下降。

6. 泌尿系统　抗利尿激素和醛固酮的异常释放，使尿量减少、水钠潴留。

7. 免疫系统　抑制炎症和免疫反应，易发生感染，甚至脓毒症。

疼痛管理是对疼痛进行评估和诊断，使用药物和非药物方法预防、减轻和消除疼痛的全方位的治疗与护理。

二、危重症患者疼痛的评估

危重症患者的疼痛多源自躯体疾病。因此，首先应对患者的健康史及病情进行评估，分析疼痛的原因。其次，护士应细心观察，耐心倾听患者主诉，使用疼痛评估工具判断患者是否存在疼痛并确定疼痛程度。最后，在实施了镇痛的治疗和护理措施后，对疼痛进行持续监测，以此作为判断镇痛效果和调整镇痛措施的依据。

由于疼痛是主观感受并有显著个体差异，而且危重症患者通常无法对疼痛进行主动的表达和描述，因此，常使用量表判断疼痛和评估治疗效果。常用的量表包括行为疼痛评估量表（behavioral pain scale，BPS）和危重监护疼痛观察工具（critical care pain observation tool，CPOT）。语言评分法、数字评分法、二视觉模拟评分法和面部表情法等普通的疼痛评估工具也适用于危重症患者。不应单独使用生命体征对危重症患者进行疼痛评估。

三、危重症患者疼痛的护理

药物干预是用于危重症患者疼痛管理的最主要方法，亦常配合使用物理、认知行为疼痛管理等非药物镇痛方法。

（一）药物镇痛的护理

1. 熟悉镇痛药物的药理作用

常见镇痛药物包括：

（1）非甾体抗炎药：作用于外周疼痛感受器，主要通过抑制受伤局部前列腺素的产生而发挥镇痛作用，长期使用无成瘾性。常用药物包括：阿司匹林、布洛芬等。

（2）阿片类镇痛药：通过与阿片受体相结合以改变患者对疼痛的感知，长期使用会产生耐受性和成瘾性。常用药物包括：吗啡、可待因、哌替啶等。

（3）非阿片类镇痛药：曲马朵是一种中枢镇痛药，发挥弱阿片和非阿片两种镇痛机制，成瘾性弱于吗啡，呼吸抑制的作用比吗啡轻。对乙酰氨基酚通过抑制前列腺素的合成与释放，提高痛阈而起到镇痛作用。

（4）局麻类镇痛药：通常与阿片类药物联用，用于术后硬膜外镇痛，通过抑制神经细胞去极化而发挥作用。主要药物包括：利多卡因、丁哌卡因等。

2. 遵医嘱正确用药　护士应严格根据医嘱，正确给药。疼痛管理的用药主要分为预防和治疗两部分。在手术后或执行侵入性操作前，医生预防性地给予镇痛药物。对于已经存在的疼痛，药物的作用是减轻或消除疼痛。护士应了解各种镇痛药的代谢周期，严格把握给药的时间间隔。

危重患者的生理病理状态特殊，应根据患者病情选择恰当的给药方式。

（1）常规给药方式：包括口服、肌内注射、静脉输注和经皮给药等。若使用口服途径，需考虑危重症患者的胃肠道功能是否减弱而影响药物吸收。若使用肌内注射途径，因危重症患者多有心输出量和组织灌注的改变，可影响药物的吸收。

（2）皮下持续注射：将镇痛药以微量注射泵为动力持续推注到患者皮下（通常为腹部）的方法。这种方法避免了皮下注射时药物浓度大、持续时间短的缺点。危重症患者的血管条件较差，皮下持续注射法避免开放静脉，并能持续稳定发挥镇痛效果。

（3）硬膜外注射：一般术前或麻醉前为患者置入硬膜外导管，将阿片类或局麻药物以间断单剂推注、持续输注或由患者自控推注等方法，注入硬膜外。硬膜外注射法能避免深度镇静患者，对患者呼吸循环等生理功能影响小，减少阿片药物的使用量，并能获得更持久的镇痛。硬膜外镇痛的并发症包括恶心、呕吐、皮肤瘙痒、尿潴留和血压下降等。因为置管位置特殊，要求护士严格遵守无菌原则，确保导管无移位、敷料完整，密切观察穿刺部位有无炎症以及背部是否有肿胀。

此外，也可根据患者病情选择使用患者自控镇痛（patient controlled analgesia，PCA），指当疼痛出现时，由患者自行按压机器按钮而向体内注射一定量的镇痛药以达到镇痛效果的方法。临床上可分为静脉PCA、皮下PCA、硬膜外PCA。PCA适用于清醒并有能力控制镇痛泵按钮的患者，目前已有各种设计以尽量减少患者按镇痛泵按钮的难度。

3. 密切观察药物效果　使用药物后，护士应观察药物的起效时间，可借助本机构规定的疼痛评估量表，评估镇痛效果。如果镇痛效果不理想，应及时报告医生，对药物进行调整。

4. 严密监测药物副反应　对于使用了非甾体抗炎药的患者，护士应注意患者是否出现胃肠道出血，并需监测肝肾功能。使用了阿片类镇痛药后，应严密监测患者是否出现呼吸抑制、血压下降、过度镇静、胃肠蠕动减弱、尿潴留和恶心呕吐等副反应。使用了局麻类镇痛药后，应注意监测有无嗜睡、呼吸抑制、低血压、心动过缓和心律失常等。一旦患者出现副反应，应立刻报告医生进行处理。

（二）非药物镇痛的护理

对于危重症患者配合使用非药物的镇痛方法能降低镇痛药物的使用量，减少并发症的发生。

1. 经皮电刺激神经疗法（transcutaneous electrical nerve stimulation，TENS） 该疗法是将特定的低频脉冲电流通过皮肤输入人体以治疗疼痛的方法。

2. 注意力分散法　通过使用音乐、对话、看电视等方法，转移患者对疼痛的关注程度以达到镇痛效果。

3. 想象法　引导患者通过想象一些美好的情境而达到镇痛的效果。

4. 放松法　放松法能使患者耗氧量下降，舒缓呼吸，降低心率血压和肌肉的张力。

5. 深呼吸和逐步放松法　可引导患者先进行深呼吸，随后配合肌肉放松练习。

6. 抚触、按摩法　抚触或按摩可刺激A-α和A-β传入神经，达到类似TENS的效果；抚触、按摩带来的刺激亦可分散患者对疼痛的注意力而减轻疼痛感。

第二节　危重症患者的镇静

由于处于强烈的应激状态，危重症患者常躁动不安，有可能引发意外事件，并增加机体耗氧。因此镇静是对危重症患者重要的治疗措施之一。

一、镇静概述

镇静指应用药物、精神和心理的照护与抚慰等措施，减轻焦虑、躁动和谵妄，使危重症患者处于安静状态，催眠并诱导顺行性遗忘的治疗方法。镇静的原则包括：

1. 去除焦虑躁动原因，并首先使用非药物方法进行安抚。

2. 实施有效的镇痛后再考虑镇静。

3. 持续监测镇静程度，做到"无监测勿镇静"。

4. 根据患者情况，实施每日间断镇静或轻度镇静等策略。

二、危重症患者镇静的评估

（一）镇静适应证的评估

首先应根据患者病情，确定是否需要镇静。镇静的适应证包括：疼痛、焦虑、躁动、睡眠障碍和谵妄。

（二）镇静的主观评估

镇静开始后，应有规律地持续对患者的镇静程度进行评估。镇静评估是评价镇静效果和调整镇静方案的依据。镇静的主观评价方法主要包括：

1. 镇静评分标准　总分1～6分，1分表示镇静程度最浅，6分表示镇静程度最深。

2. Riker镇静和躁动评分（sedation agitation scale，SAS）　根据患者不能唤醒、非

常镇静、镇静、安静合作、躁动、非常躁动和危险躁动7种不同行为进行评分，总分1~7分。1分表示镇静程度最深，7分表示最严重的躁动。

3. 肌肉活动评分法（motor activity assessment scale，MAAS） 由SAS演化而来，增加了一些目的性运动评价条目，包括无反应、仅对恶性刺激有反应、触摸或叫姓名有反应、安静合作、烦躁但能配合、非常躁动和危险躁动7个层级，总分0~6分。0分表示镇静程度最深，6分表示最严重的躁动。

4. Richmond躁动–镇静量表（Richmond Agitation Sedation Scale，RASS）。

（三）镇静的客观评估

对接受了神经肌肉阻滞药的患者不宜使用镇静的主观评价方法，可使用脑功能的客观评估指标，如脑电双频指数（bispectral index，BIS）、听觉诱发电位（auditory evoked potential，AEP）、患者状态指数（patient state index，PSI）等。

◇B OX 16-1 脑电双频指数用于镇静监测。

BIS的临床应用开始于麻醉学专业，作为监测患者麻醉状态下意识水平的指标，目前其应用延伸至ICU，尤其适合于使用肌松剂患者镇静状态的监测。BIS在一定程度上弥补了主观评估的缺陷，能对患者的镇静程度进行客观、实时的监测，避免额外给患者带来刺激。

三、危重症患者镇静的护理

危重症患者镇静的护理包括：镇静前、镇静中和镇静药撤离的护理。

（一）镇静前护理

1. 尽量减少对患者的刺激，集中安排护理操作，需对患者进行约束时，应保持其肢体处于功能位并适时松解。

2. 加强心理护理，理性乐观地安抚、鼓励患者，并引导其使用深呼吸、冥想等放松技术，保持患者处于平稳的精神状态。

3. 尽量营造安静的环境，改善患者睡眠质量。

4. 评估患者是否具有镇静的适应证，遵医嘱准备进行镇静治疗。

（二）镇静中护理

1. 药物的镇静护理

（1）熟悉镇静药物的药理作用：常用的镇静药包括：①苯二氮䓬类：通过与中枢神经系统内γ-氨基丁酸受体相互作用，发挥催眠、抗焦虑和顺应性遗忘作用。常用药物包括咪达唑仑、地西泮等。②丙泊酚：通过激活γ-氨基丁酸受体发挥镇静催眠、顺应性遗忘和抗惊厥作用，特点是起效快，作用时间短，撤药后患者可迅速清醒。③α_2受体激动药：有很强的镇静、抗焦虑作用，同时具有镇痛作用，可减少阿片类药物的用量，亦具有抗交感神经作用。常用药物有右美托咪定。

（2）遵医嘱正确用药：护士应严格根据医嘱，正确给药。镇静药物的给药途径以持续静脉输注为主，此外，还包括经肠道（口服、肠道造瘘或直肠给药）、肌内注射等。

（3）密切观察药物效果：使用药物后护士应观察药物的起效时间，持续评估患者的镇静程度。如果镇痛效果不理想应及时报告医生，对药物进行调整。

（4）严密监测药物副反应：

1）苯二氮卓类：负荷剂量可引起血压下降，尤其是对于血流动力学不稳定的患者，护士应严密监测生命体征。护士应注意该类药物的作用存在较大个体差异。老年患者、肝肾功能受损者药物清除减慢，肝酶抑制药也会影响其代谢。反复或长时间使用可致药物蓄积或诱导耐药的产生。

2）丙泊酚：单次注射时可出现暂时性呼吸抑制和血压下降、心动过缓，护士应严密监测心脏储备功能差、低血容量患者的生命体征。丙泊酚的溶剂为乳化脂肪，长期或大量使用应监测血脂。

3）α_2受体激动药：右美托咪定由肝脏代谢，经肾排出，故肝肾功能障碍的患者应减少使用量。该药物作用机制在于迅速竞争性结合并激动α_2受体，护士应注意给药过快会导致α_2受体骤然兴奋而产生一过性高血压；其后由于α_2受体与儿茶酚胺结合反应性下降可能导致心率和血压下降，护士应密切观测。

◇B OX 16-2 患者自控镇静。

患者自控镇静（patient controlled sedation，PCS）是在PCA技术的思路上发展起来的，在医师预先设定程序和安全限量基础上，由患者控制镇静药的速度和次数以控制自身的镇静水平。PCS的安全性建立，在"安全控制"效应的基础上，因随着镇静程度的加深，患者的反应变得越来越迟钝，进行有效按压的次数减少；当患者一旦进入睡眠，就不可能再进行按压，也就不会进一步加深镇静的程度。在PCS中，药物的用量根据药物在个体产生的效应来调节，克服了麻醉师给药时根据患者一般情况和体重平均用药带来的缺陷。目前用于PCS的药物主要是丙泊酚和咪唑地西泮。

2. 镇静策略　镇静不足患者会出现焦虑、躁动、与呼吸机对抗等。镇静过度会造成患者呼吸抑制、血压下降、肠麻痹等，因此，护士应配合医生实施恰当的镇静策略。间断镇静每日唤醒策略是指每日停用一定时间的镇静药物唤醒患者。每日唤醒策略能打断镇静剂造成的神经-肌肉阻滞，避免呼吸机依赖、肌肉失用等情况的发生，而且为医生提供了评估患者病情、并发症和治疗效果的机会。在执行每日唤醒策略期间，应密切观察患者停用镇静药后的苏醒状况，一旦患者发生躁动等情况应采取保护、约束等措施确保患者安全。

3. 镇静患者的常规护理　护士应遵医嘱给予镇静药物，并加强对患者精神心理的支持和安慰。镇静治疗开始后，应加强基础护理。

（1）确保安全：患者自我防护能力减弱甚至消失，护士应谨慎操作，确保患者安全。

（2）做好呼吸道管理：患者咳嗽排痰能力减弱，尤其是呼吸机支持呼吸的患者，应定时评估呼吸道分泌物和肺部呼吸音情况。

（3）预防压疮：患者自动调整体位的能力减弱或消失，应为患者定时翻身，预防压疮。

（三）镇静药物的撤离

当患者病情恢复、大剂量或较长时间使用镇静剂而可能产生生理性依赖时，需撤除镇静药物。护士应严格根据医嘱，有计划地递减镇静药剂量。撤药过程中应密切观察患者的反应，警惕患者出现戒断症状，保护患者安全。

第十五章 危重症患者的营养支持

危重症患者由于高分解代谢和营养物质摄入不足，易发生营养不良。临床研究显示，重症患者营养不良的发生率超过50%。营养不良导致患者感染并发症增加，伤口愈合延迟，胃肠道功能受损，呼吸动力受损，压疮发生率增加，使疾病恶化，病程延长，医疗费用增高，死亡率增加。

营养支持虽不能完全阻止和逆转危重症患者的病情转归，但在减少患者并发症的发生率与病死率，促进其恢复健康方面却发挥着至关重要的作用。

第一节　概述

一、危重症患者的代谢变化

危重症患者由于创伤、感染、大手术等打击，除出现体温升高、心率增快、呼吸增快、心排量增加等一系列病理生理反应外，还出现代谢改变，以分解代谢为主，表现为能量消耗增加、糖代谢紊乱、蛋白质分解代谢加速、脂肪代谢紊乱等。

（一）能量消耗增加

研究表明，创伤、感染和大手术后可使患者的静息能量消耗增加20%～50%，烧伤患者更为突出，严重者增高可达100%以上。

（二）糖代谢紊乱

主要表现为糖异生增加、血糖升高和胰岛素抵抗。

（三）蛋白质分解代谢加速

蛋白质分解代谢高于合成代谢，出现负氮平衡。

（四）脂肪代谢紊乱

应激状态下体内儿茶酚胺分泌增多，促使体内脂肪动员分解，生成甘油三酯、游离脂肪酸和甘油，成为主要的供能物质。

二、危重症患者的营养状态评估

（一）营养状态的评估方法

传统的营养状态评估指标包括人体测量、实验室检测等，在临床上虽能提供一些有用的预测信息，但对危重症患者缺乏特异性。目前推荐使用NRS2002评分和NUTRIC评分进行营养风险评估。

（二）能量与蛋白质需要量的评估

1. 能量需要评估　推荐使用间接能量测定法确定患者的能量需求，若无法测定，可使用各类预测公式或简化的基于体重的算法计算能量需求。一般患者能量需要量为25～35kcal/（kg·d），不同个体、不同病情及不同活动状态下能量的需要量有较大差异，评估患者能量需要时应综合考虑。也可用Harris-Benedict公式计算基础能量消耗（basal energy expenditure，BEE），并以BEE为参数指标计算实际能量消耗（actual energy expenditure，AEE）。

2. 蛋白质需要量评估　利用氮平衡来计算蛋白质营养状况及蛋白质的需要量。氮平衡（g/d）＝摄入氮量（g/d）－[尿氮量（g/d）＋（3～4）]。危重症患者较普通患者需更高比例的蛋白，一般需要1.2～2.0g/（kg·d）。

三、危重症患者营养支持的目的与原则

（一）目的

营养支持的目的不仅是供给细胞代谢所需要的能量与营养底物，维持组织器官正常的结构与功能，更重要的是改善患者应激状态下的炎症、免疫与内分泌状态，影响疾病的病理生理变化，最终影响疾病转归，改善临床结局。

（二）原则

1. 选择适宜的营养支持时机，应根据患者的病情变化来确定营养支持的时机。此外，还需考虑不同原发疾病、不同阶段的代谢改变与器官功能的特点。

2. 控制应激性高血糖，通过使用胰岛素严格控制血糖水平≤8.3mmol/L，可明显改善危重症患者的预后，使MODS的发生率及病死率明显降低。

3. 选择适宜的营养支持途径包括肠外营养（parenteral nutrition，PN）、完全肠外营养（total parenteral nutrition，TPN）和肠内营养（enteral nutrition，EN）途径。

4. 合理的能量供给，不同疾病状态、时期以及不同个体，其能量需求亦不同。应激早期应限制能量和蛋白质的供给量，能量可控制在20～25kcal/（kg·d），蛋白质控制在1.2～1.5g/（kg·d）。对于病程较长、合并感染和创伤的患者，待应激与代谢状态稳定后能量供应应适当增加，目标喂养可达30～35kcal/（kg·d）。

5. 其他，在补充营养底物的同时，重视营养素的药理作用。为改善危重症患者的

营养支持效果，在肠外与肠内营养液中可根据需要添加特殊营养素。

◇ 重症急性胰腺炎的营养支持

重症急性胰腺炎（severe acute pancreatitis，SAP）由于高分解代谢，可迅速出现负氮平衡和低蛋白血症。营养支持是SAP重要的支持手段，研究证实，空肠营养不刺激胰腺外分泌，是安全有效的肠内营养供给途径，是SAP患者首选的营养支持方式。SAP患者行空肠营养支持时，喂养管应到达十二指肠屈氏韧带以下30～60cm处。早期肠内营养液选择氨基酸或短肽制剂较为合适，从低浓度、低剂量、低速度开始，后期视患者情况逐渐增加。

第二节　肠内营养支持

一、危重症患者肠内营养支持的评估

（一）评估是否适宜肠内营养支持

胃肠道功能存在（或部分存在），但不能经口正常摄食的重症患者，应优先考虑给予EN，只有EN不可实施时才考虑PN。肠梗阻、肠道缺血或腹腔间室综合征的患者不宜给予EN，主要是EN增加了肠管或腹腔内压力，易引起肠坏死、肠穿孔，增加反流与吸入性肺炎的发生率。对于严重腹胀、腹泻，经一般处理无改善的患者，建议暂时停用EN。

（二）评估供给时机

需要营养支持治疗的患者首选肠内营养支持；不能进食的患者在24～48小时内开始早期肠内营养支持；肠内营养支持前应评估胃肠道功能，但肠鸣音和肛门排气排便不是开始肠内营养支持的必要条件；血流动力学不稳定的患者在充分液体复苏或血流动力学稳定后开始肠内营养支持，血管活性药用量逐步降低的患者可以谨慎地开始、恢复肠内营养支持。

（三）评估适宜的营养制剂

按照氮源分为氨基酸型、短肽型和整蛋白型制剂。

1. 氨基酸型制剂　以氨基酸为蛋白质来源，不需消化可直接吸收，用于短肠及消化功能障碍患者。

2. 短肽型制剂　以短肽为蛋白质来源，简单消化即可吸收，用于胃肠道有部分消化功能的患者。

3. 整蛋白型制剂　以整蛋白为蛋白质来源，用于胃肠道消化功能正常患者。

4. 特殊疾病配方制剂　适用于某种疾病患者，如糖尿病、呼吸功能障碍、肝功能障碍患者等。

（四）评估供给途径

根据患者情况可采用鼻胃管、鼻腔肠管、经皮内镜下胃造瘘（percutaneous endoscopic gastrostomy，PEG）、经皮内镜下空肠造瘘（percutaneous endoscopic jejunostomy，PEJ）、术中胃、空肠造瘘等途径进行EN。

1. 经鼻胃管　常用于胃肠功能正常、非昏迷及经短时间管饲即可过渡到经口进食的患者，是最常用的EN途径。优点是操作简单、易行，缺点是可发生反流、误吸、鼻窦炎。大部分重症患者可以通过此途径开始肠内营养支持。

2. 经鼻空肠置管　优点在于喂养管通过幽门进入十二指肠或空肠，使反流与误吸的发生率降低，耐受性增加。开始阶段营养液的渗透压不宜过高。

3. 经皮内镜下胃造瘘（percutaneous endoscopic gastrostomy，PEG）　在纤维胃镜引导下行经皮胃造瘘，将营养管置入胃腔。其优点减少了鼻咽与上呼吸道感染，可长期留置，适用于昏迷、食管梗阻等长时间不能进食，而胃排空良好的危重症患者。

4. 经皮内镜下空肠造瘘（percutaneous endoscopic jejunostomy，PEJ）　在内镜引导下行经皮空肠造瘘，将喂养管置入空肠上段。其优点除可减少鼻咽与上呼吸道感染外，还减少反流与误吸的风险，在喂养的同时可行胃十二指肠减压，并可长期留置喂养管，尤其适合于不耐受经胃营养、有反流和误吸高风险及需要胃肠减压的危重症患者。

（五）评估供给方式

1. 一次性投给　将营养液用注射器缓慢地注入喂养管内，每次不超过200毫升，每天6~8次。该方法操作方便，但易引起腹胀、恶心、呕吐、反流与误吸，临床一般仅用于经鼻胃管或经皮胃造瘘的患者。

2. 间歇重力输注　将营养液置于输液瓶或袋中，经输液管与喂养管连接，借助重力将营养液缓慢滴入胃肠道内，每天4~6次，每次250~500毫升，输注速度为每分钟20~30毫升。此法在临床上使用较广泛，患者耐受性好。

3. 肠内营养泵输注　适于十二指肠或空肠近端喂养的患者，是一种理想的EN输注方式。一般开始输注时速度不宜快，浓度不宜高，让肠道有一个适应的过程，可由每小时20~50毫升开始，逐步增至100~150毫升，浓度也逐渐增加。

二、危重症患者肠内营养支持的护理

（一）常规护理措施

（1）妥善固定喂养管，翻身、活动前先保护喂养管，避免管道脱落。

（2）经鼻置管者每日清洁鼻腔，避免出现鼻腔黏膜压力性损伤。

（3）做好胃造瘘或空肠造瘘患者造瘘口护理，避免感染等并发症发生。

（4）喂养结束时规范冲管，保持管道通畅，避免堵塞。

（5）根据患者病情和耐受情况合理调整每天喂养次数和速度，保证每日计划喂养量满足需要。

（6）室温下保存的营养液若患者耐受可以不加热直接使用，在冷藏柜中保存的营养液应加热到38～40℃后再使用。

（7）自配营养液现配现用，配制好的营养液最多冷藏保留24小时。

（8）所有气管插管的患者在使用肠内营养时应将床头抬高30°～45°，每4～6小时使用氯己定进行口腔护理，做好导管气囊管理和声门下分泌物吸引。

（9）高误吸风险和对胃内推注式肠内营养不耐受的患者使用持续输注的方式给予肠内营养。

（二）营养支持评定与监测

1. 评估患者营养状态改善情况。

2. 评估患者每日出入量，监测每日能量和蛋白质平衡状况。

3. 观察患者有无恶心、呕吐、腹胀、腹泻等不耐受情况，必要时降低营养液供给速度或调整供给途径和方式。

4. 观察患者进食后有无痉挛性咳嗽、气急、呼吸困难，咳出或吸引出的痰液中有无食物成分，评估患者有无误吸发生。高误吸风险的患者使用幽门后营养供给途径进行喂养，同时应降低营养输注速度，条件允许时可以使用促胃肠动力药。

5. 评估患者的胃残留量，若24小时胃残留量<500毫升且没有其他不耐受表现，不需停用肠内营养。

6. 按医嘱正确监测血糖，观察患者有无高血糖或低血糖表现。

（三）并发症观察与护理

肠内营养的并发症主要分为感染性并发症、机械性并发症、胃肠道并发症和代谢性并发症。

1. 感染性并发症　以吸入性肺炎最常见，是EN最严重和致命的并发症。一旦发生误吸应立即停止EN，促进患者气道内的液体与食物微粒排出，必要时应通过纤维支气管镜吸出。

2. 机械性并发症

（1）黏膜损伤：可因喂养管置管操作时或置管后对局部组织的压迫而引起黏膜水肿、糜烂或坏死。因此，应选择直径适宜、质地软而有韧性的喂养管，熟练掌握操作技术，置管时动作应轻柔。

（2）喂养管堵塞：最常见的原因是由膳食残渣或粉碎不全的药片黏附于管腔壁，或药物与膳食不相溶形成沉淀附着于管壁所致。发生堵塞后可用温开水低压冲洗，必要时也可借助导丝疏通管腔。

（3）喂养管脱出：喂养管固定不牢、暴力牵拉、患者躁动不安和严重呕吐等均可导致喂养管脱出，不仅使EN不能顺利进行，而且经造瘘置管的患者还有引起腹膜炎的危险，因此，置管后应妥善固定导管、加强护理与观察，严防导管脱出，一旦喂养管脱出应及时重新置管。

3. 胃肠道并发症

（1）恶心、呕吐与腹胀：接受EN的患者约有10%～20%可发生恶心、呕吐与腹胀，主要见于营养液输注速度过快、乳糖不耐受、膳食口味不耐受及膳食中脂肪含量过多等。发生上述消化道症状时应针对原因采取相应措施，如减慢输注速度、加入调味剂或更改膳食品种等。

（2）腹泻：腹泻是EN最常见的并发症，主要见于：①低蛋白血症和营养不良时小肠吸收力下降。②乳糖酶缺乏者应用含乳糖的肠内营养膳食。③肠腔内脂肪酶缺乏，脂肪吸收障碍。④应用高渗性膳食。⑤营养液温度过低及输注速度过快。⑥同时应用某些治疗性药物。不建议ICU患者一发生腹泻就停用肠内营养，而应该在继续肠内营养的同时评估腹泻的原因，以便采取合适的治疗方案。

4. 代谢性并发症　最常见的代谢性并发症是高血糖和低血糖。高血糖常见于处于高代谢状态的患者、接受高碳水化合物喂养者及接受皮质激素治疗的患者；低血糖多发生于长期应用肠内营养而突然停止时。对于接受EN的患者应加强对其血糖监测，出现血糖异常时应及时报告医生进行处理。此外，在患者停止EN时应逐渐进行，避免突然停止。

第三节　肠外营养支持

◎导入案例与思考

患者，男性，41岁，在全麻下行"胰、十二指肠切除术，胃-空肠吻合术"，术后入ICU进行监护。术后1周，患者生命体征平稳，腹腔引流管引出混浊液，考虑患者出现吻合口瘘。予亚甲蓝一支从胃管注入，从腹腔引流管引出蓝色液体。患者卧床休息，不能下床活动，查血浆白蛋白为28g/L，体重较入院前减轻7%。

（1）患者是否需要营养支持？理由是什么？

（2）根据目前患者情况，适合选择哪一种营养支持途径？

（3）该营养支持途径的供给途径有哪些？如何选择？

一、危重症患者肠外营养支持的评估

（一）评估是否适宜进行肠外营养支持

肠外营养支持适合于不能耐受EN和EN禁忌的患者，如胃肠道功能障碍患者；由于手术或解剖问题胃肠道禁止使用的患者；存在尚未控制的腹部情况，如腹腔感染、肠梗阻、肠瘘患者等。存在以下情况不宜给予PN：

（1）早期复苏阶段血流动力学不稳定或存在严重水、电解质与酸碱失衡的患者。

（2）严重肝功能障碍的患者。

（3）急性肾功能障碍时存在严重氮质血症的患者。

（4）严重高血糖尚未控制的患者等。

（二）评估供给时机

对于NRS-2002≤3分的患者，即使无法维持自主进食和早期肠内营养，在入住ICU的前7天也无须使用肠外营养。对于NRS-2002≥5分或重度营养不良的患者，若不能使用肠内营养，应在入住ICU后尽快使用肠外营养。不论营养风险高或低的患者，如果单独使用肠内营养7~10天仍不能达到能量或蛋白需求的60%以上，应考虑使用补充性肠外营养。

（三）评估适宜的营养制剂

包括碳水化合物、脂肪乳剂、氨基酸、电解质、维生素和微量元素。碳水化合物提供机体能量的50%~60%，最常使用的制剂是葡萄糖，摄入过多会导致高碳酸血症、高血糖和肝脏脂肪浸润。脂肪乳提供机体能量的15%~30%，摄入过多引起高脂血症和肝功能异常。氨基酸是蛋白质合成的底物来源，危重症患者推荐热氮比为（100~150）千卡：1克氮。

（四）评估供给途径

可选择经中心静脉营养（central parenteral nutrition，CPN）和经外周静脉营养（peripheral parenteral nutrition，PPN）两种途径。CPN首选锁骨下静脉置管。PPN一般适用于患者病情较轻、营养物质输入量较少、浓度不高，PN不超过2周的患者。

（五）评估供给方式

1. 单瓶输注 每一种营养制剂单独进行输注，目前已不建议采用。单瓶输注氨基酸，外源性氮被作为能量消耗，起不到促进蛋白合成的作用，同时输注速度过快将对脑组织、肝脏功能造成损害。单瓶输注脂肪乳，在没有足够糖存在时，输注的脂肪并不能有效利用，禁食状态下单独输注脂肪乳，代谢终产物中出现酮体，容易出现酮症，同时糖异生加速，导致蛋白分解代谢增强。单瓶输注脂肪乳过快，超过机体对脂肪酸的最大氧化利用能力，会使血脂升高，出现肝脏、肺脂肪蓄积。

2. 全合-输注 把供给患者的各种营养制剂按照一定的配制原则充分混合后进行输注，是目前推荐的肠胃营养供给方式。全合-输注营养素达到最佳利用，并发症发生率低，不容易污染，减轻护理工作量。

二、危重症患者肠外营养支持的护理

（一）常规护理措施

1. 妥善固定输注导管，翻身、活动前先保护导管，避免扯脱。做好患者导管相关健康教育，避免自行扯脱导管。烦躁、不配合患者给予适当镇静和约束。

2. 正确冲管和封管，保持导管通畅。

3. 做好导管穿刺部位护理，避免感染等并发症发生。

4. 严格按照国家管理规范和要求配制营养液。

5. 进行配制和输注时严格无菌操作。

6. 每日更换输注管道，营养液在24小时内输完。

7. 使用专用静脉通道输注营养液，避免与给药等通道混用。

8. 合理调节输注速度。

（二）营养支持评定与监测

1. 评估患者营养状态改善情况。

2. 评估患者每日出入量，监测每日能量和蛋白质平衡状况。

3. 严密观察输注导管穿刺部位情况，评估有无红、肿、热、痛和分泌物。

4. 严密监测体温，评估体温升高是否与静脉营养导管留置有关。

5. 观察患者有无高血糖或低血糖表现，将患者血糖控制在7.8～10.0mmol/L。

6. 监测患者血脂、肝功能等变化，及时发现高脂血症、肝功能异常等。

7. 观察患者消化吸收功能，及时发现有无肠萎缩和屏障功能障碍。

（三）并发症观察与护理

肠外营养的并发症主要分为机械性并发症、感染性并发症和代谢性并发症。

1. 机械性并发症

（1）置管操作相关并发症：包括气胸、血胸、皮下气肿、血管与神经损伤等。应熟练掌握操作技术流程与规范，操作过程中应动作轻柔，以减少置管时的机械性损伤。

（2）导管堵塞：是PN常见的并发症。输注营养液时输液速度可能会减慢，在巡视过程中应及时调整，以免因凝血而发生导管堵塞。输液结束时应根据患者病情及出凝血功能状况使用生理盐水或肝素溶液进行正压封管。

（3）空气栓塞：可发生在置管、输液及拔管过程中。CPN置管时应让患者头低位，操作者严格遵守操作规程，对于清醒患者应嘱其屏气。输液过程中加强巡视，液体输完应及时补充，最好应用输液泵进行输注。导管护理时应防止空气经导管接口部位进入血循环。拔管引起的空气栓塞主要由于拔管时空气可经长期置管后形成的隧道进入静脉，因此，拔管速度不宜过快，拔管后应密切观察患者的反应。

（4）导管脱落：与导管固定不牢、外力牵拉、患者躁动等有关。置管后应妥善固定导管，加强观察与护理，进行翻身等操作时预先保护导管，避免牵拉。躁动、不合作患者给予适当镇静、约束，避免自行拔出导管。

2. 感染性并发症是PN最常见、最严重的并发症。

3. 代谢性并发症

（1）电解质紊乱：如低钾血症、低镁血症等。

（2）低血糖：持续输入高渗葡萄糖，可刺激胰岛素分泌增加，若突然停止输注含糖溶液，可致血糖下降，甚至出现低血糖性昏迷。

（3）高血糖：开始输注营养液时速度过快，超过机体的耐受限度，如不及时进行调整和控制高血糖，可因大量利尿而出现脱水，甚至引起昏迷而危及生命。

因此，接受PN的患者，应严密监测电解质及血糖与尿糖变化，及早发现代谢紊乱，并配合医生实施有效处理。

参考文献

1. 李仲智. 儿外科疾患临床诊疗思维［M］. 北京：人民卫生出版社，2015.

2. 邵肖梅，叶鸿瑁，丘小汕. 实用新生儿学［M］. 北京：人民卫生出版社，2015.

3. 王卫平. 儿科学［M］. 北京：人民卫生出版社，2016.

4. 王笑民. 实用中西医结合肿瘤内科学［M］. 北京：中国中医药出版社，2016.

5. 于世英，胡国清. 肿瘤临床诊疗指南［M］. 北京：科学出版社，2017.

6. 李进. 肿瘤内科诊治策略［M］. 上海：上海科学技术出版社，2017.

7. 茅国新，徐小红，周勤. 临床肿瘤内科学［M］. 北京：科学出版社，2017.

8. 周际昌. 实用肿瘤内科治疗［M］. 北京：北京科学技术出版社，2018.